Philosophy of Population Health

Philosophy for a New Public Health Era

人口健康哲学

面向新公共健康时代的哲学

[美] 肖恩 · A.瓦里斯 Sean A. Valles　著

金平阅　潘兆云　译

人民出版社

Philosophy of population health: philosophy for a new public health era

ISBN:978-0-3673-5862-4

版权登记号：01-2020-1762

致　谢

首先感谢玛格特·瓦雷斯（Margot Valles），在本书的写作过程中，她给予了我持续而耐心的支持。

非常感谢伊丽莎白·西蒙斯（Elizabeth Simmons）、马特·麦基恩（Matt McKeon）和克里斯·朗弗（Chris Long），使我的学术休假成为可能，从而使我有时间写作本书。

我在写作本书过程中，以下朋友在不同阶段的文本反馈对我帮助很大：罗宾·布鲁姆（Robyn Bluhm）、安克·比特（Anke Bueter）、特蕾莎·布朗克麦耶尔·伯克（Teresa Blankmeyer Burke）、劳拉·卡布雷拉（Laura Cabrera）、克里斯蒂·道森（Kristie Dotson）、凯文·埃利奥特（Kevin Elliott）、桑德罗·加利亚（Sandro Galea）、凯丽·凯斯（Kerry Keyes）、谢尔比·迈斯纳（Shelbi Meissner）、南希·麦克休（Nancy McHugh）、大卫·纳什（David Nash）、比利·奥格斯比（Billy Oglesby）、亚历山大·斯库法罗斯（Alexandria Skoufalos）、丹·斯蒂尔（Dan

Steel），以及凯尔·怀特（Kyle Whyte）。

我要感谢以下学术会议的参会者提出的问题和做出的评论：2016 年 11 月科学哲学学会年会、2016 年 12 月密歇根州立大学哲学系论坛、2017 年 3 月维滕贝格大学论坛、2017 年 4 月美国哲学学会太平洋分会年会、2017 年 6 月国际医学哲学圆桌会议、2017 年 8 月多元哲学会议；我还要感谢参与维滕贝格大学 2017 年春季学期“全球健康正义”课程的学生，以及参与密歇根州立大学 2017 年秋季学期“科学、技术、环境与公共政策”课程的学生。

感谢爱丁堡移民、种族和健康研究小组，爱丁堡大学人口健康科学中心，尤其是拉吉·波帕尔（Raj Bhopal）和维塔尔·卡蒂基雷迪（Vittal Katikireddi）使我走上了这条研究之路。

感谢我的父母玛丽莲·瓦雷斯（Marilyn Valles）和拉里·瓦雷斯（Larry Valles）努力让我走上幸福的人生轨道——我一生的思考归功于他们终生的努力。

书中如有谬误，文责在我。

目　录

第二篇

第一章

关于——以及为了——人口健康的哲学蓝图：概述

本书致力于对新兴的“人口健康科学”的特征和影响，以及与之相关的人口健康的“进路”“框架”和“思维”进行详细 1
的哲学分析。“人口健康”（population health）是对“公共卫生”(public health)[1]的一种大胆的智力拓展和实践拓展。相应地，人口健康科学将一系列科学家和非科学家的专业知识综合起来，以了解人群中各种健康和疾病(从枪支暴力到食物获取的可承受性)的原因，力求通过社会多个部门（从保险公司到社区积极分子）之间的合作来改善健康状况。现在，人们普遍认为，有效和公平地促进健康需要广泛的跨学科和跨部门的努力。因此，“人口健康”一词在出版物中的使用正在呈指数级增长，并且该术语已被纳入全球大学、系、中心和学术期刊的名称和 / 或使命中。但

① Public health，可翻译成“公共健康”“公众健康”“公共卫生”，在医学领域里，通常被翻译成“公共卫生”，我们遵循约定俗称的原则也将它翻译成“公共卫生”。——译者注

是，以往的哲学作品对人口健康科学的兴起所进行的分析并没能达成共识。本书填补了这一空白，力求为哲学界（他们经常批评公共卫生概念过时了）和人口健康学界做出贡献，人口健康领域发展得如此迅速，所以仍不可避免地在梳理自己的假定、理论和价值观：它们是什么、可能是什么，以及应该是什么。

首先，本书在逐渐认识到健康是一种社会现象的基础上阐述了人口健康科学的历史。其次，本书主张对健康持一种多元理解，因为它与复杂的社会环境的微妙之处内在地联系在一起，并且必然被理解为贯穿于生命的整个过程；我提出了一种元健康概念，为地方性的、因地制宜的、多元主义的健康观留下了空间。接下来的章节仍为人口健康科学提供了一种途径，可以拓展公共卫生的研究兴趣和干预措施的范围，而同时也尊重了哲学家对公共卫生霸权化的关切。宽泛的人口健康 / 公共卫生模型，比如“健康融入所有政策”（health in all policies），试图通过对健康的社会决定因素和环境决定因素采取行动（比如针对经济不平等而进行税收改革）来促进人口健康，但是公开地拒绝认为医生和公共卫生官员应该从上而下地支配社会政策的主张。再次的章节认
2 为从哲学上关注人口健康之中的因果关系，需要特别地关注健康的“上游原因”（包括所谓的“根本原因”）及其下游影响，同时着眼于解释人群之间巨大的健康差异的原因。接下来的章节指出了一些主要的、持久的方法论挑战，包括人口健康科学研究和干预措施如何应对由以下问题提出的挑战：比如在缺乏大量的来自随机对照实验的证据的情况下如何开展研究，以及如何对人群进行划分以调查和介入不同的亚群人群的需求。下一章认为，健康公平问题与人口健康科学的实践是不可分割的，但是在推动健康

公平时所遭遇到的哲学和观念上的障碍需要得到重新评估。对健康公平的意义和道德正当性缺乏共识，是必然的，却是可以控制的，相对而言更值得关注的是首先建立起包容性和参与性的决策程序，来促进健康公平。最后一章重申了跨领域推进认知谦逊的重要性：我们每个人都需要认识到我们作为认知者的局限性，在人口健康科学中向前推进工作需要谦逊的、非等级的——跨学科和跨部门——合作关系。此外，虽然熟悉人口健康科学的学者群体相对较小，但他们仍有义务与公众沟通人口健康科学是什么，以及做什么。

公共卫生（public health）已经不是它过去所是的样子了；有的时候它甚至不是“公共健康”——它是“人口健康”（population health）。本书从哲学的角度探讨了“人口健康”的兴起，在过去的 20 年里，“人口健康”变得无处不在，但除了一小部分卫生学者和从业者外，其他人对它一无所知。自 20 世纪 90 年代以来，越来越多的公共卫生学者、从业者和决策者开始使用“人口健康”（population health）一词。这个奇怪的术语表明，人们越来越支持一套新的理论与方法，即人口健康科学，它与狭隘的公共卫生概念截然不同。关于人口健康的文献各不相同，但其核心是一系列根本性的并令人钦佩的新思路，致力于改革我们促进人口健康的方法。这些观点已经在一些零散的文章中得到过描述和讨论，还有一些科学书籍试图将采用人口健康的方法 / 思维 / 模式 / 范式意味着什么，以及在“人口健康”的指导下开展应用科学意味着什么这两方面综合在一起进行思考。与此同时，专注于公共卫生科学的哲学家在分析、整合和交流“人口健康”一词在哲学上具有的新颖之处或在哲学上带来的值得注意的变化等事项上无所作为。本书旨在通过建造一个哲学脚手架来为人口健康科学提供智力支撑，以帮助弥补以往研究之中的缺陷。本书展示了人口健康科学的零散的理论和方法碎片是如何彼此相匹配的，它们汇集
3 成的完整的跨学科整体恰好可以顺时应变，以在促进健康方面获得更好的理论与实践。

对于人口健康中存在的哲学问题进行清晰的理解——从如何界定健康、概括原因，到如何将健康公平的价值贯彻到人口健康的实践之中——将有助于解决人们关于为“人口健康”服务意味着什么，以及应该意味着什么而产生的争论。总体而言，这是一本希望对人口健康事业做出一些贡献的作品——它是以为了实现人口健康的哲学（Philosophy for population health）的形式而出现的人口健康哲学（Philosophy of population health）——其长期目标是促进人口健康科学并促进哲学与人口健康科学之间的对话。为此，该书将整合科学哲学、医学哲学、生物伦理学和公共卫生伦理学。

科学哲学家和医学哲学家们，像我一样，花费了大量的时间来研究庞大的学科、理论、计划的哲学基础，研究小的项目、假说、文本的哲学基础以及在它们之间的一切的哲学基础。就像建筑检查员和健康检查员一样，我们通常会发现纯然可避免的错误、可疑的缺陷和设计不当的方法这三者的组合。一直以来，科学哲学家和医学哲学家们仍然倾向于对科学 / 医学保持一种持久的尊重和欣赏，他们进行批判，以期使事情变得更好。在审查新的跨学科计划的哲学基础时（比如我先前在进化医学和个性化的基因医学方面做的工作），我已经预料到了会存在全面的——如果不是致命的——问题（Valles，2012a；Valles，2012b）。想象一下，

当我遇到人口健康科学却发现没有什么根本问题时，我会有多么地惊讶。不过，我发现在这个领域中存在着很多争论，存在着很多悬而未决的理论问题和实践问题，同时，关于这个领域的未来也存在着许多开放的问题。因此，作为一个科学哲学家和医学哲学家，我参加了有关人口健康科学的项目，虽然在这个领域中几乎没有看到什么破绽，但——关于人口健康科学过去之所是、现在之所是、应该之所是和可能之所是——仍然看到了很多问题，我想我的技能能够回答，至少能够澄清这些问题。我认为人口健康科学是公共卫生科学家和其他健康科学家经过深思熟虑后的产物，是对 20 世纪生物医学科学中激增的做法的一种反对，该做法对公共卫生科学产生了很大影响：家长式作风、过度依赖对健康和康乐的狭隘的生物医学理解、文化和伦理帝国主义、未能与潜在的社会问题（如食品安全）建立联系，以及来自专家自上而下做出的傲慢判断等。

生物学哲学家迈克尔·鲁斯（Michael Ruse）曾经思考过科学哲学是否应该扮演“科学的仆人”的角色（Ruse，2008）。我更喜欢克里斯蒂·道森（Kristie Dotson）提供的框架，他主张哲学站在“服务位置”上做工作（Dotson，2015）。因此，我是站在为对人口健康感兴趣的学者和研究生 / 专业的学生——类似地为哲学家们和非哲学家们——提供服务的立场上写作本书的。

一、什么是人口健康科学 4

人口健康科学是一个松散地组织起来的研究领域和实践领

域，人们团结起来致力于理解在人群内部和人群之间的健康分配模式，并通过跨学科和跨部门的努力，实现理想的健康分配模式。它还坚持这样一种观点，即健康的原因和影响以微妙的方式嵌入人类的多元文化、社会结构和环境中。人口健康科学是多元化的，它寻求跨学科和跨部门的合作，因为这些学科和部门在理论上是不可替代的，而非权宜之计。因为人口健康科学认为关于健康的观点是广泛而庞杂的，与之相匹配，它也在不断地蔓延扩展其范围。无论是社会学还是流行病学都无法适当地、完整地把握健康；而病人权益慈善机构和营利性医疗保健公司如果不与互相合作的话，也都无法完全成功地促进健康。虽然存在一些根深蒂固的对立情绪，阻碍着这类跨学科和跨部门合作，但这丝毫不能阻止人口健康科学倡导者坚信我们仍然需要这样的合作的信念。

人口健康科学是一门新兴科学，目前正处于初步形成阶段。现在，人口健康科学“代表着一种新的思维方式，而不是一组特定的问题或方法，因此，它借鉴了许多由来已久的学科”（Keys和Galea，2016b:633）。“人口健康”作为一门实践性的科学事业意味着什么？人口健康科学专业的学者们给出了各种各样但又相互补充的定义。

> 一种了解健康驱动因素的概念方法，因此也是对改善健康最有用的策略。按照我的理解，这种定义方法有两个关键原则：（1）需要考虑那些通过组织的多个层级而被定义的因素……以及（2）明确地关注健康公平。
>
> （Diez Roux，2016）

> 人口健康领域包括健康结果、健康决定因素的模式以及将这两者联系起来的政策和干预措施。
>
> （Kindig and Stoddart，2003:380）

> 这项研究计划要面对将个人置于风险之中以及在社会群体中制造了健康和疾病的不公平分布的结构性力量，并侧重于将生物途径嵌入贯穿生命历程和跨代际发展的社会互动中。
>
> （Keyes and Galea，2016b:634）

> 人口健康将预防、健康和行为健康科学与卫生保健质量和安全、疾病预防、管理和具有价值与风险的经济问题联系起来——所有这些都是为特定人群服务的。
>
> （Nash 等人，2016:xviii）

> 人口健康关注健康差异，特别是与社会经济地位有关
> 的差异，并且它的许多支持者对卫生保健可以减少这些差 5
> 异的程度持悲观态度。
>
> （Anderson 等人，2005:757）

本书的写作是在广义的人口健康科学框架下展开的，我把这个框架解释为：(1) 植根于 20 世纪中后期的理论进展和经验进展（Marmot 等人，1984；Rose，1992）；(2) 由世界卫生组织确定优先顺序（世界卫生组织，1986；健康问题社会决定因素委员会，2008；Kickbusch，2003；Murray 等人，2002；世界卫生

组织, 2014)；(3) 受到 1994 年《为什么有人健康，有人不健康：人口健康的决定因素》所鼓舞（Evans 等，1994）；(4) 由金迪格（Kindig）和司徒塔特（Stoddart）推广（Kindig 和 Stoddart，2003；Kindig，2007）；(5) 为不断增长的“人口健康”系 / 学院 / 中心所宣示（Bachrach 等人，2015）；(6) 在当代的文献作品中，曾以多种名称或模式出现，最常用的名称是“人口健康”(Tricco 等人，2008；Stoto，2013)；以及 (7) 在少数概论式的文本中得到了总结（Young，1998；Keyes 和 Galea，2016a；Nash 等人，2016)，在这个跨学科的尝试中，什么算在其中，什么不算在其中，这挥之不去的迷雾，是我写作本书的主要动机。(Tricco 等，2008；Jacobson 和 Teutsch，2012)

在本书中，我将用“人口健康科学”这个词指代更大的“人口健康架构”的科学维度。人口健康科学的拥护者倾向于认为它“代表了一种思维方式”(Keyes 和 Galea，2016b:633)，这种思维方式不仅限于科学家，甚至也不限于科学推理——人口健康架构比人口健康科学包含更多的东西。例如，人口健康架构涉及向人们，比方雇主，灌输新的人口健康思维，以便他们能够理解雇员的健康何以对各方都有好处（Isaac 和 Gorhan，2016)。我更愿意将“人口健康架构”看作是一个对总体思维方式进行描述的词，它将人口健康科学包括在内，这与人口健康发展过程中的一篇关键的文章——即由约翰·弗兰克（Frank，1995）撰写的《为什么要有人口健康?》以及一些后续文献——保持了一致，在这些后续文献中，包括大卫·金迪格（David Kindig）写作的关于人口健康的著作，他是当代研究这一议题的主要学者之一 (Kindig，2007)。然而，有人称它为“人口健康模型”，但是鉴于它是一些人口健康学者为了在理论和实践上扩散它的需要而使用的（Carpiano 和 Daley，2006），并且由于“人口健康模型”（“POHEM”）是加拿大的一些早先的人口健康学者研发出的一种特殊的微观仿真计算机模型，在人口健康工作中具有很小的用途，所以这个术语其实是一个误称（Hennessy 等人，2015）。

对于一些关键而彼此相关的术语，比如“人口健康”（population health）和“公共卫生”（public health），本书在接下来的章节中将尽力澄清。这些术语问题的棘手性，在很大程度上反映的是这个领域本身的困难。甚至“人口健康”这个词，也是众所周知的一个混乱之源，因为在文献中这个词既用来指人口健 6
康的现象本身，也用来指相应的研究领域（Nash 等人，2016:3；Kindig 和 Stoddart，2003）。关于“人口健康”的含义的混淆，业已影响了（小部分）哲学研究文献。罗思斯泰因（Rothstein）抨击“人口健康”的理论和实践蔓延进了“公共卫生”领域，而戈尔德贝尔格（Goldberg）则有时在“宽泛的公共卫生模型”这个标签下捍卫“人口健康”（Rothstein，2002，2009；Goldberg，2012）。由于对术语混淆感到恼火，迪兹·鲁克斯（Diez Roux）坚持认为戈尔德贝尔格使用的术语“公共卫生”与倡导者使用的术语“人口健康”是一回事（Diez Roux，2016）；迪萨尔沃（DeSalvo）通过提出“公共卫生 3.0”一词来将二者区分开来（DeSalvo 等人，2016），以及如此等等。

术语纷争在新兴的领域和正在发展着的领域中具有典型性。尽管人口健康领域还很年轻，但是人口健康科学的原则已经在公共卫生主流领域中取得了巨大的成功。这与改革、扩展和重新定位公共卫生科学的雄心壮志是一致的，而不是相反地去反对公共卫生并与之竞争。它在美国公共卫生协会（American Public Health Association）中受到了热烈的欢迎，该协会主办了世界上最大的年度公共卫生大会。美国公共卫生协会（APHA）最近举办的会议的主题，如果结合起来看，可以看作是为人口健康科学的哲学基础的紧要部分提供了坚实的、简略的概括，这很具有说服力。

健康是一种社会存在物（entity），促进健康必然也是社会性的（第二章）；

"健康社区推动健康身心"（美国公共卫生协会2011年年会主题）。

健康是一种生命过程现象，并且最好这样对待健康（第三章）；

"终生健康与疾病防控"（美国公共卫生协会2012年年会主题）。

健康促进工作必须要应对广泛嵌入社会的健康因果关系（第四、五章）；

"全球化思维、本土化行动"（美国公共卫生协会2013年年会主题）；

"健康志：你居住的地方如何影响你的健康和幸福"（美国公共卫生协会2014年年会主题）；

"健康融入所有政策"（美国公共卫生协会2015年年会主题）；

社会正义和社会改革是推动人口健康的必然组成部分，即使实现这一目标是困难的、有争议的（第六章和第七章）；

“社会正义：公共卫生的当务之急”（美国公共卫生协会 2010 年年会主题）；

“打造最健康的国家：保障健康权”（美国公共卫生协会 2016 年年会主题）。 7

同时，美国 2016 年公共卫生高等教育计划的认定标准频繁提及“人口健康”（这与 2011 年的标准是不同的，后者没有这样做），其中要求硕士学位教育和博士学位教育必须“在人口健康框架下实质性地掌握科学的和分析的方法，以发现和转化公共卫生知识”（公共卫生教育委员会，2016:29）。在这一点上，人口健康科学是独特的，但是一些读者将会承认它与同类学科和运动之间具有相似性。社会医学和人民健康运动就是其中的两个代表。有趣的是，尽管在人口健康科学和这两类学科或运动之间存有很多相似之处，但在它们之间的实际联系远比人们可能期待的要弱得多。它们的共同之处在于，它们都是在反对主导了 20 世纪的生物医学健康模式的不良特征的基础上发展起来的（参见第二章）。第六章将说明，循证医学是另一个对生物医学模式不满的领域 / 运动，尽管循证医学关注卫生保健的干预措施，（部分地由于这种干预更难被评估）相对地忽略在卫生保健部门之外推动人口健康，导致了在循证医学和人口健康科学之间产生了特殊的紧张关系。

或许，对于在人口健康科学和社会医学之间的裂隙，最好的例证在于纳什等人 2016 年写作的第二版人口健康教科书中并没有出现“社会医学”这个词（Nash 等人，2016）。这个词在凯耶斯（Keyes）和加利亚（Galea）阐明人口健康科学理论的著作中只出现过一次——在“医学主题词”（MESH）的医学标准化关键词中，该书的主题被界定为“社会医学——方法”；但该词在文本中并未出现。为什么在“人口健康”和“社会医学”之间会出现分歧？尽管有无数的结构上和学科上的偶然性在起作用，但是分歧的核心是更具本质性的哲学理由。正如杨（Young）在他的人口健康教科书中论证的那样，“社会医学”和“预防医学”当然属于医学专业，但是“社会医学”是个麻烦，这有三点理由：(1) 从哲学上看，它与“生物医学”取向相关，该取向对促进人口健康的生物医学模式持怀疑态度的人秉持反对的态度（即使社会医学反对生物医学中心主义）；(2)“社会医学”（“social medicine”）可能会与政治上有争议的“社会化的”医学（“socialized” medicine）（尽管第二章将论证它与社会主义不只是有术语字词上的联系）相混淆；(3)“人口健康的支持者”把自己定位为要提供“比传统的公共卫生更多的东西”（Young, 2005:5）。

8 二、为何要写作一本关于人口健康科学的哲学作品

人口健康科学已经取得了巨大的进步，哲学家需要做很多工作才能追赶上来、与之并行。尽管本书将表明，我在很大程度上赞同人口健康科学的发展轨迹，但是公众甚至还不知道有这样的一种东西，更不要说对它先前的成就和潜在的成就有所了解了，这是一个严重的问题。为满足公众对人口健康科学的了解，

本书围绕着人口健康科学的多重哲学面向，尝试开展一种批判性的对话，做一些微小的贡献。批判性对话非常符合人口健康科学的精神，因为从历史上看，该领域是公共卫生科学家接受内部和外部批评的产物。对于这一过程，第二章将会有详细的记录，但目前的重点在于，人口健康科学家们已经回应了学者们关于公共卫生需要一种什么样的路线修正的批评——人口健康科学就是致力于做到此点的科学领域。雷诺（Renaud）在 1994 年编辑的、标志着人口健康科学诞生的一卷书中，隐喻性地将上述根本的张力比喻成是在帕那刻亚（Panakeia）——医药女神（个体性的生物医学思维）——和许革亚（Hygeia）——公众健康女神（人群思维）——之间的权力之争：

> 在 21 世纪的前夜，在医药技术女神帕那刻亚——她野心勃勃、技术高超、致力于起死回生——和许革亚——公众健康女神和伟大的社会改革的女祭司——之间展开了一场权力争斗。
>
> （Renaud，1994:324）

> 在健康领域，未来面临的问题是在许革亚和帕那刻亚之间重建平衡，在经历了三十多年的生物医学的发展之后，很显然这个平衡已经偏向帕那刻亚了。
>
> （Renaud，1994:324）

雷诺在关于用患者层面的护理取代人群层面的健康这个议题上的看法，在他的时代是正确的，并且从事后的眼光来看，他似乎更有预见性地为一个致力于解决这个难题的、全新的科学领域贡献了力量。

公共卫生科学家受到了很多研究公共卫生问题的哲学家、人类学家以及其他的人文主义者和社会科学家们的批评。在个人主义取向的生物医学和人群层面的健康事务之间存在的张力，要为来自学者和非专业人士对公共卫生的批评担负很多责任。不妨列举一些重点问题：

> 一系列的行为指南为个人持续地增加了新的行为期
> 望，给每个人增加了荒唐的、站不住脚的、不适当的负
> 担。“减肥！”“避免肥胖！”“停止吸烟！”“减少酒精摄入！”“健
> 身！”“实行安全性行为！”“谨慎行事！”……人们期待个
> 9 人承担起照顾自己身体的责任，与此同时通过采取各种预
> 防性的措施来防范自己对其他人可能造成的伤害。
>
> （Petersen and Lupton，1996:ix）

> 公共卫生科学经常被生硬地运用，而没有适当地注意到这一事实，即公共卫生专家使用的证据/认知标准和伦理/价值标准通常与他们服务的人群所秉持的标准有着很大的不同。尽管家长和公共卫生官员可能共享许多共同的价值，但是他们的价值层级结构有时可能是不一致的，并且他们在做出判断时所遵守的规则往往是大相径庭的。这就会带来一个混乱的环境，而家长……最终就要在这样的一个混乱的环境中决定是否给孩子接种疫苗。
>
> （Largent，2012:29）

> 在公共卫生科学中看似良好的概念和理论创新也已经结合在了一起，改善了个人的生活方式、也提升了风险因素，只是是以对人口健康及其成因的其他理解为代价。研究健康的新方法和新进路——从早先的机械主义的进路到盖然性（probabilistic）的生活方式因素的转变——以及“慢性疾病”的出现，它们协同地发展，将生活方式看作公共卫生面临的一个核心——真正地最为核心——的问题。
>
> （Bell，2017:26）

我同意这些都是真实而重大的问题。而且问题还不止这些。目前占据主导位置的生物医学健康模式——将在第二章得到详细阐述——这种模式的重点是用疾病、诊断以及生物技术层面的解决方案来解决人群层面的问题，尽管获得了大量的投资，但这种模式一直让人失望。贝尔（Bell）的著作《健康和其他无懈可击的价值观》（Bell，2017）与梅茨（Metzl）和柯克兰（Kirkland）的著作《反对健康》（Metzl 和 Kirkland），一起对因循守旧的道德观念上的愚蠢现象进行了详细而有见地的分析，这些愚蠢的现象可以并且确实会渗透进入公共卫生科学的文献以及相关的公共 / 媒体话语中。我之所以支持人口健康科学，部分是因为我非常认真地对待这些对公共卫生科学的批评意见。更为重要的是，我认为这些问题已经正在得到解决了。

在或隐或显的生物医学模式下，医学科学留下了过量处方（Welch 等人，2011）、过度诊断（disease mongering）（González-

Moreno 等人，2015）、牟取暴利（Goldacre，2012）等遗留问题，并且甚至还有更多的问题。越来越多的证据表明，生物医学模式不仅产生了上述的副作用，甚至可以说是彻底失败了。这种迹象最明显地出现在我的祖国——美国，在美国，生物医学模式已经获得了肥沃的土壤，这主要得益于美国的科研基础结构——愿意将其巨额财富不成比例地用于医疗保健，以及依赖新型药物来解
10 决健康问题。或许，该模型的失败的最为显著的例子是年度体检——生物医学模型对例行人口健康监测和人群身心健康做出贡献的典范，模糊地描述的话，它是一种通过检查患者的生命体征和通过医学诊断测试以在患者的身体组织中寻找病理情况的做法。一项荟萃分析（meta-analysis）综合了总计 182800 名受试者在内的长期跟踪研究，表明年度体检既不会减少发病率也不会减少死亡率（Krogsbøll 等人，2012）。体检的主要成就是它们实际上却是增加了患者的诊断数量（Krogsbøll 等人，2012）——生物医学模式当然很擅长为自己做生意。总的来说，美国庞大的生物医学体系代价高昂，然而，以大多数标准衡量，它产生的结果糟糕透顶（Woolf 和 Aron，2013）。

好消息是，改革的努力——人口健康科学——已经站稳了脚跟，并且一直在取得更大的进展。图 1.1 是根据桑德罗·加利亚（Sandro Galea）先前发表的一份图表改编而来的，他在这份图表中指出，2013 年，PubMed 英文数据库中提到“人口健康科学”的条目与提到“流行病学”的条目之比发生了骤然变化；2013 年，这一比例突然开始呈指数级增长（Galea，2017）。图 1.1 采取了类似的方法，并显示了仅仅在 20 多年的时间里，“人口健康”就从实际上无足轻重的一个词进展成使用频率达到了“公共卫生”

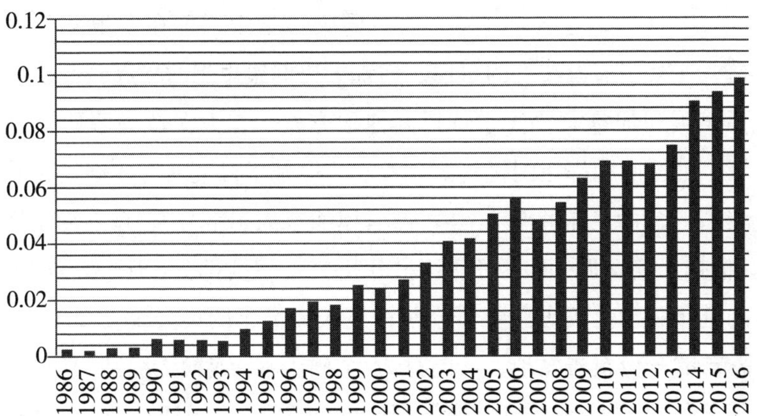

图 1.1：1986—2016 年，使用“人口健康”作为搜索词的 PubMed 搜索结果数除以使用“公共卫生”作为搜索词的 PubMed 搜索结果数的比例。

一词的使用频率的十分之一。虽然 1:10 的比例仍然很小，但是我们必须牢记三个因素。首先，“公共卫生”一直是表示健康的专有词汇的一部分，出现在了学术期刊的名称、机构的名称和专业学位名称（MPH，公共卫生硕士）上，也出现在了人们的日常用语之中（用来表达特定人群的健康状况的标准词汇就是“公共卫生”）。其次，不断增加的比例意味着，“人口健康”的增长是相对于“公共卫生”——“公共卫生”和“人口健康”在卫生类的出版物中都得到了频繁地运用，但是“人口健康”一词的增长速度超过了“公共卫生”。最后，如上所述，人群健康科学的 11
影响不仅仅体现在对这一术语的运用上；同时它也对公共卫生科学产生了巨大的影响，因此一些学者认为它只是运行良好的公共卫生科学（Diez Roux，2016），其他人则将其贡献描述为是公共卫生科学的一个独特的、新的阶段（DeSalvo 等人，2016）。

很显然，在公共卫生 / 人口健康科学中，正在发生某些事情——某些值得注意的事情。追踪人口健康思想的兴起轨迹，选择美国和加拿大要优于选择其他地方——在大多数健康研究领域，抽样问题都在困扰着研究者——但是来自美国的数据是有说服力的，而且很重要，因为美国和加拿大一起创造了一大部分（根据一份 2008 年的文献计量分析，是主要部分；Tricco 等人）的健康科学。美国医学研究院增进人口健康圆桌会议在 2015 年发布的一份报告发现，美国有 25 个硕士和 / 或博士级别的项目，其名称中包括"人口健康"（Bachrach 等人，2015）。一份由美国医院协会对美国医院的调查发现，"超过 90% 的医院同意或强烈同意，人口健康是他们的使命"（健康研究与教育信托基金，2015:4）。有了这种程度的制度保护，它不会很快消失。在让学生、管理者等接触到人口健康思维之后，制度的惯性所具有的不可思议的力量，以及"过目即忘"（unringing the bell）[①] 的不可能性，意味着即使人口健康科学由于某种原因开始走上了下坡路，这种思维也将会持续很长一段时间。凯瑟琳·凯耶斯（Katherine Keyes）和桑德罗·加利亚（Sandro Galea）在 2016 年出版的《人口健康科学》一书，为当代的人口健康科学奠定了理论基础，并且最终也涉及了本书中将要处理的一些问题（Keyes 和 Galea，2016a）。尽管如此，但作为对人口健康科学的一般理论背景进行阐释的作品，它只能以有限的方式谈及大多数哲学议题。例如，这本书提出了这样的"原则"："努力改善整体的人口健康可能对

① Unring the bell 是一个比喻用法，用来表示一旦知道了信息就很难忘记。——译者注

某些群体不利；公平和效率孰优孰劣是一个价值问题”（Keyes 和 Galea，2016a）。这本书需要对人口健康科学的技术细节进行广泛的概括，这意味着它不能花那么多的时间和篇幅来直接地从哲学视角开展研究。最后，我把我的书看作是对他们书的补充；《人口健康科学》通过对一些相关的哲学议题的讨论为人口健康科学奠定了科学基础，而本书则通过对人口健康科学的相关讨论来阐述哲学议题。

其他著作也对人口健康科学理论和人口健康科学哲学之间的灰色地带进行了讨论。就作为教科书风格的概述作品而言，纳什等人所著的教科书是杰出的代表，它也对一些哲学议题比如关于健康促进和健康管理工作中的公平、包罗万象的证据 / 认知的挑战以及其政治理论面向等议题进行了深思熟虑的讨论（Nash 等人，2016）。在 2002 年，世界卫生组织（WHO）编辑出版了一部小册子，它推动并促进了围绕与人口健康测量相关的广泛考量之间的对话，也推动了包括伦理问题在内的各个学科之间的对话（Mur- 12
ray 等人，2002）；但是，编辑后的书缺乏如杨钜兴（T. Kue Young）的专著《人口健康——概念与方法》等作品所具有的那种统一性和凝聚力，后者还要早出版 4 年，并且讨论了诸如健康的本质和健康的衡量标准等议题在内的多种哲学议题（Young，1998）。

三、本书的目的是什么

本书的第二章将历史性地追溯人口健康科学的发展历程，直到 20 世纪关于健康的社会性的一系列洞见：

> 最近出现的“生物医学化”的观点可以追溯到在北美医院所实施的弗莱克斯纳（Flexner）改革，这种观点引导我们——例如在冠心病的防控方面——将注意力聚焦于控制中介性的生理变量（例如血压），而不是聚焦于那些可能消减他们烦恼的居住条件和工作条件上。
>
> （Frank，1995:163）

本章追溯了人口健康科学在20世纪出现新的跨学科进路的历程。我认为，我们最好将人口健康科学理论的历史理解成是综合了20世纪公共卫生理论中的四种不同见解的结果：(1）健康具有形而上的社会性，(2）健康在经验上是社会性的，(3）健康在伦理上与社会赋权不可分割，以及（4）研究健康和促进健康在方法论上要求必须将健康视为一种社会现象。世界卫生组织——大胆而有争议地——宣布健康是包括社会福祉（well-being）在内的整全福祉（well-being）（世界卫生组织,1946)。直到20世纪70年代和20世纪80年代，才出现了新的数据，巩固了以下事实：各种社会势力（social forces）在很大程度上决定了个人和人群整体的健康状况。我追溯了从这些经验数据到世界卫生组织对健康赋权的双重赞同的进展过程：根据关于健康的社会科学新出现的数据，赋予个人及其社区权力在实践上具有实质性的意义，同样健康赋权作为一种促进人口健康而不犯下家长式错误的手段，在伦理上也至关重要。在促进健康的努力中，当这种赋权活动与人群交互作用时，赋权的承诺就促进了新的方法论的发展，有利于推动研究工作和介入工作。

本章与下一章讨论健康定义的章节一起，通过阐述“作为社会性的健康”的四种含义是怎样结合在一起的，从而强烈反驳了对健康和疾病颇有影响的生物医学理解。生物医学的健康模型将健康看作是身体机能没有明显的故障。这一观点在医学研究界内外都被广泛接受，克里斯托弗·布尔斯（Christopher Boorse）——最突出地——将之阐述为一种哲学立场。对健康的 13
这种理解并不完全排除对人口健康科学工作的追求。例如，诺曼·丹尼尔斯（Norman Daniels）赞同布尔斯的观点，但也同人口健康科学一样，对干预健康的社会决定因素方面感兴趣（Daniels，2008:37）。然而，本章提供的历史表明，对健康的生物医学理解模式已经在 20 世纪导致健康科学误入歧途，而人口健康科学就在健康科学家共同体内部产生出来，以在人群层面尽力去改革健康科学的理论和实践。生物医学模式在 20 世纪占据主导地位，促进了新血液测试、成像技术、手术技术、药物和设备的研发。然而，也许最具象征意义的是，美国是医疗技术创新和医学教育的全球领导者，但这些技术和专家的存在却未能阻止国民预期生命的停滞不前，甚至在最近还出现了下降（Xu 等人，2016）。本章通过对美国立岩苏族人口健康状况的个案研究，阐述了在四种意义上理解健康的社会性的价值。该案例研究考察了该部落对达科他输油管道——该管道要穿越的土地对该部落的福祉至关重要——的反对理由。我表明，我所支持的社会性的健康能够更全面地说明危害健康的因素。

第三章提供了一个（多元的）总体健康概念：健康是社会环境中全生命历程的完整福祉：

> ［关于“个人健康与人口健康”的］二元观点……没

> 有能运用从一个涵盖了全部生命历程的（1）集体中的个人和（2）相互影响的个人所组成的集体的更具综合性的健康进路中产生出来的丰富信息和解释。
>
> （Arah，2009:242）

关于“健康”和“疾病”的形而上学意义和认识论意义在医学哲学文献中引起了激烈的争论。（Carel 和 Cooper，2014）。在本章中，我提供了一种新的健康定义，它将昂布奇·亚拉（Onyebuchi Arah）关于人口健康科学哲学的洞见和世界卫生组织将健康视作福祉的完全在场的观点结合起来。亚拉关于个人层面和人群层面的健康观在一定程度上建立在麦克道威尔等人更早先的作品的基础之上（Arah 2009；McDowell 等人，2004）。亚拉将健康描述为一种动态的生命历程现象，一种随着时间的推移而扩展并由从遗传到社会条件等一系列复杂因素塑造起来的具有发展过程的事物；对于这样的事物，必须要根据它的完整的历程而不是在时间中的某个断片截面（比如一个人特定某次看医生时的生命体征）进行理解和处理。我还主张采用世界卫生组织经常被中伤的健康概念，即作为整全福祉的健康概念，这个定义被许多学者（包括一些人口健康科学学者）批评，认为它是含混或错误的。我认为它是一个定义大纲，可以在每个具体的应用场合中进
14 行更进一步的界定，而不是一个已经准备就绪随时就可以进行操作的完整定义。与其说它是工具，不如说它是工具箱。我主张采用一种特定种类的世卫组织的健康定义，将其与生命历程概念相结合，以产生一种贯彻终生的，包括完整的身体、心灵和社会福祉在内的健康概念。

在对世界卫生组织的健康概念做出微小变动之后，我提出了自己的新的健康概念，我认为这个概念——健康是社会环境中全生命历程的完全福祉——在基于丰富经验基础之上的具体性和多元性之间取得了恰切的平衡。如前一章所述，健康是社会性的，因此是随社会而定的。这一健康概念坚持认为，健康不能被理解成是一种存在于某一时刻的现象，也必然地避免向任何人群宣称什么是完整的福祉。这最后一点在该章的案例研究，即在殖民定居者—土著居民的权力动态机制背景下努力推动澳大利亚土著居民的健康的例子中，得到了更为详细的阐明。

第四章化解了公共卫生的"边界问题"，即担心公共卫生可能超出了其适当的学科和社会政治边界，从而引起负面影响。

> 我们认为，健康公平是一项共同的责任，需要政府的所有部门、社会各阶层以及国际社会的所有成员的共同努力，参与到"为所有人争取平等"和"人人享有健康"的全球行动中来。
>
> （World Health Organization，2011）

在公共卫生 / 人口健康科学家的哲学承诺与公共卫生哲学家的哲学承诺之间存在着令人不安的紧张关系。一方面，许多哲学家强烈地主张，我们必须注意"边界问题"，仔细划定边界并对其进行管制，以限制公共卫生 / 人口健康问题的边界（例如参见 Powers and Faden，2006；Broadbent，2013）。另一方面，公共卫生 / 人口健康科学家现在非常广泛地认可我们应该促进"健康融入所有政策"（McQueen 等人，2012；Rudolph 等人，2013）。哲学家们之所以采取这种立场，是因为他们担心，如果允许学者们将犯罪和糟糕的住房情况等公共卫生领域的社会问题公之于众，可能会产生负面影响（Rothstein，2009）。我认为人口健康科学在哲学上是正确的，它通过搜索整个社会结构而不仅仅是医疗保健和其他明显的什么地方，来寻找健康和疾病的原因、影响和解决方案。从经验上讲，很明显，所有的社会动态都与健康密切相关，而医疗保健只对其中一部分起作用（Lalonde，1974；Black等人，1980）。健康问题与医疗保健问题并不具有共同的空间范围，同样，医生也不是自动地就是解决健康问题的合法领导者。

我认为尝试限制公共卫生研究或行动的范围的做法，是建立在三个相互关联的错误的基础之上的。首先，公共卫生哲学运
15 行在以下不必要的政治哲学观的约束之下，这种政治哲学观是：公共卫生行动表达了政府对社会的管治权。对于公共卫生是什么或能够做什么，这已经是一个狭窄的框架了，但是对于理解人口健康科学的发展来说，这样的一种观点是完全不够的，因为人口健康建立在下述观念的基础之上，即推进人口健康需要社会的不同部门——政府、慈善机构、非官方的社区组织，等等——之间的相互合作，而政府只是各平等的部门中的一个部门。其次，我认为，对公共卫生的关注日益走向霸权主义，并取代了关于人口健康的所有话语权，这是错误的。有些人犯了一个概念上的错误，认为把一个问题（如枪支暴力）当作健康问题来处理，就意味着它只是一个健康问题（可是比如枪支暴力也是一个法律问题）。另一些人则预测了思考宽泛的公共卫生概念（这种宽泛的公共卫生概念会去解决诸如枪支政策等问题）的潜在危害，而不关注过去几十年在共同地和跨部门地推行这一观念时所产生的明

显的效果史，这是错误的。

我得出的结论是，我们不了解采用宽泛的人口健康模型的全部潜在风险和潜在收益——注意所涉及的全方位的风险（“归纳风险”和其他“认知风险”），部分性地又由于我们掌握的知识有限，所以一个宽泛的模型更可取。本章的案例通过探索在全球气候变化中所涉及的人口健康方面，通过研究已经做的工作和尚未做的工作，展示了一个宽泛的人口健康模型的重要性。

第五章讨论了人口健康科学应该如何以及为什么应该执行其议程，以研究和应对健康的“上游”社会原因：

> 各种各样的社会因素，比如社会经济地位和社会支持水平等，很有可能是疾病的“根本原因”，因为它们体现了获取重要资源的途径、可以通过多种机制影响多种疾病的结果，因此即使干预机制发生变化，它们也与疾病维持着关联。
>
> （Link and Phelan，1995:80）

正如第三章所述，健康是一个动态过程，它贯穿了一个人的整个生命历程，而不是在一个人诊断出某种疾病时关闭、在疾病治愈后又开启的开关电键的过程(健康的社会决定因素委员会，2008；Hertzman 等人，1994)。类似地，一个由“社会决定因素”组成的网络，在塑造我们的健康方面充当了非常重要的原因构件要素（Marmot，2004)。在 20 世纪公共卫生领域遗留下的这些教训的影响下，人们建立了新的模型，以理解和干预那些导致了许多下游疾病的“上游”致病因素——例如贫穷和种族主义。我认为，林克（Link）和费兰（Phelan）的“根本原因”理论，在哲学上和实践上对这一工作有着重要的特别贡献，我们在上文中对此有所描述（Link and Phelan，1995）。但非常不幸的是，对
16 于去描述究竟什么样的根本原因才是唯一的原因、才是唯一有价值的原因来说，“根本原因”这个词却具有误导性。通过对因果关系的哲学研究，我展示了根本原因的特殊性，因为它们表现出了一种独特的稳定性。根本原因在其对健康的影响方面是稳定的（例如社会污名损害健康），但是近因和具体的机制，根据环境的不同，对健康会产生非常不同的影响。这造成了一种情况，即使我们不完全了解某些上游病因的运行机理，甚至不了解它们危害健康的所有方式，但是也可以通过消除社会污名来促进健康。

然后，我将把人口健康科学对健康的社会决定因素和健康的上游原因的关注——这种关注值得称赞——与布兰德本特（Broadbent）在他颇有影响的著作《流行病学哲学》（Broadbent，2013）中对这些话题的忽视进行一番对比。我运用了杰弗里·罗斯（Geoffrey Rose）在个别病例的原因和人群之中的疾病差异的原因之间做出的区分来表明布兰德本特的哲学优先考虑的是前一种类型的原因，而人口健康科学优先考虑的是后一种类型的原因（Rose，1992）。最后，我主张将公共卫生哲学 / 人口健康哲学的主题转向健康起源而非发病机制；对于疾病的哲学研究很容易使人们忽视对健康的哲学研究。我将通过研究巴西不断发展的艾滋病毒 / 艾滋病应对政策，来说明在看待健康的因果关系方面的可取的变化。

第六章确定了人口健康科学要面对的四个关键的、扎根于哲学之中的实践挑战：

> 理想情况下，我们需要既有效率又公平的人口健康干预措施。但是，从许多方面来说，这两个目标（公平和效率）常常彼此矛盾；因此，当把其中一个推向极端却导致以牺牲另一个为代价的时候，就需要进行权衡。
>
> （Keyes and Galea，2016a:130）

应用人口健康科学，实现“人人享有健康”，一路上需要进行艰苦的方法论选择（Fielding 等人，2013）。在本章中，我将举例说明为什么有四种哲学方法论是尤其关键的。这些方法论包括研究活动的具体战术选择，以及关于人口健康科学如何在现有的科学环境和社会政治环境中去规划自己的进程这一总体挑战。

本章介绍的四个挑战是：(1) 考虑到人群的异质性，如何为科研人员所研究的人群群体划定公平的边界；(2) 如何在针对高危人群群体的项目和针对更广泛人群群体的项目之间进行平衡；(3) 如何缓解下述两类项目之间的张力：一类项目把改善人口健康作为最终目标，另一类项目则把广泛的人口健康模型看作是修正低效的医疗体系的一种手段；(4) 如何在追求“以证据为基础的”对照实验的愿望和收集有关健康的社会决定因素的证据的困难之间达成和解。我为公平地应对在（1）和（2）中出现的挑战 17
提供了指导原则。我还表明（3）和（4）植根于近年来出现的一系列反对失败的生物医学模式医疗保健理论和实践的各种运动和框架的错综复杂的关系之中。例如，一些人口健康科学学者同意循证医学学者的观点，即随机对照试验是治疗效果的最可靠的证据，此类试验通常会测试传统的生物医学干预措施（药物、医疗设备和医疗程序），却在对上游 / 根本原因或社会决定因素（如经济不平等、公共交通基础设施不足等）的层次上的干预措施方面几乎毫无作为。本章的案例研究通过审查正在进行的有关全球移民健康状况的研究以及对此研究的政策回应，阐明了本章中提到的问题。

第七章认为健康公平概念已经被铸入人口健康科学之中，敦促人们重新讨论健康公平是什么以及应该是什么：

> 如果不解决健康不公平问题，我们就不可能从根本上改善整个人群的健康状况……健康不公平的驱动因素往往是总体人口健康的驱动因素。
>
> （Diez Roux，2016:619）

事实上，人口健康科学与对健康公平的关注密不可分。具有跨学科性的人口健康科学本身是围绕着改善和扩展公众健康的目标而形成的，推进健康公平是这场改革的目标之一（Kindig，2007）。科学伦理和科学规范之间的关系长期以来一直是科学哲学家们在“科学与价值”这个主题下争论的议题（Elliott和Steel，2017），同样，公共卫生伦理学也在争论“人口健康是否内在的具有分配维度”以至于必须关注健康公平（Reid，2016:27）。就人口健康科学而言，公平问题已经被纳入科学，至少与它的其他任何理论组成部分一样。本章和本书并不寻求提供一种关于健康公平的本质的理论，以与现存的相关文献竞争。相反，本书致力于从哲学视角对人口健康科学进行审视，从而就哲学与人口健康科学之间的关系方面提供一些指导，其中包括就公平概念在人口健康科学共同体内能够以及应该发挥什么作用进行了批判，从而提供了一些关于元伦理学的观点。

我认为，公共卫生哲学 / 人口健康哲学必须对健康公平的确切定义和 / 或道德基础的相关假定要更为慎重。与公共卫生伦理学家的普遍假设相反，在做好公共卫生 / 人口健康的科学研究或干预措施之前，我们不需要首先就这些议题达成共同体层面的共识。实际上，在一个多样化的世界中，关于健康公平是什么或者关于它的哲学基础是什么的精微差异的理解是多元化的，拒绝这 18
一点既是不现实的也是不道德的。虽然我很重视学者们关于这些问题的辩论，但我们不能想当然地认为，这种辩论的最终结果是一方获胜。比如，我支持“能力进路”（Venkatapuram，2011），但是并不希望将这种观点强加于对健康公平持有不同看法的人之上（Galarneau，2016）。就科学哲学和元伦理学而言，通过减少（尤其是哲学家）对假然性的案例和问题的依赖，以及增加对健康不平等的真实的（和真正混乱的）案例的关注，将非常有助于在关于健康公平的论辩中取得进展。与此相关的是，我主张改变健康公平的审议方式：鉴于健康管理和促进健康是同一枚硬币的两面，（Kickbusch and Gleicher，2012:X）那么通过促进形成公平的社会结构来进行健康管理，就自然会更好地促进健康公平。该过程的重要一步是确保尊重各种形式的知识，尤其是非科学家持有的经常被低估的知识，并将其纳入人口健康科学。本章的结尾是一个案例研究，通过展示对种族和族裔的健康差异的科学研究来展示本章所讨论的健康公平动态。

第八章为成效卓著的人口健康科学的持久发展提供了一个具有指导性的哲学概念——“谦和”。这最后一章以“谦和”为主题，将人口健康研究和相关实践的方方面面联系在一起。我认为人口健康专家应该明智地认识到这一线索，否则就有可能使人口健康科学领域走向崩溃。本章开篇首先重新论述了本书的取向，即以哲学的形式来追求人口健康，这就是人口健康哲学。本书的目的就是致力于帮助改进人口健康科学，使其在走向学科化的道路上取得进展——它已经走上正确的方向了。

本章认为，对于成功并且合乎伦理的人口健康科学，有三种谦和至关重要。第一，认知上的谦和至关重要，因为人口健康科学需要在一些议题上，比如在一个群体中的非科学家成员怎样才能了解该群体，保持开放的心态。第二，本章主张部门间的谦和，因为人口健康科学（在全力以赴地推进全部社会生活之中方方面面的健康时）需要政府、非营利组织、医疗保健公司以及其他部门之间的通力合作。第三，跨学科的谦和是至关重要的，因为人口健康科学是一个跨学科的领域，它不仅需要多个学科之间的合作，而且要求这些合作必须是平等的合作——比如，流行病学并没比医学人类学更具优先权。该章反思了教育未来的人口健康科学专家时所将面临的挑战。

19 四、本书的哲学方法和承诺是什么

本书是在第八章所提供的跨学科合作的谦和精神的指引之下写作的。哲学在这个跨学科项目中扮演的是一个整体中的独特部分的角色，而我在哲学中的角色同样只是一个整体的一个微小部分。哲学不是铁板一块的、不是单一的——它是许多不同的事物，因此对人口健康科学有许多不同的贡献。这本书能够呈现什

么，并将呈现什么，在很大程度上取决于我的技能和该项目的研究范围，它是对科学分支的哲学研究，以前并没有受到太多关注。本书是“生物学哲学与历史”系列丛书中的一本，而我的博士学位与之相似，是在科学哲学与科学史领域。以此为背景，本书涉猎了更为广泛的文献，采用了更为丰富的方法论。

因为人口健康科学以应用健康科学家的共同体、理论和实践为特征，所以在科学实践哲学学会的组织和推动下，科学实践哲学将科学哲学的方法和文献带入了人口健康哲学。“科学实践哲学”这个名称对将科学哲学运用于实践之中时会遭遇到的混乱状况表达了尊重，有太多的科学哲学家在对科学过程的抽象表象中将这些混乱状况丢弃在了一旁。人口健康科学是由促进健康的实际目标推动的，这一努力与理论物理学家对普遍的自然真理的神话般的追求截然不同。

医学哲学在方法论上与科学实践哲学紧密相关，但是就医学不仅仅是应用科学而言，医学哲学的文献和方法为本书带来了独特的成分。本书在某种程度上是医学哲学的著作，要理解人口健康科学即要求与该领域的经典辩论（例如健康和疾病的哲学本质）进行对话，也要求进入该领域的新兴主题（例如流行病学之中的因果关系哲学）领域。不过，重复上述观点，人口健康科学在学科意义上并不是医学的子领域，从体制意义上也不是属于卫生保健部门，从而也不是医学的子领域。所以，这本书必然包含了很多医学哲学之外的东西。公共卫生伦理学和健康正义、生命伦理学、社会和政治哲学以及分配正义等领域的大量文献有着交互重叠，当然，它在与人口健康相关的领域之间的交互关系也有着悠久的历史。这本书将涉及所有这些内容，虽然这本书的目标不是像其他人已经做过的那样去提供一种直接参与竞争的(公共)卫生正义 / 公平理论（Powers and Faden，2006；Daniels，2008；Ruger，2010；Nussbaum，2011；Venkatapuram，2011)。本书最重要的关切是阐明和捍卫人口健康科学的哲学基础，而这反过来又阐明了各种实践者能够怎样去追求以及应该怎样去追求推进全球的健康公平项目（参见第七章)。与伦理认知的哲学实践相
20 结合，巩固了我对人口健康科学哲学的研究方法（Katikireddi 和 Valles，2015；Tuana，2013)。人口健康科学的伦理面向和证据面向这两个方面是动态性地相互作用的。人口健康科学既要求伦理上的严谨性，也要求认识上的严谨性，而这两个特征是不能完全分开的。

人口健康科学的历史是本书的重要内容，这有两个原因。首先，作为一种学术实践，我同意汉森（Hansen）的著名观点，即如果不同样也审查相应的科学史，那么哲学对一门科学的理解是空洞的（Hansen，1962)。其次，就人口健康科学而言，关注该领域的历史似乎是了解该领域的哲学承诺是什么以及了解为何做出如此承诺的最佳方法。这就是本书第二章为何呈现人口健康科学的历史的原因。

与我支持科学实践哲学相关，我主张我们应该求助于日常的实践者，从他们自己的经验中搜集那紧迫的哲学问题，并认真地对待他们提供的解决方案。作为一项具有伦理动机和理论动机且有志于推动改革的尝试，人口健康科学一直明确地涉猎广泛的抽象的哲学问题和应用哲学问题。什么是健康（Kindig，2007)？谁应该掌控健康管理，如何掌控（Kickbusch，2007)？我们如何以重新赋权边缘化人群来解决他们遭受的不公平待遇（西澳大

利亚州政府卫生部，2015）？一些科学共同体可能不愿意反思哲学问题，但是人口健康科学共同体很显然不是其中之一。这本书将反映出，人们已经花费了大量精力来理清人口健康科学哲学。当然，一些优秀的工作是由专业哲学家完成的（比如 Goldberg，2009），但是人口健康科学家们自己业已写作了大量有洞见的哲学文献，而专业哲学家们在很大程度上并未触碰到它们。

需要说明的是，本书之所以与非人口健康科学哲学家的学者们（这些人的职业、出版机构和 / 或学术共同体已经将他们首先 / 完全地排除在哲学圈之外）的哲学洞见有着如此密切的联系，是因为对他们的密切关注，起到了解放的作用（例如，参见 Medina，2013；Kidd 等人，2017）。压迫和不公正无处不在，人口健康科学家们令人钦佩地投身于全球的解放事业。在他们的各自领域中，领军人物们热情地在为性少数（LGBTQ）群体的权利摇旗呐喊，也为跨部门地思考性别—性—种族的议题进行辩护（Galea，2018；145–150）；他们将令人震惊的种族的健康不平等问题置入更大的非人化的、阶级主义的以及殖民主义的剥夺权力的语境中进行处理（Kindig，2017）；努力地阐明和提出国际性的政策措施，以解决对极北地区多样化的土著人群的系统性忽视（Young, 2013）；以及如此等等。正如第二章将要解释的那样，在人口健康科学的历史中，有重要一环就来自拉丁美洲的激进解放理论（Diez Roux，2016；Krieger，2011:163–190）。女权主义
哲学、种族健康公平研究、本土认识论以及各种其他的解放著述 21
（有些是哲学家写就的，有些不是）将经常在本书中出现。人口健康科学是、也应该是朝着正义和解放的方向发展，本书亦乐于以此为已任。

五、本书不是什么，以及它不会做什么

因为这本书坐落在许多领域的交叉点上，并且呈现了一个有点模糊的跨学科的科学领域，所以这本书需要设定一个实在的范围。它不能，也不会试图去处理与这个庞大的主题相关的每一个重要的子领域、论题、争论、文本、论证以及其他诸如此类的东西，等等。事实上，这是一个提醒读者的良好时机：人口健康科学是独特的，并且在很大程度上值得在哲学上高度重视，因为它的目标是要从更广阔的角度来思考，甚至比已经很广泛的公共卫生领域还要更广阔的角度去思考。这不是在为接下来的章节中出现有任何疏忽或遗漏寻找借口，但这确实也是该书必然会留下许多未予探究的路径的原因。此外，当这本书确实放弃了那可能成为本书主题事务的内容时，不应被解释为是我贬低了它们，也不应被解释为我认为它们不如我已经处理的内容那般重要。毋宁说，这里存在的内容或不存在的内容，是基于我对自己的工作——即我如何能够最好地阐明、论证和综合一套令人信服的、有凝聚力的学术贡献——进行判断的基础上做出的决定。随着本书内容的推进，我在展开论证的同时，也将努力地表明我实际上在尽力实现什么以及我为什么要实现它。

在本书中，我将尽可能地避免使用哲学的专业术语和人口健康科学的专业术语。我这样做既有实践上的原因，又有理论上的原因。从实践上来说，我希望促进哲学家与人口健康科学专业人士之间进行对话，要实现这个目标，最好能与两方面的听众同

时交谈。从理论上讲，行话表现出一种学科排他性，这与我和人口健康科学都认可的包容精神相矛盾。在某种程度上，误解和知识脱节是不可避免的，但是就我所认同的人口健康科学的信念而言，促进人口健康是一项需要相互合作、共襄盛举的工作，因此需要努力地使对话尽可能地具有包容性。我写作本书时，目标受众首先设定为研究生，这已经非常具有局限性了。

为了使本书能够比较集中地回答一组有限的、相互关联的问题，不得不承认，尽管我并不情愿，但我选择搁置了一些重要问题，在这里值得花一点时间做些说明。首先，我在这本书中没有讨论“人群”的含义，因为“人口健康科学中的人群是什么？”这个问题并没有我原先预期的那么紧迫。尽管米尔施泰因（Millstein）提出了一个强有力的理由，说明了为什么在进化生物学和生态学中需要一个单一的“人群”定义，但人口健康科学是否需要类似的统一的人群概念，就远非那般明晰了（Millstein，2014）。正如金迪格（Kindig）根据杨钜兴的人口健康著作所推测的那样，几乎任何特定的人群都可以成为人群（population）：地理区域的人群，一个国家的人群，某个宗教的全球成员组成的 22
人群，如此等等（Kindig，2007）。克里格（Krieger）指出，关于人们为什么以及如何使用不同的人群概念，在背后确实存在着一些有趣的哲学问题（Krieger，2012；亦可参见本书第六章中关于人群“整合”与人群“拆分”的讨论），但我在本书中很大程度上并不讨论这个问题。

未来，探索人口健康科学哲学与环境科学哲学的交叉部分，将是工作的重点。尽管在医学生命伦理学的研究和非人类生物学科的伦理学，比如非人类的动物福利的研究之间存在着历史性的分歧（Thompson，2015），但是在诸如环境健康哲学的诸多议题上，已经有重要工作得到了开展（Resnik，2012；Elliott，2011）。然而，诸如气候变化之类的议题（第四章的案例研究）迫切需要我们研究人口健康科学哲学和环境科学哲学彼此之间具有怎样的内在联系（MacPherson，2013；Valles，2015；Dwyer，2009）。关于广义的环境（诸如安全的街区等）议题会有频繁的讨论，但是关于环境哲学的文献却少之又少。

未来，关于人口健康科学的学科形成过程与现存的关于科学的理论如何进化的科学哲学理论相衔接的问题，还有许多工作需要做。无论是人口健康科学的支持者（Peterson 等人，2016）还是批评者（Poland 等人，1998）都使用托马斯·库恩的“范式转换”来描述人口健康科学，将其看作是一场真正的科学革命，与旧的公共卫生模式相比，是一个断裂。这是对人口健康科学的准确描述吗？或者这个领域通过“研究项目”（更好地展示与其他过去的和当下的科学努力之间的连续性；Lakatos，1968）或者“科学清单”（更好地阐明该领域在制度和协作上的影响；Ankeny 和 Leonelli，2016）的透镜能够得到更好的审视？就像米利亚姆·所罗门（Miriam Solomen，2015）和杰里米·霍维克（Jeremy Howick，2011）关于循证医学哲学的著作一样，我选择不去花费大量篇幅充分地探索这个新领域在技术上是否以及如何具备“革命性”。与此相关的是，本书在第六章和第八章将处理循证医学，但是在探究这两种致力于改革健康研究和实践的平行路线时，有更多的工作需要做，尤其是如果考虑到这两者都是在 20 世纪 90 年代出于对健康科学的现状感到不满而出现的，情况就更是如此了（循证医学工作小组，1992；Evans 等人，1994）。

六、展望

在公共卫生科学的世界中，正在发生着一些重大变化：即正在致力于修订、改革、调整方向，甚至可以说对我们思考和推进人口健康不啻是一场革命。对于此，我运用的术语是“人口健康科学”；其他人使用的是“人口健康进路”（Arah，2009）”；“公共卫生 3.0”（DeSalvo 等人，2016）；或者就是一些人所认为的良好的当代公共卫生（Rudolph 等人，2013）。像迪兹·鲁克斯一样，与术语相比，我更关心的是思想的内容——“我们拥有的同义词越多越好”（Diez Roux，2016:620）！ 23

现在，摆在我们面前的任务是将来自学者们的零碎见解拼凑在一起，形成具有凝聚力的人口健康科学哲学。这个过程的第一步就是转向人口健康科学的历史。

第一篇

“健康”在人口健康科学中应该意味着什么

第二章

社会性的“健康”概念简史及其在人口健康科学中的角色 31

人口健康视角，从根本上关注的是健康效用的社会结构本质，尽管健康是在特定个体所经历的作为结果的健康之中体现出来的，但塑造了健康经验的效用域却超越了任何一个特定个人的具体特征或具体状况（Dunn and Hayes，1999:S7）。

人口健康科学的兴起源于人们逐渐认识到，与先前被广为接受的四种意义即形而上学意义上的、经验意义上的、伦理意义上的以及方法论意义上的健康相比，健康更多的是一种社会性的事物。人口健康科学是在20世纪中后期公共卫生和生物医学的科学环境中产生出来的，它对未能充分认识到健康作为一种社会现象的性质和影响的状况做出了回应。本章将上述对社会性的健康的四种理论意义上的认知看作是人口健康科学发展史上的四个阶段。

在第二次世界大战结束后不久，世界卫生组织成立了，将一种形而上学的、社会性的“健康”概念写入了其宪章中：“健康不仅为疾病或羸弱之消除，而系体格、精神与社会之完全健康状态”（世界卫生组织，1946:100）。但是，世界卫生组织提出的形而上学的、社会性的“健康”概念，被冷战时期的政治（结合了对社会主义的恐惧和对技术解决方案的崇拜）迅速遏制了（Irwin and Scali, 2007）。到 20 世纪 70 年代和 20 世纪 80 年代为止，大量新的令人震惊的经验数据已经确认，健康在经验上是社会性的——健康与疾病的原因和结果在每个人群群体的社会结构中是完全交织在一起的（Black 等人，1980）。这引发了去理解“健康的社会决定因素”的持久努力（处理健康的社会决定因素的卫生专业人员教育委员会，2016）。与此同时，这些新的经验文献支持了一种认识健康的传统，即从伦理上将健康与社会赋权紧密联系起来。促进人口健康与促进人群内部和人群之间的社会正义是分不开的。这个传统植根于 19 世纪的激进社会改革之中，并在 20 世纪由拉丁美洲的社会医学学者进一步推进，最后被世界卫生组织具有里程碑意义的《渥太华宪章》接受和认可，这份宪
32 章肯认，促进一个人口群体的健康，促进人口健康是推进该人群的社会赋权不可或缺的组成部分（世界卫生组织，1986）。所有这些经验教训结合，使人口健康科学在 2010 年代后期拥有了继续推进下去的课题：努力完善其理论和实践，以使其在方法论上充分地将健康作为一种社会现象进行研究。这项事业最突出的表现是基于社区的参与式研究和与之相关的方法，这使该项事业的研究者重新成为受人尊敬的研究伙伴，成为实际上拥有重要知识的人（Potvin，2007；Wallerstein and Duran，2010）。

一、关于健康的生物医学模式和生物统计理论

20世纪中后期的健康科学植根于生物医学模式之中。南希·克里格（Nancy Krieger）是一位著名的人口健康学者，也是生态社会模式的开发者，生态社会模式是生物医学模式的众多替代品之一，她从下述三个方面来定义生物医学模式：

1.“在该领域，疾病及其原因仅限于生物、化学和物理现象”（Krieger，2011:130）。

2.“强调实验室的研究和技术”，并相应地忽略了无法通过实验来修正的研究问题，比如忽略了对“随机对照实验”或对“大自然的实验”的观察研究（Krieger，2011:130）。

3.“还原论，这是一种哲学的和方法论的立场”，根据这种立场，“现象借由其组成部分的性质可以得到最好的解释”（Krieger，2011:130）。

在医学哲学的文献中，克里斯托弗·布尔斯（Christopher Boorse）提出的健康定义是一个表达得更为正式的健康概念，在生物医学模式中得到了运用，至今仍然有影响力，即健康的生物统计理论。

> 在特定组别之中，一个成员的健康指的是正常的功能能力：每个内在的部分都准备好在特定的情况下以至少典型的效率执行其所有正常功能。
>
> （Boorse，2014:684）

这种观点并不反对健康概念会影响社会生活或者会受到社会生活影响。它还承认我们对健康和疾病的社会经验以及伦理反应/评价反馈在医学实践中很重要（Boorse，2014）。但是，这种观点将健康安置在个人身体的各个器官的单个儿运行的客观事实之中了。

作为布尔斯的众多批评者之一，克里格（Krieger）表明，布尔斯根据细胞/组织/器官的进化论目的而基于其正常发挥功能
33 或出现功能障碍的净效应而建构出了一种个人层面上的健康/疾病概念，这是将病理学家对疾病的看法扩展到整全的人的水平的结果，这具有误导性（Krueger, 2015）。在某个特定的时间点上，当我们的生物机械的某个部分发生故障时，我们会在某种程度上患病；如果我们没有任何部分发生故障，我们将处于健康状态。根据这样一种对健康的生物理解模式，赋予那能够“修复”任何“破损的”生物组织的药物和医疗设备、生物化学路径以优先性，优先考虑它们的发展和分配，就可以推动国际社会共同努力来推进健康。在20世纪下半叶，即使在生物医学模式占据主导地位的时代，世界卫生组织的官方立场也仍然是更具社会植根性的健康形而上学，但世卫组织的认可也无法抵御更强大的历史影响。最近《柳叶刀》进行的系列调查，研究了为患者提供“正确护理”的障碍因素和解决方案，特意挑出“生物医学模式”，指出它是一个重要的障碍。在其取得了成功以及在其负面影响——这些负面影响包括忽视了患者的认知和情感需求、忽视了患者的偏好、咨询和行为疗法使用不足，以及忽视疾病预防的社会和公共卫生战略（Saini 等人,2017:182）——被忽略了的情况基础之上，生物医学模式建立了良好的公共“声誉”。作者的结论是，解决

医疗保健不足的整全驱动因素包括：“重新解决知识和权力之间的不平衡，不仅解决在临床—患者之间，而且在服务供给方面，以及更广泛社会中存在的这种不平衡”（Saini 等人，2017:186）。卫生科学界对生物医学模式投入了很多信心；现在我们需要通过思考权力和社会之间的关系来对它重新进行评估。

二、人口健康作为（形而上学的）社会性的健康

根据世界卫生组织的章程：“健康不仅为疾病或羸弱之消除，而系体格、精神与社会之完全健康状态。”（World Health Organzation，1946:100）。这是一个关于健康形而上学的大胆论断。它为健康的生物医学模式提供了一个明确的替代方案。但是，与之对抗的历史力量却将它的影响整整压制了数十年。

世界卫生组织在其历史上，并没有遵循它自己设定的形而上学的健康概念而行动（Irwin and Scali，2007，2010）。伊尔文（Irwin）和斯卡里（Scali）在为世界卫生组织论坛撰写的文章中批评世卫组织忽视了其对健康的基本定义（Irwin and Scali，2010）。他们解释说，世界卫生组织在成立后几乎立即转向以技术为中心的生物医学健康模式，这在很大程度上是以下两个因素结合而成的结果。首先，20 世纪 50 年代流行的技术官僚意识形态优先考虑生物医学方面的工作，比如疫苗开发工作。其次，作为冷战时期的超级大国，美国在世界卫生组织中的政治和金融实力不断增强，与此同时，美国担心强调健康的集体和社会的特征，将会把理解健康的根基拱手让人。美国看到了在社会性的健

康概念与政治社会主义之间存在有关联，这并没有看错。正如我
们在下文中将阐明的，社会性的健康概念起源于共产主义和社会
主义追求社会正义的革命性运动。而且，我们同样在下文中将表
34 明，美国糟糕的公共卫生记录是生物医学模式之缺陷的最鲜明
例证。

世界卫生组织在第二次世界大战结束后，在它刚刚成立、还不稳定的时刻，决定提出这样的一种明显具有争议性的形而上学立场，其实仍然是有战略意义的，部分原因是该整全性的定义可以让它放手去自由地开展各种推进健康的活动，而不会因为定义过于狭窄而使执行任务受阻。如果世界卫生组织只是被授权进行疾病防控，将它的工作只是限制在预防传染病上，或者只是努力去达到某类特定的底线标准（比如预期寿命、婴儿死亡率等），那么，它在寻求推动健康时，就很容易陷入一种未经明确授权的处境之中。世界卫生组织在创建时对本质上具有社会性的健康概念的承诺，除了可以获得由广泛授权所带来的上述的实际益处之外，也是联合国——它的上级组织——的使命的自然延伸。世界卫生组织对健康的定义出现在《世界卫生组织章程》的序言中，同时世卫组织还提出了一系列类似的大胆的哲学主张，所有这些主张都与联合国雄心勃勃的使命即推进全球和平与正义相吻合。根据世界卫生组织章程的序言：健康是“和平与安全”的前提条件（呼应了前一年起草的《联合国宪章》）；它提倡人际和国际合作（这也很像联合国）；它通过探索人权的实现途径（包括“在不断变化的总环境中和谐生活的能力”）而对《联合国宪章》中关于人权的主张进行了补充（世界卫生组织，1946:100）。世界卫生组织提出的作为社会性福祉的健康概念，它所具有的宽广

度，在部分意义上是从联合国的和平与正义的使命中衍生出来的结果。

作为形而上学的社会性的健康概念，得到了生命历程理论的支持，该理论是历史地发展着的，在生物医学科学和社会科学也包括流行病学中取得了广泛的影响。而生命历程理论将成为我在第三章中提出的健康概念的核心。生命历程理论认为个体和群体是随着时间的推移而动态发展并与环境相互作用的实体。人类生命不是生活在对外隔绝的、生物性的躯体之内，也不是作为时间之流中的一系列可切割的时间片段而生存的。人类的生命是社会性的，与我们的环境中的人类和非人类处在一种动态的互动关系之中，生命中的每个时刻都处于一条生活轨迹之中，由之前的生命史塑造，并以该历史所设定的方向面对未来。“生命历程”理论和“人口健康”遵循着非常相近的学科发展模式，两者都曾经是零星使用的术语、都有着理论先驱，但是它们都在 20 世纪 90 年代中期各自整合，形成相应的学科。生命历程理论的根源最早可以追溯到 20 世纪初，它借鉴了人群统计学、家庭研究和纵向研究设计（longitudinal study designs）的发展，认为人类的生命应该被理解为在社会背景下随着时间的推移而发展和演变的(Elder 等人，2003)。沙纳罕（Shanahan）等人指出 1990 年是一个“临界点”，在 1990 年之后，在社会学、心理学和“生物医学/流行病学”领域中，关于生命历程理论的出版物开始呈指数级增长（Shanahan 等人，2016 年），这种情况就和“人口健康”的使用在 20 世纪 90 年代开始呈指数级增长一样（图 1.1）。如今，生命历程理论对于人口健康理论是如此重要，以至于凯耶斯和加利亚将其列为他们提出的十项“人口健康科学的基本原则”之一： 35

“人口健康的原因是多层次的，在整个生命历程中不断积累，并嵌入在动态的人际关系之中”（Keys and Galea，2016:xiii）。白厅研究（The Whitehall Study）——将在下一节讨论——通过意外地发现高个子的参与者与矮个子的参与者相比，具有更低的死亡率，预示了生命历程的流行病学与社会决定因素理论最终综合在了一起，这表明成年前的健康经历具有终身影响（Marmot 等人，1984）。但是，从历史上看，我想强调作为一种社会现象的健康观，比一些最引人注目的经验数据出现得更早，这些经验数据表明人类健康以多种因果路径植根于人类的社会性之中。

三、健康（在经验上）是社会性的

如果从实证经验的角度考察什么是健康的主要决定因素，无疑健康在经验上是社会性的。自 20 世纪 90 年代，对“人口健康”的关注开始增长，这首先是一个对新的经验发现做出回应的过程。在确立健康具有内在的、不可化约的社会性时，关键性的经验信息来自“健康的社会决定因素”在数据上的积累和理论上的发展。在这方面文献确立其坚实基础之前，下述宣称也有其说服力，即在不同人群群体的健康状况之间（例如，在穷人之间的传染病）存在的显著差异，可以被解释成一些表层特征，与真正的原因和联系不相干。事实上，在健康的学术研究中，健康的社会决定论的反对者要求，这一理论能够提供可以将社会不平等缩减到一系列个人层面因素的解释。英国里程碑式的《布莱克报告》（Black Report）的遭遇，最能说明这种还原主义秉持的强烈反对意见。

詹姆斯·豪斯（James House）将《布莱克报告》看作是生物医学模式的转折点（House，2015）。在这份以主要的作者道格拉斯·布莱克（Douglas Black）爵士的名字命名的国家普惠健康保障项目中，关于人群不平等的报告发现，普惠的医疗保健并没有消除在健康领域的阶级差异；它甚至还扩大了某些差异（House，2015:57）。这是一个了不起的发现，因为人们期望在生物医学模式的指导之下建立起一种普惠的社会化医疗系统——英国国民保健系统（the National Health Service），从而在平衡富人和穷人的健康经验方面取得巨大的进展。如果每个患者的医疗保健是健康的驱动力，那么一个向所有人提供几乎免费治疗的普惠系统应该能在提高贫困人群的生活水平，使他们的健康与富人的健康走向趋同方面取得巨大进展。但实际上并没有。这提出了一个难题。也就是说，如果在个人主义的和以病理为中心的生物医学健康模式下，唾手可得的个人医疗保健并没有为所有受惠者带来健康，那么一定有一些其他强大的因素在起作用。该报告推测，与日常社会生活所起的作用相比，医疗保健甚至是国家普惠且基本免费的医疗系统，在人口健康差异中所起的作用更小。

> 虽然卫生保健服务在减少卫生不平等方面可以发挥作
> 用，而且实际上的确发挥了重要作用，但是减少在工作上、 36
> 在家庭中以及在日常的社会生活和社区生活中所体验到的
> 物质生活水平上的差异，甚至更为重要。
>
> （Black 等人，1980）

这种减少医学的权力，同时增加社会生活的权力的思想，是根本性的。

对于究竟是什么原因导致了这种差异，布莱克报告的作者们审查了各种备选的解释，最终倾向于将不平等归因于社会性的剥夺，而不是其他可能的解释：统计假象、个人行为不当或因果关系错置(个人健康状况不佳导致了社会阶层低下，而不是相反)(Black 等人，1980；Yadavendu，2014:149–153)。换句话说，按照他们的解释，人口健康的差异不能归结为非社会性因素。可以观察到的巨大的差异不能被解释为没有任何意义的统计假象；也不能被解释为各个独立个人的不良行为的总和；也不能用健康状况不佳会导致贫困这一假说来解释（与健康的社会决定论者们秉持的立场恰好相反)。经验数据令人震惊地表明，健康是由社会原因决定的。这一结论与保守的意识形态相悖，保守的意识形态认为个人是自己命运的创造者，而疾病则是糟糕的个人选择、糟糕的个人运气和天生的虚弱在某种意义上结合起来的产物。这似乎过度解读了这份报告的重要性，但即将上任的撒切尔夫人政府对这份报告的恐惧，证明了它的重要性。

布莱克报告是在詹姆斯·卡拉汉（James Callaghan）的自由派政府执政期间受委命开始撰写的，但是在保守的撒切尔夫人政府上台后才得以完成。这份关于经济不平等和健康不平等的报告，当然对秉持个人主义的和经济上自由放任的保守主义意识形态没有吸引力。因此，政府压制了这份报告，只是在一个假期的周末不声不响地放出了 260 份——竟然还是未装订成册的副本(Berridge，2002)。在玛格丽特·怀特海（Margaret Whitehead）1987 年的《健康鸿沟》报告发行时，又重复了同样的情形，她的报告表明在20世纪80年代出现了日益增加的经济不平等，这导致了再一次掩盖数据的公布的情况，这又导致媒体报道称有人涉嫌掩盖事实真相（Marmot，2004:239–240）。这种经验数据在政治上是危险的。

亚达文杜（Yadavendu）认为，布莱克报告和相关文献之所以具有开创性意义，更多的是因为它们对健康差异所进行的解释，而不是由于它们首先证实了这种差异的存在（Yadavendu，2014）。我同意这种观点，但是这些报告对社会群体之间的健康差异，进行了如此彻底的和定量的调查，提供了经验数据，这也同样重要。其他研究也紧随其后。在20世纪80年代中期，美国政府的赫克勒报告（Heckler Report）调查了美国的种族健康差异（黑人和少数民族健康议题特别工作组，1985）。在英国，在布莱克报告在1980年发表之后，迈克尔·马尔莫特（Michael
Marmot）的白厅研究（Whitehall Study）很快就发布了引人注目 37
的成果，表明社会经济地位是健康的社会决定因素，具有强大的力量。

白厅研究在认知/证据方面的优势在于，它掌控了许多变量，而这些变量曾经让布莱克报告的作者们对英国的健康差异背后的因果因素犹豫不决（Black等人，1980）。差异是由地理位置、职业类型或者与之相关的什么因素造成的吗？白厅研究通过考察在一个单一的职业等级体系内的男性职员（是的，不幸的是只有男性）——“在伦敦坐在办公室中的公务员”——来掌控上述因素（Marmot等人，1984:1003）。它最重要的创新之处是表明，健康与财富的关系影响着社会的所有阶层，而不仅仅是影响那些非常贫穷的人（Marmot等人，1984）。此外，白厅研究的数据呼应了布莱克报告的发现，即普惠的医疗保健并不能消除健康差异。马尔莫特等人的数据表明，“获得医疗服务或医疗保健的质量”并不是造成不同的社会阶层之间健康状况出现差异的主要原因（Marmot 等人，1984:1006）。

马尔莫特指出，白厅数据的一个令人震惊的结果是这样的经验发现：社会阶层和健康之间的联系在社会经济的阶梯上一路攀升（Marmot，2004）。健康和财富之间的联系，远比贫穷带来的后果丰富得多。例如，美国最近的数据表明，健康的梯度线从收入的第 1 个百分位到第 99 个百分位平滑上升（Chetty 等人，2016）。随后对全球人群的研究证实，我们都处于人口健康—财富梯度上的某个位置——最贫穷的人早逝，最富有的人长寿，所有介于两者之间的人都处于两个极端之间的平稳梯度线的某个位置上。没有人能不受健康的社会性的限制，无论是富人还是穷人，其个人健康都不断地、不可避免地受到社会因素的影响。我们都身处在同一座山上，有些人更靠近山顶，有些人则更接近山底附近的陡坡上，但是我们都站在倾斜的地面上，抬头仰望着较富裕 / 较健康的人，向下俯视着较贫穷 / 较不健康的人。

马尔莫特在白厅研究中曾与流行病学家杰弗里 · 罗斯（Geoffrey Rose）合作共事，并且双方都继续将健康作为经验性的社会现象来研究，去研究具体的实证案例，成长为这个领域中的领军人物。罗斯与颇具影响力的流行病学家唐纳德 · 里德（Donald Reid）共同建立了白厅研究项目（Marmot and Brunner，2005）。然而，里德和罗斯都在相对比较年轻的时候就去世了，二人都死于 60 多岁的时候，里德在 1977 年死于心脏病，这比白厅研究最著名的发现问世之前还要早，而罗斯在 1993 年，在他完成自己的专著——《预防医学的战略》（*The Strategy of Preventive Medicine*）（Rose，1992）——之后不久死于癌症。我们将在第五章重点介绍罗斯的工作，他在疾病的“病例原因”（例如感染了艾滋病毒导致患者罹患艾滋病）和导致人群之间出现差异的“发病原因”（例如根据人群能获得避免暴露在高危艾滋病致病因素比如安全套和毒品注射时使用无菌用具的程度的不同，在不同人群群体之间的艾滋病发病率会有很大不同）之间做出了卓越的区分。我们在第六章中重点强调了罗斯的另一项工作，阐明了他促进健康的著名的“人群进路”（population approach），支持旨在对社会全体成员都能产生积极影响的干预措施。罗斯和里德的英年早逝让马尔莫特成为白厅研究的主要代言人、成为后续的《白厅研究 II》的领导者，以及关于健康的社会决定论的不断扩展的系列 38
文献中的主要代表性人物。同时，凯耶斯和加利亚也向罗斯致敬，将他视为人口健康科学的奠基人。

就像格雷戈尔·孟德尔（Gregor Mendel）关于豌豆植物遗传学的数据没有被立即外推到其他物种的遗传研究中一样（Smocovitis，1996），关于白厅研究的数据也有合理的怀疑，即或许白厅研究的数据只适用于英国和其他一些拥有明显阶级体系的国家（Marmot，2004:3）。但真实情况与此相反，在健康—财富之间的梯度关联和健康的社会决定因素这个议题上，即使地区发生变化，但相同的结论已经一再地得到了重新确认。（Marmot，2004；健康的社会因素决定委员会，2008）。从全球来看，健康在经验上是社会性的。

四、促进健康在伦理上涉及社会赋权

正如加利亚所言，"……社会正义对公共卫生是如此地重要，但矛盾的是，它却很容易被忽视"(Galea，2008:12)。但是，对社会正义的理解是多种多样的，其核心趋向业已随着时间的推移而改变。1986 年《渥太华健康促进宪章》——它是在为了把健康在经验上看作是一种社会现象而提供经验数据证明的历史洪流之中写就的——是世界卫生组织的一份具有里程碑意义的文件，它通过为健康促进工作设定伦理目标而为当代的人口健康科学奠定了基础。最关键的要素是将赋权作为健康促进工作的目标："健康促进是使人们能够更好地控制和改善其健康的过程"；因此，"这一过程的核心是赋予共同体权力——他们的自我所有权和掌控自己命运与努力的权力"(世界卫生组织，1986)。在此过程中，《渥太华宪章》为当代人口健康科学的几个关键特征奠定了基础：它推动了针对健康的多部门行动，例如"健康融入所有政策"(将在第四章中得到介绍)，以及尊重各种专业知识，包括尊重非专业人士在他们自己的共同体事务中拥有的专业知识(将在第三章、第七章和第八章中得到介绍)。它力求"重新调整卫生服务及其资源使用的方向，以推动促进健康；它也力求与其他部门、其他学科，以及最重要的是和人民共同分享权力"(世界卫生组织，1986)。

1978 年在由世界卫生组织和儿童基金会赞助举办的会议上编写的《阿拉木图宣言》和 1981 年的《到 2000 年实现全民健康

的全球战略》，共同奠定了《渥太华宪章》的基础。《阿拉木图宣言》——在那二者中要更为知名——承认“世界上所有人民的共同健康”是一个“除了卫生部门之外还需要许多其他的社会和经济部门联手行动”（1978 年国际初级卫生保健会议）才能达成的目标。在 1981 年世界卫生组织的报告《到 2000 年实现全民健康的全球战略》（世界卫生组织，1981）重申了“人人享有健康”之后，“人人享有健康”就成为（持续地）致力于全球健康公平的诸多努力的座右铭。《渥太华宪章》明确地表明，自己会延续更早的《阿拉木图宣言》在类似主题上的论述，以对它不完整的论述进行补充。当然了，严格意义上说，人人享有健康是不可能 39
的（没有人会期待到 2000 年的时候，死亡和疾病能够被人类征服），但是它设定了一种伦理愿景。如果在世界卫生组织提供的健康定义即健康不仅仅是没有疾病，而是指更为积极意义上的福祉的在场这一背景下来理解，那么这种愿望就更有意义。在这样的“积极”健康概念下，即使是一个个体的人，对于他的健康来说，也没有严格的终点——任何人都不可能拥有完美的健康，甚至也不可能拥有几乎完美的健康，因此，所有改善健康的工作，都只能努力向前推进，永无止境。批评者们反对没有终点目标的健康改善工作（Daniels，2006），但这并没有阻止我们努力使人人享有更好的健康。第三章阐述了我采用这一健康概念的理由：健康是社会环境中全生命历程的完整福祉。

1986 年《渥太华宪章》的重要性怎么强调都不过分。首先，它秉持以社会赋权为核心的伦理关怀，提出了促进人口健康的愿景，并使社会正义与健康促进工作紧密相联（Catford，2011）。正如健康的社会因素决定论者，同时也是《渥太华宪章》起草人的领袖的柯克布什（Kickbusch）所总结的那样，在塑造健康的活动中，它“使公民和共同体亲自参与了这一过程”（Kickbusch，2007:156）。而且，《渥太华宪章》：

> 关于促进健康的定义，首先承认人民是社会性的行为者和能动者，并在生命政治的意义上聚焦于为他们赋权：促进健康是一个加强人民掌控自己健康能力的过程。
>
> （Kickbusch，2007:156）

从历史上看，《渥太华宪章》在一个体制危机的时代，大胆地重申了世界卫生组织的宗旨。从 20 世纪 80 年代末到 20 世纪 90 年代初，世界卫生组织在世界银行面前显得相形见绌，仅是世界银行的“人群与卫生”贷款项目的资金就超越了世界卫生组织的全部预算（Irwin and Scali，2010:17）。但是，世界卫生组织在进入 20 世纪 90 年代时致力于《渥太华宪章》所确定的方向，重申“健康公平主要与人们在社会阶层中的地位有关，因此与社会、经济和政治权力的梯度变化曲线有关”（Irwin and Scali，2010:18）。2000 年通过的《联合国千年发展目标》——一套关于健康和社会公平的目标（例如，赋予妇女权力、降低儿童死亡率等），它的实现需要多个部门相互合作来努力推动健康促进工作，而不能仅仅依靠医疗保健部门，这复兴了关于社会因素应被视为健康的社会决定因素的理念（Irwin and Scali，2010）。自 1978 年《阿拉木图宣言》颁布、向政策制定者提出挑战，要求他们在改善健康的努力中不要只是关注诊所未来，世界卫生组织一直在朝着这一方向前进，即朝着“健康融入所有政策”的进路来推动并促进健康（1978 年国际初级卫生保健会议；美国疾病控制与预防中心，2015 年）。

尽管世界卫生组织和一些其他重要的组织随后发表了许多宣言、报告、条约等，但《渥太华宪章》的道德遗产仍在延续。它已经在特定的期刊专刊（Catford，2011）和文章（Potvin and 40
Jones，2011）中得到了称赞，并在欧洲公共卫生协会最近发表的联合声明中被引用，充任它的伦理基础，该声明谴责了欧洲数十年在公共卫生事业上投入不足，以及在针对移民、宗教少数群体和其他社会弱势群体方面日益增加的政治压迫（McKee 等人，2016）。

但是，世界卫生组织并不是在真空中发展的。全球学者在人口健康、人口健康政策以及人口健康促进等方面都在形成自己的伦理立场。最值得注意的是，拉丁美洲正在推动道德议程向前发展。迪兹·鲁克斯（Diez Roux，2016）和拉蓬特（Labonté）等人在追溯“人口健康”与“公共卫生”的分化史的时候，都追溯了拉丁美洲在 20 世纪 70 年代发展起来的社会医学概念——集体健康（saude coletiva[salud colectiva]，collective health）的历史影响。这两篇文章都对埃文斯（Evans）和司徒塔特（Stoddart）在 1990 年发表的文章（Evans and Stoddart，1990）产生了历史性影响，加拿大高等研究院的学者们将这篇文章和其他文章合在一起，编辑成了一卷书《为什么有人健康，有人不健康：人口健康的决定因素》（Evans 等人，1994）。金迪格（Kindig）——作为在更宽泛的生物医学共同体中支持人口健康思想的最重要的人士——将 1994 年出版的这卷书看作是该主题上的杰出著作。我认同这点。正如在图表 1.1 中展示的，从 20 世纪 90 年代中期到

2015 年，与“公共卫生”这个词条相比，“人口健康”这个术语在 PubMed 上的词条搜索率在不断增加。

这种关于人口健康的社会伦理——它以赋权为核心，与在经验上将健康理解成是社会性的看法，共同发展。正如埃文斯和司徒塔特在其 1990 年发表的重要文章中所观察到的那样，一种增强的个人效能感——对自己执行人生计划的能力抱有信心——在经验上与社会经济地位和与健康相关的人生选择相关（1990:1357）。

> 社会地位越高，个人效能感越强，会相信自己更有能力戒掉毒瘾，也相信这样做会带来积极成果。人们对自己行为的有效性（或无效性）的信念，都是后天习得的，并且会被自己的社会地位所强化。
>
> （Evans and Stoddart，1990:1357）

从经验上讲，赋权对于人们执行健康的生活计划是必要的。正如在最近的学术研究中所探讨的那样，推动实现赋权的伦理目标还会产生进一步的好处，即可以阐明残疾的复杂性，解决残障歧视这一伦理问题。赋予社区和社区中的人掌控自己生活的权力，即使在存在许多生物性的残疾或疾病的情况下，也会让他们变得更健康。残疾比如耳聋并不内在地或自动地就意味着一个人的健康状况恶化（Campbell and Stramondo，2017）。其中一个原因是，在许多情况下，一个罹患某种疾病的人或残障人士可
41 以“适应”疾病，这不仅意味着改变他们的态度或期望，而且也会真正地改变他们的健康，例如一个有一只手臂受伤的人，可以

通过学习用另一只手臂来完成任务，这样就会逐渐地减少拥有一只残障手臂所带来的健康危害，以这种方式他就可以“适应”这只受伤的手臂（Salomon and Murray，2002）。但是，“适应”和其他能促进残障人士福祉的因素，在很大程度上受到社会层面的限制。一个援助型的和赋权型的社区有利于全体社区成员的福祉，既包括那些患有生物疾病的成员也包括那些没有患病的成员。在一个具有残障歧视的非援助型社区，身体残疾使一个人更容易被社会孤立，但降低幸福感的是这种孤立，而不是生理上的疾病（Amundson，2005）。此外，孤立的问题不仅可以在社会层面上得到改善，而且可以在社区的层面上进行改善，在减少社区孤立的过程中，社区的所有成员都可以从中受益（Amundson，2005）。

总结一下：(1) 如果一个人采纳了世界卫生组织关于健康的形而上学立场的话（再次说明，我将在第三章中说明我们为什么应该这样做），那么根据健康的定义，赋权对健康至关重要；(2) 对于促进健康工作，赋权被接纳为它的一个伦理目标，部分是由于它自身具有的优点；(3) 赋权在道德上之所以应该是健康促进的核心工作的原因，这在一定程度上与大量实证数据有关，这些数据显示，被剥夺了权力的人会做出不健康的生活选择（无论人们如何定义健康）。与此同时，拉丁美洲的社会医学对赋权的伦理承诺和对健康的社会伦理所产生的影响，也一直在对世界卫生组织和公共卫生共同体产生着影响；(4) 赋权使那些确实患有疾病或残疾的人更容易获得健康，因为这些疾病的危害在很大程度上要通过赋权或剥夺权力的社会结构来处理。克里格（Krieger）一直努力保持公共卫生的革命精神，这种精神自公共卫生科学发源时就存在了——它产生于 19 世纪中叶（全球人民反抗压迫体制、废奴主义、共产主义的诞生等等）的社会激进主义和社会正义的社会环境之中（Krieger，2011；Krieger and Birn，1998）。毕竟，弗里德里希·恩格斯，在与他人① 共同撰写《共产党宣言》作为他从自己的研究数据中观察到的不公正现象的伦理和政治解决方案之前，是一位研究劳动者健康问题的社会根源的学者（Waitzkin，2007）。拉丁美洲的社会医学学者指出，1848 年是这个激进时代的顶峰，是他们将社会正义与社会健康联系起来的运动的起源（Granda，2008）。克里格通过拉丁美洲社会医学这个中介，一路追踪“1848 年精神”直至今日（她领导着美国公共卫生协会 1848 年精神小组），并批评她的同事们忽视了这一传统（Krieger，2011: 189）。

怀茨金（Waitzkin）通过考察拉丁美洲社会医学中社会性的健康的根源，揭示了社会性的健康在经验层面和伦理层面之间存在着深层关联（Waitzkin，2007）。正如我们已经在第一章中阐明的那样，在当代的人口健康科学研究和社会医学之间存在着一
42 道令人吃惊的宽阔的鸿沟。然而，在将健康作为一个社会伦理事务方面，社会医学在全球文献创作中发挥了关键作用。萨尔瓦多·阿连德（Salvador Allende）的命运或许是这种集体健康理念所具有的力量的最恰当、最悲壮的例证。阿连德是拉丁美洲社会医学和集体健康理论的重要发展者。他强调反帝国主义、强调通过激进的社会变革获得权力，赢得了智利同胞的信任，他们选他为总统。帝国主义进行了反击，这位社会党总统在 1973 年受到

① 即马克思。——译者注

美国支持的政变中自杀身亡。

在将健康作为一种社会事务而对争取健康的方法论策略进行的持续修正的努力中，拉丁美洲的社会医学传统的影响一直都在。或许，它对当代人口健康科学最重要的影响是，拉丁美洲传统对发展新的“基于社区的参与性研究”的方法产生了影响，这种方法极大地改变了人口健康研究（以及许多其他研究分支）的理论和实践。这些参与式方法——将在下一节介绍——是由泛美卫生组织（the Pan American Health Organization）推动的，而后者反过来又得到了拉丁美洲社会医学和集体健康组织，包括巴西集体健康毕业生协会（Brazilian Association of Graduates in Collective Health）的支持（Granda，2004；健康城市和社区工作组，2005）。第五章对巴西的艾滋病应对的案例研究，将展示另外一个例子，表明社会医学思想的持续影响。在伦理上把健康理解成一种社会现象，也自然地导致人们在方法论上偏爱能反映这种社会性的研究方法。实际上，关于社会性的健康的伦理观和方法论的观点，与社会性的健康的经验观点并行不悖。历史学家西蒙·斯雷特（Simon Szreter）将“人口健康进路”还原到一个长的历史脉络中来考察，这是一个由公共卫生的变化史、对这些变化史进行研究，以及当权者将人口健康因素与自由放任的经济学（最近是新自由主义经济学）联系起来进行考量这二者之间的相互作用史（Szreter，2005:36–42）。斯雷特关于人口健康的历史叙述指出世界银行的报告《穷人之声》所具有的里程碑意义，该报告赞同在健康促进工作中“赋权……与相互尊重和相互支持之间的关系”的重要性（Szreter，2003:428；亦可参见 Szreter，2005:39–40）；从方法上讲，它通过系统地收集来自世界各地人们的证词并确实认真地对待这些证词而得出了这些结论。实际上，正如卡瑞尔（Carel）和基德（Kidd）论证的那样，在医疗保健领域中，通过将那些报告自己遭受痛苦的人的证词边缘化，存在着巨大的“认知不正义”——削弱某人作为认知者的能力或信誉的不正义（Fricker，2007）——的危险；这些不正义，部分是由于在经验上假设了病人对自己的经验和需求的描述是不可靠的，通过真正地聆听，可以纠正这种不正义，在伦理上存在着大大的益处（Carel and Kidd，2014）。我们在第八章将继续讨论认知谦和，主张它对于人口健康科学的成功具有本质意义。

43 五、健康研究和健康促进的方法论要求必须将健康视为一种社会现象

对于人口健康思维，摆脱对个人（主义）行为的关注至关重要。生物医学的健康模式就是一种最佳例证，它将健康看作个体之中的一组生理功能或病理现象的总和。在整个 20 世纪，关于生物医学模式的争论导致了一系列对该模式的回应，而人口健康进路就是一种（在某种程度上是异质性的）反应。这就是说，并非所有赞成人口健康思维或进路的人都完全拒绝了生物医学模式，但人口健康思维是从对生物医学模式的反应中产生的。

对生物医学模式有破坏作用的数据在政治上是危险的。就像 1980 年《布莱克报告》的数据会破坏个人主义的、保守的社会福利政策而带来的那种危险一样。从历史上看，生物医学模式在一份著名的政府报告即《1974 年拉隆德报告》（Lalonde report）中也遭遇过类似的挑战。这份报告是由马克·拉隆德（Marc Lalonde）撰写的，他在皮埃尔·特鲁多（Pierre Trudeau）领导的自由党政府时期担任加拿大的国家卫生和福利部部长（Lalonde，1974）。同样是在20世纪70年代中期，托马斯·麦基翁（Thomas McKeown）在历史解释和经验数据的基础上指出，医学和生物医学模式在20世纪的健康改善工作中所起的作用远远比人们普遍认为的有限，从而成为生物医学模式的批评者（McKeown，1976）。拉隆德和麦基翁的研究都有奇怪的特征，它们启发不同的读者得出不同的、差异巨大的结论。

拉隆德的报告宣称，当时使用的生物医学模式具有不足之处，并警告说，有必要采取一种新的、更广泛的、更同步的方式来促进健康。该报告提出了“健康领域概念”，即动员和协调所有能够影响健康的社会部门，而不是只依赖医疗保健部门的努力来推动健康工作。该概念的一个结果是最早推动了跨部门的整合工作——它后来成为人口健康科学的主要特征（请参阅第八章）——例如，除了医疗保健工作之外，还通过联合学校教育、普通公众教育、营养管理等工作一起来推进营养改善工作（Kickbusch，2003）。但是其他人则认为《拉隆德报告》表明了公共卫生的失败，需要重新加倍努力以完善并资助当前的实践模式，即生物医学模式，并认为在报告列出的决定健康的因素明细中，“生活方式”与“环境”的账单费用一样高（Irwin和Scali，2007）。当该报告与关注个人风险因素的倡导相结合时，该报告就为无休止地分析风险因素以及把与生活方式相关的疾病归咎于受害者提供了正当性说明，而不是责怪社会结构使个人的健康的生活方式难以实现（Irwin and Scali，2007）。

西蒙·斯雷特（Simon Szreter）在 2003 年的历史文章以及他在 2005 年的著作的相关章节认为，人口健康进路（或至少是
44 他的研究的子集）有助于巩固美国保守主义的新自由主义意识形态和自由放任的经济学（Szreter，2003，2005:23–42）。他指出了麦基翁著名的宏观分析，即在过去两个世纪中，不同因素在促成预期生命增长的趋势中，都有着相关的重要性（Szreter，2003；McKeown，1976）。就目前而言，即使暂时不考虑关于医疗保健、遗传和其他因素对总体人口健康的相关贡献的持续争论（McGovern 等人，2014）。对麦基翁工作的新自由主义解释——这在斯雷特的历史阐释中得到了高度强调——只是其中一种不同的解释。在光谱的另一端，詹姆斯在他的书中首先引用了麦基翁的话，然后持续抨击生物医学模式，认为该模式既无效又非常有害，他论证麦基翁的数据表明公共卫生工作和其他相关工作的重要性，并以此为证据论证麦基翁的数据表明需要采取的是宽松的干预主义政策，而不是自由放任的新自由主义的资本主义（James，2015:23）。同样，公共卫生伦理学家里德（Reid）也进行了反击，反对试图利用麦基翁的数据和相关文献来破坏全民医疗保健，而是将资金用于社会改革，这是一个错误的二分法（Reid，2015）。这样，一旦经验数据表明医疗保健在因果性上比预期的要弱，那么在方法论上确定该如何向前推进工作，就构成了挑战——第五章和第六章将会更为详细地处理这个议题。

拉隆德和麦基翁的研究的模棱两可所带来的教训，在随后的年月中不断地扰乱着人们的心绪，最终激励埃文斯和司徒塔特开始研究一种新的积极的健康促进模式，与拉隆德的纲要相比，它得到了更为清晰的界定（Evans and Stoddart，1990；Mac

Donald 等人，2013）。而且，正如 1994 年开启了当代人口健康研究的那期期刊杂志（伊文思和司徒塔特的文章在该期杂志上得到了重印）的编辑所报告的那样，马尔莫特、拉隆德、麦基翁和其他学者的作品共同激发了该期杂志，它使“人口健康”成为一个独立的研究主题（Evans 等人，2010）。

人口健康科学这一新领域以人群异质性和经验分布为中心。新提出的问题不是“为什么这个群体平均来说是健康 / 不健康的?”问题是——正如 1994 年那期杂志的标题所清晰表明的——“为什么有人健康，有人不健康?”（Evans 等人，2010）。对于新的公共 / 人口健康学者来说，人群变化突然成为了研究的前沿和中心，并且必须发展新的方法来应对这种变化。在 20 世纪 90 年代中期，林克（Link）和费兰（Phelan）发展出了他们的“根本原因理论”（我将在第五章中推广这种理论），他从麦基翁的著作中推断出社会因素，比如教育和污染治理的重要性（Link 和 Phelan，1995；Link and Phelan，2002）。罗斯（Rose）——马尔莫特曾经的合作者、也是人口健康理论的奠基人——继续发展自己的健康促进理论的立场，部分地抵制了拉隆德倡导的以风险为中心的传统。罗斯并未寻求在医疗上对高危人群进行管理，而是寻求开发针对整个人群的干预措施，以帮助各种大的人群群体中拥有不同行为模式和社会经验的人们。他指出，“个人的努力只有在顺应社会趋势的情况下才可能有效”，并且“（社会的）个体 45
成员的行为和健康受到其集体特征和社会规范的深刻影响”；不过，好消息是，这些“既可以通过个人比如舆论导向者和健康教育工作者的行为而改变，也可以通过经济、环境或技术发展的大规模影响而改变”（Rose，1992:62）。企图一次改变一个病人的个人主义尝试注定要失败——改变人群的健康状况需要改变对该社会中每一个成员都行之有效的基本社会规范。“个人”生活方式的选择是一种幻想，这些选择不可避免地是社会性的，必须用能够承认这一点的方法来处理。

健康的本质在形而上学上是社会性的，在伦理上也是与社会赋权不可分割的，这构成了对人口健康研究方法的双重挑战。如果健康是一种积极的完整福祉状态，与社会环境不可分割，那么我们的方法是否适合分析这种现象？如果健康在伦理上与赋权是不可分割的，那么我们的方法是否非常适合推动这种赋权人群的形成？在1986年《渥太华宪章》确立健康与社会赋权在伦理上密不可分之后不久，世界卫生组织接续倡导相应的“参与式研究”方法（世界卫生组织欧洲区域办事处，1988年）。实际上，仅仅通过承认健康在形而上学上是社会性的事务，就足以证明参与式研究——将社区成员真正和彻底地融入旨在使他们受益的研究中——的正当性。如果健康是社会的完整福祉，那么如果不与那些其完整福祉正在被调查研究的人进行广泛协商，如何对健康进行严格评估？然而，到20世纪90年代为止，在研究中证明在知识与劳动之间的传统划分是合理的，变得越来越艰难，因为在这种划分下，研究对象被视为数据点而不是认知者。南希·麦克休（Nancy McHugh）提供了富有启发性的哲学案例分析，分析了如何做到这一点；不出所料，细节就是一切（McHugh，2015）。如果健康是社会性的，那么社区成员在他们的背景下是他们自己的健康专家，因此拥有至关重要的信息，这些信息应该被纳入研究过程的每一个阶段：从选择哪些问题值得调查（“上游”），到分享发现成果以及审议下一步议程（“下游”）的全过程。

参与式研究不足的问题在 1993 年的《利兹宣言》中得到了认可，并得到了充分的质疑，该宣言是在一个跨学科研讨会上形成的文件，具有广泛的影响力，在该研讨会上形成了关于“人口健康研究和实践的新方法”的十项声明。除了其他事项之外，它裁定：

> 门外汉就是专家，专家就是门外汉——关于健康需求、健康服务重点和健康产出结果的外行知识应该成为公共卫生研究的核心领域。
>
> （《利兹宣言》，《柳叶刀》编辑部，1994）

从主流的权威的《柳叶刀》（《柳叶刀》编辑部，1994）的编
辑们，到更为激进的《批判性的公共卫生》(Long, 1997) 的读者， 46
该声明受到了受众的广泛好评。正如《柳叶刀》的编辑所解释的那样，许多流行病学家是如此专心于研究疾病，尝试解释生物学和行为的客观普遍真理，以至于他们忽略了健康的研究 / 促进工作，并忽略了世界卫生组织在 1988 年提出的支持“参与式研究”的建议，这种研究能够反映他们寻求为之提供服务的人们的经验（《柳叶刀》编辑部，1994）。第五章在讨论医学社会学家亚伦·安东诺夫斯基（Aaron Antonovsky）颇具影响力的致病性遗传模型时——该工作尝试重新界定从疾病转向健康的健康促进工作（参见 Mittelmark 等人，2017），将详述流行病学家关注的主题究竟是疾病还是健康。

出于两个不同的原因，追求“参与”和“赋权”具有必要性，这实际上可能会使关于它们的价值的讨论变得混乱不清。“赋权”

和“参与式”方法既对出于它们自身之故而追求实现的目标至关重要，同时对于追求其他目标也具有工具性价值。就健康在联合国模式下是福祉而言（上文已经讨论过，在第三章中还将详细讨论），对于个人/人口健康而言，权力被剥夺是令人厌恶的，同时，对于社会福祉而言，将人们排除在他们理应参与其中的社会进程和政策之外，也是令人厌恶的。但是，通过采用参与式方法作为一种手段，有利于实现各种健康促进目标，尤其是考虑到任何形式的人口健康干预措施（例如，针对儿童的锻炼计划）的继续运行，在捐款结束时或决策者离开之后，都要依赖于社区的承诺。忽视“权力和代理机构”是怎样影响了健康促进工作，是愚蠢的（Freudenberg and Tsui，2014:13）。例如，伯克（Burke）描述了在美国如何管理手语措施的使用问题，在这个过程中，聋人向组织（例如，会议的组织者）提交请求，但申请者随即在选择何种手译服务的过程中被排除在外，只能必须依靠在指定时间和指定地点出现的手译员（Burke，2017）。这直接破坏了残疾人安置法的社会包容目标——聋人社区成员被排除在他们名义上被纳入其中了的过程之外。并且，这种“纳入”甚至也破坏了将翻译服务与每一个聋人的特殊需求可靠地匹配起来这种基本功能的实现，没有参与，聋人从缺乏相应背景技能的手译员那里得到的服务通常很糟糕（Burke，2017）。

就像对参与式研究感兴趣的其他学科的同行一样，人口健康科学研究者也在努力完全地回应将研究工作改革为完全参与式的研究所带来的挑战（Potvin，2007）。核心挑战是，参与式研究既要求灵活地处理自己的研究问题/假设/方法，又需要原本不需要的技能（例如，知道如何与非科学家合作）。但是，对于

研究人员乃至富裕的资助机构来说，很明显，参与式研究的转变 47
在伦理上是可取的（“民主化科学”），在认识论上是可取的（“针对特定的环境与社区成员合作以进行最佳地干预活动”），并且通常在实用性上是可欲的（“在拨款资助结束时，将文化的价值观和实践活动融为一体以增强可持续性”）（Wallerstein and Duran, 2010:S44）。21世纪已经看到了多种基于社区的参与式研究模式，以及各种形式的科学研究模式，这些模式都将非专业人员视为科学研究过程中的合法伙伴和理想的贡献者。在研究中，外行人不仅仅是被刺激和审查的对象，也不仅仅是不加批判地单纯被灌输科学知识的消费者。这些新的参与式方法的收益在于，有充分的理由相信它们产生了强大的经验知识。这是作为社会事务的健康的内在相互关联的要素之间的联系之网中的最后一条线索：形而上学的、经验的、伦理的以及方法论的。

六、结论：走向完全社会性的健康概念

说个人或群体的健康是社会性的，这并不新鲜。在这里，我提出了一个更强的主张，即以四种相关的方式，健康可以恰切地被理解为是社会性的：关于健康的形而上学、关于人口健康模式的经验数据、人口健康伦理以及研究和推进人们健康的方法。在前面的章节中，我勾画的是历史的和哲学的例子，说明了人口健康研究如何以及为什么与健康的社会性观念密不可分。贝尔颇有洞见的新书《健康与其他无懈可击的价值观》，将目标对准了20世纪70年代所谓的“新公共卫生”的个人主义和新自由主义，

这是正确的（Bell，2017:21–22）。我不同意认为公共卫生界现在仍处于同一时代、仍具有相同的思维方式的看法。尽管很难衡量人口健康科学和人口健康思想的成功程度，但本章认为，人口健康科学的历史植根于对个人主义的自由放任的社会意识形态的拒绝，并且现在仍然反对它。而且，正如第一章所述，人口健康科学家的许多见解，也被公共卫生科学家们所采纳。第三章接下来将阐明，在人口健康和个体健康之间在哲学上的联系比通常所认为的要更紧密。为此，在第三章中将提出一种与人口健康研究和实践相匹配的社会性的健康概念：健康是社会环境中全生命历程的完整福祉。作为社会性的健康，它的形而上学的、经验的、伦理的和方法论的维度被许多线索错综复杂地联系在一起，这些线索在 20 世纪下半叶逐渐被绑定在一起。将健康作为一种社会事务的伦理承诺，不仅强化了完全接受健康的社会本性的方法，而且这种强化是双向的。在环境科学与政策的类似案例中，萨缪尔
48 森（Samuelsson）和里斯特（Rist）认为，与利益相关者的互动是一种从道义上证明环境决策合理性的手段——也就是说，良好的社会方法论支撑良好的社会伦理(Samuelsson 和 Rist,2016)。但是，将健康视为赋权和社会正义问题的伦理依据，也与逐渐积累的证据有关：事实上，被剥夺了权力的人过着较不健康的生活，而且那个社会环境对个人健康施加了惊人的力量。所有这些内在相关的线索都使世界卫生组织最初的断言的先见之明得到了加成，即健康从其形而上学的核心来说是社会性的。

尽管世界卫生组织在处理健康的社会性质这一问题上没有始终如一，但这并不能削弱它率先提出这一主张的地位；同时，在面临伦理和方法论的后果时，世界卫生组织也展示了类似的智

识上的卓越地位。对世界卫生组织来说，就与其他所有致力于促进健康的机构一样，关键在于认识到健康是一种社会现象（而不是从其社会背景中抽象出的原子式的个人的属性），并据此设计所有的人口健康工作。

案例研究：立岩苏族的水保护者

2016年，国际头条新闻报道了在立岩苏族居民及其支持者与拟议的达科他输油管道的支持者之间的争端。该管道现已全面运营，但在法律上仍然受到挑战，几乎没有绕过立岩苏族印第安人保留区当前的边界。它穿越了对立岩苏族至关重要的土地，此外，根据1851年条约的规定，这片土地归属于苏族，美国政府

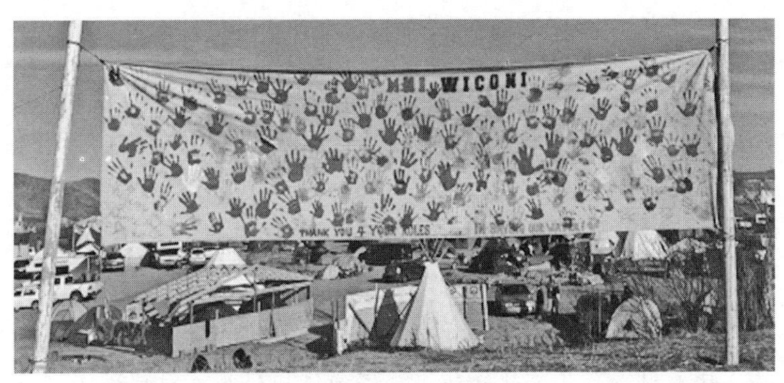

图2.1：凯茜·贝克尔："mni wiconi横幅"。在Oceti Sakowin难民营抗议现场的横幅，印染了难民营游客的手印和抗议口号"mni wiconi"（水就是生命）。

资料来源：Creative Commons Attribution 2.0 Generic license. www.flickr.com/photos/becker271/31015368944/。

违反了这项条约（Whyte，2017）。

将本章关于人口健康的论述运用于本案，将有助于澄清相
49 关议题，并能增强反对建设输油管道一方的观点，因为人口健康方面的考虑是拒绝管道的充分理由，甚至可以不必考虑其他令人信服的异议。

赋权的概念有助于追踪人口健康之社会性的不同维度（形而上学的、经验的、伦理的和方法的）之间的联系。赋予权力既是一个宽泛的健康概念的建构性成分，也是通过多种措施有效地促进健康的先决条件。根据定义，社区的福祉（well-being）就包括赋权；丧失权力会导致不健康的行为。也就是说，一个人制定和执行健康的生活计划的能力是健康的重要组成部分——那些缺乏这种能力的人会因为这种无能而变得不那么健康，不管在病理学上他们具有何种可诊断的疾病。另外，事实上，一个无权制定和执行健康的生活计划的人几乎肯定会在各种生理健康指标（预期寿命、行动能力、血压等）上遭受各种疾病的困扰。

立岩苏族的健康在形而上学上是社会性的。立岩苏族人报告说，他们的文化和特性与“部落传统领土内的整个土地”密不可分（立岩苏族部落，2016）。因此：

> 对任何一种文化资源、遗址或景观的摧毁或破坏都会导致对部落的文化、历史和宗教造成破坏。对部落文化资源的伤害，就是对部落及其人民的伤害。
>
> （立岩苏族部落，2016）

虽然在达科他输油管道争端发生之前，学者们就已经注意

到了在水与苏族福祉之间的联系，但这种要求应按字面意义来理解。例如，“代表健康的词是‘wicozanni’，指的是‘生命’和‘人类’，还包括‘mni’，指的是‘水’”。更明确地说，苏族水保护者集会的呼声是：*Mni wiconi*（水就是生命），如图 2.1 所示。这一呼声不只是一个口号，它是对苏族人生活中在身份、文化、福祉和对水资源的掌控之间的重要的形而上学联系的一种提炼、一种宣示。

立岩苏族的健康在经验上是社会性的。如果不首先了解历史和社会背景，就不能充分了解达科他石油输油管道争端对健康的影响。达科他输油管道只是数百年来对苏族人的健康进行一系列羞辱式剥夺的最新表现而已。甚至在达科他输油管道对峙开始之前，苏族人的死亡率在 35 岁之前就位居全美第二高了(Frohlich，2016)。健康 / 福祉具有社会性和可塑性的另一面是系统性的社会压迫——用保罗 · 法尔默（Paul Farmer）在社会医学中最喜欢的术语来说是“结构性暴力”(Farmer，2003)——即可塑性可以被扭曲成灾难性的社会伤害。例如，在一份关于针对美国土著妇女的暴力盛行的报告中，就连司法部都感到有必要承认，这份文献部分性地将这种盛行的暴力归因于是重复了殖民暴力的权力机制：虐待式的家长式权威和虐待式的统治方式 50
(Bachman 等人，2008)。

从伦理上看，立岩苏族人的健康与社会赋权密不可分。既然当立岩苏族人长期处在殖民主义的持续压迫之下，通过赋权（避免被剥夺权力）来追求健康以及细致地选择与这个背景相适合的方法论是当务之急，那么，立岩苏族人的健康的伦理面向和方法论的面向就彼此紧密地联系在了一起。在第三章关于澳大利

亚原住民的健康的案例研究中，这个议题将再次出现。兰科（Ranco）等人说明在部落环境中的资源管理问题与权力的伦理问题和健康的形而上学定义问题，是密不可分的（Ranco 等人，2011）。他们强调，既要保护与健康相关的资源（如苏族水资源），又要确保用于保护资源的方法本身是在部落的控制之下——使用衍生自部落的文化监管方法，这是双重挑战（Ranco 等人，2011:229）。压迫导致了进一步的压迫（Oppression begets oppression）。

对立岩苏族的健康研究和健康促进工作必须把健康作为一种社会现象来对待。马尔莫特的联合国的健康的社会决定因素委员会同意兰科等人的评估，即从方法上讲，在土著居民中促进健康工作必须要在该人群群体获得控制权的前提下进行：

> 在不同的社会政治背景下，如何实施《土著人民权利宣言》，促进健康和健康公平，需要*在土著人民的领导下*进行认真审议。
>
> （健康的社会决定因素委员会，2008:160，*加重之处为本人所加*）

公平地促进土著人民的人口健康需要仔细的对研究和干预措施进行调整。最重要的是，“调整”过程本身必须交到这些人群的成员手中。正如兰科等人指出了在美洲印第安人的环境健康中，在健康的伦理学面向和方法论面向之间存在着紧密的联系一样，他们同样表明了这一点。在立岩苏族与美国政府之间的移民定居互动关系表明，建立能体现尊重与公平的学习、互动和文化交流的方法论至关重要。否则，就是重复殖民主义在伦理上令人憎恶的权力机制。

殖民主义劫掠了立岩苏族人许多健康资源，其中包括他们
的大部分土地，这些资源在形而上学上和经验上对于苏族人都具
有重要意义。即使在土著社区试图帮助土著居民，但是在土著社
区推动促进健康的努力仍然冒着风险，即可能会进一步压制土著
居民的认识论 / 知识和健康评估系统。最值得注意的是，声称从
潜在的石油泄露中会产生有毒的污染，这是达科他输油管道唯一
会带来的健康危害，这种反对意见也是对立岩苏族的压制，因为
对于他们而言，在水、土地、健康、宗教、文化和福祉之间的联
系是一种真实的生命经验。鉴于上述情况，至关重要的是，严格 51
地基于生物医学模式来理解健康，并不能说明达科他输油管道对
立岩苏族造成的全部健康危害。就达科他输油管道而言，危害不
仅仅是来自潜在的石油泄漏所引起的由毒素而诱发的疾病。令人
震惊的是，对石油泄漏的毒性研究不足，现有数据表明，其病理
影响的范围和严重程度尚不清楚（Aguilera 等人，2010）。只要
一个人的健康观念不会让他们变得盲目，使他们视而不见的话，那
么，其他对立岩苏族整体的（以及社会性的偶然的）健康 / 福祉的
伤害，就是更加直接和明确的。此外，1851 年的《拉勒米堡条约》
坚持要求苏族保留狩猎和捕鱼的权利，这可以看作是尽力确保饮食
和健康的自主权（1904）。取而代之的是，这块土地被剥夺了，现
在也是该部落土地（它的完全合法土地以及现在剩留给他们的土地）
的关键水道之一。这些都会危害健康。而造成这些伤害的权力剥夺
过程也是如此——正如《渥太华宪章》提醒我们的那样，健康和赋
权是同一枚硬币的两面（世界卫生组织，1986）。

在处理涉及立岩苏族和他们对达科他输油管道的抵抗的

事务上，使用的方法论一定要是反殖民的—去殖民的（Spice，2016）。通过破坏被殖民者的文化和治理，殖民的权力机制在伦理上妨碍了参与式健康研究和干预措施的实施。正如阿拉德（Allard）说明的那样，苏族的政治结构不是基于共同体的认可，而是被强加于头上的。

> 我们传统的领袖被1936年的《印第安人重组法》逼着靠边站了，当时联邦当局强迫在保留地设立部落委员会。这是一个殖民政府体系，没有拉科他 / 达科他 / 纳科他的文化或学说基础。（Allard，2017）

以微妙的方式，“定居者的父权制通过颠覆传统的土著妇女和非二元性别人民的领导地位，破坏了土著政治制度的稳定性”，以至于“一些土著男子”已经开始宣称新的性别主义者的性别角色就是传统的性别角色（Whyte and Meissner，2018）。再一次地，权力的剥夺本身就构成了对健康 / 福祉的伤害，并带来了一系列进一步的伤害［回想一下：“人们对自己行为的有效性”（或无效性）的信念，既可以通过学习，也可以通过自己的社会地位而得到强化］（Evans and Stoddart，1990:1357），并且也破坏了社区就参与健康研究和健康干预做出集体的公平决策的能力。

以立岩苏族的健康问题作为本章的结尾，是合适的，但也很可悲，因为在下一章，关于健康的本质，我们将提倡将健康视
52 作是一生的过程，它是一个整体的历程，而不是某个时间片段中的状态或进程。立岩苏族的健康，与澳大利亚土著人的健康非常相似——我们将在下一章的案例研究中进行探讨——反映了一种特殊的健康影响因素，即代际间的创伤，要理解它，必须借助一种具有时间延展性的健康概念（Pember，2016）。

第三章
健康是社会环境中全生命历程的完整福祉

一、关于健康涵义的诸多争论

“人口健康科学”并没有唯一的、狭隘的含义，但是这一全新的科学、方法、体系、范式（无论它叫什么）的核心，是在汲取了20世纪公共卫生和医疗保健的经验教训的基础上，去实现人口健康促进的理论和实践的重构。因此，不出意料的是，这一雄心勃勃的重构过程屡屡被同一个问题绊倒，即在人口健康科学这项新事业中，我们究竟应该如何理解健康的涵义。在本章中，我支持一种新的健康概念，它是对世界卫生组织从社会视角定义健康的修订。如第二章所述，世界卫生组织的概念将健康的涵义与生命历程理论（Life Course Theory）相结合。生命历程理论是关于人类健康与发展的跨学科理论，它将人类生命描绘为一种贯穿于整个生命周期的、嵌入社会的发展轨迹。为了捍卫我所提出的这一新的健康概念，我解释了自己的本意是希望它能成为一种多元主义的元概念（像一个供健康概念使用的工具箱，而非工具本身），能与多种健康概念和健康评估方法兼容。

在关于健康本质的哲学争论中，最常见的对立观点是非评价性定义 vs. 评价性定义。它们争论的焦点是，到底健康是现实世界的客观事实，还是某种需要就某些情况的优缺点进行主观规范性判断的事物（Humber and Almeder，2010；Carel and Cooper，2014）。科根（Coggon）的建议颇有建树，他认为我们还要考虑另外两个对立面：积极的健康概念 vs. 消极的健康概念（争论健康到底是某种积极的存在，抑或是单纯地消除疾病），以及内在的健康概念 vs. 外在的健康概念（争论健康到底必须由外部观察者来衡量，还是由拥有该健康体验的每一个体自报自评）（Coggon，2012:11–20）。本章并不会致力于全面解决上述争论及其他相关争议。我认为，阿马蒂亚·森（Amartya Sen）的思路是正确的，他倾向于赞同内在论的概念，以人文主义的方式将健康视为一种体验，同时也承认有时也需要外在论的视角来帮助我们退后一步，来观察社会环境是如何塑造人们对健康的见解（Sen，2004）。但
57 是，在本章中，我支持一种多元主义的元健康概念，它的范围应尽可能地宽广，以指导健康促进工作。在医学哲学领域关于健康内涵的讨论中，我所持的最有争议的立场就是倡导积极的健康概念。这与世界卫生组织对健康的积极构想是一致的，即健康不止涵盖了消除疾病，也应囊括福祉（well-being）的存在。

在医学哲学界，倡导整体性健康概念最突出的人物就是伦纳特·努登费尔特（Lennart Nordenfelt）。在他的职业生涯中，他提出了许多论证来支持整体性健康优于其他与之抗衡的健康概

念。考虑到我的哲学方法论取向是尊重和求教于非哲学家，我对努登费尔特的论点特别感兴趣，原因是他认为，整体性健康概念在哲学之外的其他领域已经很普遍了。

> 我认为一系列整体性健康的相关概念已经嵌入我们的日常语言当中。这些概念不仅在日常对话的语境中具有影响力，在公众议题、健康促进和医疗系统的许多部门中也都具有影响力。
>
> （Nordenfelt，2016:212）

本章对这一论点进行了补充，论证了生命历程理论在哲学之外也得到广泛应用；而且我们从其广泛应用中可以学到很多，正如从整体性健康思想被广泛应用后可以学到很多一样。我整合了整体性健康和生命历程健康这两种思维，将生命历程模式的健康理念更明确地融入世界卫生组织的整体性健康概念中。

本章内容主要关注的是健康概念在“现实世界”所造成的影响——健康科学实践的适用性、与人类福祉的相关性、文化帝国主义所带来的迫在眉睫的危险，以及倡导这些健康概念所伴随的其他相关影响。这里我只提供了一个总体性的——但也是多元主义的——健康概念，因为我认为它具有实用价值。本书旨在实现向外延伸的参与性的哲学，因此我认为哲学问题的紧迫性在于这些哲学分析和讨论能否服务于非哲学家的利益。正如我将在第七章中会再次重申，我同意勒莫因（Lemoine，2013），施瓦茨（Schwartz，2014）以及格里菲思和马修森（Griffiths and Matthewson，2016）的观点，即定义健康不应努力发掘健康的“真义”，而是更像卡尔纳普（Carnap）和蒯因（Quine）的哲学传统那样不断地对概念进行“诠释”；哲学家应该致力于使健康这一概念更有启发性和实用性。

二、生命历程理论

生命历程理论和人口健康科学都有着盘根错节的历史根源
58 （参见第二章）（Elder et al. 2003 ；Kindig and Stoddart，2003）。这两条研究进路似乎至少都可以追溯到 20 世纪上半叶的一系列新发现；二者各立门户，大约从 20 世纪 90 年代中期起，各自在已发表文献中的频次开始出现指数式增长（Shanahan et al. 2016）。在比肩并行一段时间后，现在它们开始出现部分融合。生命历程理论当下已经成为研究人类生活的、成熟的一般性理论。像人口健康科学一样，它提倡采用跨学科的理论方法来纠正先前研究人员的失误之处（参见第二章）。20 世纪初的社会学家对人类生活的纵向历程漠不关心，对社会环境的影响（也会随着时间的推移而改变）视而不见，而生命历程理论就是对这一情况的回应（Elder et al. 2003:3–4）。生命历程理论源自对早期学者所提出的人类生活观深感不满：横断面研究再丰富细致也只能捕捉瞬间的时刻，而且这些横断面研究过于专一聚焦于其研究对象，以至于背景变得模糊不清。相比之下，生命历程理论拉远了观察镜头，用长期观察性研究或多个横断面研究蒙太奇式的组合取代了单一聚焦的横断面研究，确保了对研究对象的观察也包括其活动环境。生命历程理论涉及范围之广无法在此全面概括（Elder et al.

2003），我将仅讨论从该理论中汲取的两个关键原则。

我从生命历程理论中学到的第一课是警告我们要避免在单一时刻评估健康状况——评估必须依据随时间推移而产生的发展轨迹进行。即使哲学家将健康视为一个过程，他们通常也会将时间因素当作背景考虑，或者只考虑例如感染过程这样一个时间片段（参阅［Smart，2014］中的讨论）。我所学到的第二课是，个体的健康随着它与所在人群的健康和社会环境背景之间的动态关系而发展。这与第二章对逐步认识到健康作为一种社会现象的历史描述是一致的。

凯斯（Keyes）和加利亚（Galea）推断了生命历程理论对人口健康科学的重要性，他们将下述内容作为人口健康科学的九项"基本原则"之一："人口健康的原因是多层次的，在整个生命历程中不断累积，并嵌入了动态的人际关系中"①（Keyes and Galea，2016:xiii）。人口健康学者昂布奇·亚拉（Onyebuchi Arah）在2009年发表了一篇哲学文章，试图将人口健康理论与对健康的哲学理解联系在一起——个体健康和人口健康随着时间的推移、动态地共同发展，正如其中所描述的那样：

> 无论是个人还是群体，都不能仅从横断面的、单一时刻的视角去理解……群体随着各个世代成员年岁增长，不断演化，随着经验、事件和历史的积累和适应来定义自身

① 生命历程理论与进化生物学的"生活史理论"（life history theory）不是一回事，格里菲思（Griffiths）和马修森（Matthewson）在讨论自然主义的健康概念能否给出衰老过程中正常身体变化的合适描述时，曾使用后者来解决一些反对意见（Griffiths and Matthewson，2016）。

> 并被外界定义。
>
> 59 （Arah，2009:240）

生命历程理论将健康视为一生的发展轨迹，阐明了健康是如何深刻地融入了各项社会进程中。其他的健康概念很少强调健康的纵向时间性，因此在讨论个体及其社会环境相互作用的积累方面受到局限。

三、生命历程的第一课：最好将健康理解为一世而非一时的现象

> 在应对慢性病等逐渐显现的疾病时，健康的概念和健康促进模式长期面临着困难和挑战。
>
> （Fuller，2017）

描述生理过程或彼此独立的身体状况的术语很难说清这类疾病，尤其是这些过程和状态随时间变化时（例如，从胰岛素抵抗等糖尿病前兆逐步过渡到各类II型糖尿病症状），但也不是完全不能用这种方式来描述（Fuller，2017；Smart，2014）。早在慢性病被广泛公认为全球健康促进的优先事项之前，科尔宾（Corbin）和斯特劳斯（Strauss）就提出了一种新的慢性病模型，破解了人们已经察觉用生物医学模型来描述慢性病所带来的局限性，即将疾病仅仅描述为生理状态和过程。他们提出了慢性疾病

发展轨迹体系（Chronic Illness Trajectory Framework）作为替代（Corbin and Strauss，1988）：

> 在这一理论体系中，慢性病被视为一种严重疾病，会影响个体的心理、情感和社会福祉；发展轨迹就是随着时间而推进的疾病历程，也包括患者、家庭和卫生专业人员为了管理或改变病程而采取的行动。
>
> （Morales-Asencio et al.2016:123）

正如下一节将阐述的那样，这种疾病作为时间上的延伸轨迹的概念补充了对疾病的社会性理解；在这种理解中，疾病的过程是由患者及其周围的人共同经历和应对的。这里，我提醒大家注意该模型的时间轴，尤其是发展轨迹这一隐喻对健康/疾病沿时间轴移动的描述——它并没有将其描述为各种机制和过程之间的分支交错，而是认为健康/疾病是时间路径上的一个物体，其后有一条路径延伸下去，并且有一种协同了方向和冲量的合力抵制那些试图改变其轨迹的尝试。动脉粥样硬化（即胆固醇在动脉中的阻塞）的例子有助于说明将健康理解为生命历程的优势。

长期以来，动脉粥样硬化一直是医学哲学家的一个难题和争论点，因为它是一种存在于所有人身上的病症；每个人的动脉至少都有一些胆固醇/脂质斑块和由此产生的炎症（Boorse，1977；Giroux，2015）。这一情况是常态性概念以及如何选择合适的比较/参照人群等一系列问题的源头（Boorse，1977；Giroux，2015；Fuller，2017）。任何特定的健康概念至少都会遇到一些异常的 60
例子，但是一个有价值的健康概念不应在解释动脉粥样硬化上失误。由动脉粥样硬化炎症和动脉斑块积累造成的心血管疾病是全球发病率和死亡率的重要根源。在全球疾病负担研究所监测的 195 个国家中，2015 年仅动脉粥样硬化导致的缺血性心脏病和缺血性脑卒中这两种疾病就构成了 21.3%的人群死因（GBD, 2015 ；Mortality and Causes of Death Collaborators，2016:1484, 1488）。生命历程思想以及从时间轴延伸轨迹角度理解健康提供了一个前进的方向，但需要一些重要的概念上和实践上的转变。

鉴于需要开发更有效的动脉粥样硬化疾病的治疗模式，美国心脏病学会（American College of Cardiology，ACC）和美国心脏协会（American Heart Association，AHA）于 2013 年发布了胆固醇管理的新指南，在治疗动脉粥样硬化性心血管疾病时优先考虑患者的生命历程轨迹（Stone et al. 2014）。该指南优先评估患者的生命轨迹是否在可预见的未来会遭遇重大心血管事件的危害，这与早期治疗指南相比发生了根本性的改变，之前的治疗指南只关注患者的低密度脂蛋白（“坏”）胆固醇水平是否高到符合他汀类药物治疗的病理状态（Finkel and Duffy，2015 ；Stone et al. 2014 ；Goff et al. 2013）。医生考虑是否要开始使用他汀类药物（例如立普妥［Lipitor］）等治疗方案的一个老问题是：“该患者的低密度脂蛋白胆固醇水平，以及其动脉中相关的脂质斑块是否严重到需要药物治疗的程度?”在 2013 年两协会（ACC / AHA）变更指南后，新的问题变成了：“根据有关该患者的现有情况（年龄、吸烟情况、胆固醇水平等），在可预见的未来中，他们心脏病发作或出现其他主要心血管疾病的可能性有多大?”两协会（ACC / AHA）转向生命历程的观点有两个有利论据的支持。首先，动脉粥样硬化是经过非常长时间的积累而形成的：

> 广泛的流行病学、病理学和基础科学数据表明，动脉粥样硬化的发展……是在几十年间发生的，与长期和累积暴露于致病的、可干预的危险因素有关。因此，必须从生命历程的角度来评估和预防这些风险，尤其要针对更年轻的个体开展。
>
> （Goff et al. 2013:2945）

其次，转向生命历程观点的另一个实际原因是，它重新将注意力集中在长期伤害风险上，而不是专注于将患者当前的胆固醇水平降低到可接受的范围（Finkel and Duffy，2015）。不过生命历程理论对调整后的健康概念的贡献不仅仅是告诫人们要有长期思维或考虑预防。相反，它使长期发展轨迹成为干预的主题——患者当前的动脉斑块水平被降级为次要考虑因素，只有在 61
它与预测的主要心血管疾病发作风险相关时才有意义。正如前面在慢性疾病发展轨迹体系（Corbin and Strauss，1988）中提及的，最好将长期的健康观与强调个人、人群、环境和一般社会背景之间复杂动态的观点结合在一起。

四、生命历程的第二课：最好将人口健康和个体健康理解为动态地共同发展

当采用生命历程的视角看待问题时，个体健康与人口健康之间惯常的分界线便开始消失。正如亚拉所解释的那样：

> 不能孤立地看待一个人的健康状况，必须将其置于丰富多彩的社会背景脉络中，包含了社会经济环境和其他健康的决定因素，正是这些因素决定了个体的受孕、出生、繁殖，以及与周遭的环境和社区相互塑造和影响。
>
> （Arah，2009:235）

个人的发展轨迹和社会环境的发展轨迹有着千丝万缕的联系，因此，任何试图对其中一方进行评估的尝试都必然涉及另一方。正如生命伦理学家托马斯·梅（Thomas May）及其同事所推测的那样，朝着人口健康管理方向的转型“打破了临床医学与公共卫生之间的传统区别，强调患者个体与更广泛的人群之间的互惠共生关系”(May et al. 2017: 167)。

从纵向的时间维度审视生命和健康，我们更容易看到个体健康和人口健康之间的动态关系。正如第二章详细描述地那样，健康完全是社会性的。因此，试图将个体健康与人口健康割裂开来的做法至少也是值得怀疑的。类似地，克鲁格（Krueger）批评了布尔斯（Boorse）提出的生物医学/生物统计学意义上的健康概念，认为它是自下而上地构建个体健康——一套完整的无病组织构成了一个健康的人①(Krueger,2015)。在布尔斯的论述中，人群充当了一个参照系，来判断统计学意义上正常的身体部位活

① 或多或少从生物统计意义上定义疾病的自然主义概念可以与积极意义的健康概念相容；威廉姆斯（Williams）通过分开考虑疾病和健康来实现这一点，他对疾病的定义类似于布尔斯，但以有条件地认可世界卫生组织对健康的定义作为结论：“世界卫生组织夸大了判定健康的标准”，但是“否定健康
75 仅仅是消除疾病无疑是正确的”（Williams，2007）。

动是如何定义了健康的体魄，而社会环境的其他特征则逐渐隐没于背景中。将社会生活的动态变化从背景转移到前景，有助于我们识别并干预那些促进或损害健康的协同作用机制；患者并不是一群漂浮在真空中的能正常运行 / 出故障的生物机器。

以一个广为人知的问题为例，不健康的快餐厅在富裕国家流行，尤其在社会经济地位较低的人群中流行。一方面，通过敦促政府禁止开设此类餐馆，以家长式的方式解决快餐消费的问题可能很有吸引力。另一方面，开展教育宣传（与快餐广告相比，这种宣传不可避免地微不足道，又缺乏资金支持），然后将所有责任都归咎于未能养成健康习惯的个体也同样诱人。无论这两种选择的哪一项都局限于从人群 / 环境到身在其中的个体的单向因果关系。个体—人群的饮食健康动态是双向的。一个人对快 62
餐的渴望程度是在全生命历程中（从口味偏好的累积到广告）的一系列因素共同决定的，出于口味偏好购买快餐又进一步加强了快餐市场。例如，在美国，高得不成比例的快餐广告以黑人儿童和农村儿童为目标（Ohri-Vachaspati et al. 2015），导致这类人群中的个体越来越渴望这些食物，进而推动了这类人群高得不成比例的快餐消费水平。因此，有关肥胖干预的最新研究表明，最有希望的解决途径是认识到个体饮食健康选择 / 行为背后的复杂性（Backholer et al. 2014）。最有希望成功的选择是认识到个体既是社会环境中行动和变革的推动者，同时又受到这些社会环境的影响（Backholer et al. 2014）。

我们现在已经简要地从生命历程理论中学到了两课——健康是一个终生的发展轨迹以及健康是个体—人群 / 环境之间动态的相互作用。我现在将回到第二章所讨论的世界卫生组织在

1946年提出的健康概念，并将其与来自生命历程理论的这两点经验糅和到一起。首先一个关键问题是要研究为什么这个定义受到如此之多的批评，其中大多数来自哲学家。对于那些将自己提出的健康概念与之对比的人来说，世界卫生组织所提出的宽泛的健康概念通常只是一个陪衬。而这类批评通常是误判。

五、世界卫生组织对健康的定义并不像它看起来那样

1946年《世界卫生组织章程》定义了健康："健康不仅为疾病或羸弱之消除，而系体格，精神与社会之完全健康状态"(World Health Organization，1946:100)。这一概念至今仍有争议。对世界卫生组织这一概念的两个主要反对意见是，它愚蠢地混淆了健康（health）和福祉（well-being）的概念，并且世界卫生组织自己都不使用这个健康定义（也许是由于所谓的健康—福祉的混淆不清）。理解为什么这些批评是一种误判有助于更清楚地了解，到底是什么使世界卫生组织的定义适合成为我所提出的新的多元主义健康概念的核心。

诺曼·丹尼尔斯（Norman Daniels）认为，对健康的社会决定因素的研究与使用自然主义（naturalistic）的"消除疾病"的健康定义之间并没有根本的不相容性，并批评世界卫生组织通过将健康定义为积极意义上的福祉，有损于它自身的健康促进工作：

> 世界卫生组织的概念错误地将健康扩大到包括几乎所有福祉的方方面面，因此它不再能发挥概念的划界作用。

> 实际从事测量人口健康的人，例如流行病学家，关注的是偏离正常功能的情况。
>
> （Daniels，2006:33） 63

丹尼尔斯说得没错，将健康视为不存在生物性功能障碍与承认健康的社会决定因素的影响之间没有表面上的不相容性。丹尼尔·豪斯曼（Daniel Hausman）和丹尼尔斯意见一致，他拒斥世界卫生组织的定义，认为它“将健康和福祉混为一谈；而且尽管从未正式否定它，但世界卫生组织并不依赖该定义来评估健康”(Hausman，2015: 18)。问题在于，这种偏离“正常功能”的情况仅代表了部分可能损害健康的方式，例如第二章立岩苏族和达科他石油输油管道的案例。输油管道的健康危害包括对居民身体发挥“正常功能”的风险（例如，漏油的风险），但对完整福祉的危害范围更广（例如，精神上的伤害和对身份认同的伤害）。达科他石油输油管道对立岩苏族民众的健康造成了灾难性的伤害，因为它侵犯了他们的精神健康和个人 / 社区身份认同与自然环境之间的联系。

丹尼尔和豪斯曼表现出来的忧虑与反对世界卫生组织对健康的定义过于宽泛的意见有关，因为这样的概念有可能造成“健康的专制暴政”（Callahan，1973)。也就是说，一个宽泛的健康概念可能会使医学发展成霸权主义，并将所有的健康问题都置于其管辖之下。健康促进已经过于轻易地被各种生物医学权威和非专业支持者用作理所应当地支持政策的理由（Bell，2017 ；Metzl and Kirkland，2010)。例如，对孕妇身体的医学（社会化）监视已经带有压迫性了（Kukla，2010)。这是一个非常严重的问题。

因此，第四章致力于化解这种忧虑，将阐明对健康霸权的关注和所谓的什么属于 / 不属于健康范畴的“边界问题”，都不足以构成反对意见以推翻人口健康科学雄心勃勃地开展广泛的工作议程，即在人类社会生活的各个角落寻找健康的因果关系。担忧宽泛的健康模式必然导致医学的霸权或暴政（医生扩大其社会力量等）是不成立的，因为人口健康科学强调，他们同意医学作为一种机构的影响力过于强大了。人口健康科学是建立在拒绝所有健康事务都自动成为医疗事务这一观点之上的。根据人口健康哲学的理念，健康在社会生活中可能无处不在；卫生治理应具有参与性和赋权性（参阅第七章第 170 页的论点），而医疗保健只是社会中有责任以协作谦和的精神提升健康水平的诸多部门之一（参阅第八章第 187 页的论点）。

应用人口健康学者对世界卫生组织定义的批评主要集中在该定义是否具有可操作性，能否有效地运用于解决实际问题。埃文斯（Evans）和斯托达特（Stoddart）在 1990 年发表的具有划时代意义的人口健康科学的文章，投入了大量篇幅来回顾世界卫生组织定义的利弊、成败（Evans and Stoddart，1990）。他们称赞那些与之竞争的、消极意义的健康概念所具有的精确性，同时强调，世界卫生组织的定义问世后就成了孤零零的“空林绝响”
64 (Evans and Stoddart，1990:1348)。作为回应，长期以来在人口健康科学界具有批判性的罗纳德 · 拉邦特（Ronald Labonté）抨击了埃文斯和斯托达特对世界卫生组织提出的积极意义上的健康概念模棱两可的态度，认为这种做法默许了“还原主义的生物医学健康理论”的持续存在（Labonté，1995:166）。纳什（Nash）等人在 2016 年出版的教科书支持世界卫生组织对健康的定义，并对其过去一直被忽视表示惋惜（此外："现在是时候全面接受健康的概念了，将其视为一种福祉、活力、表现和高质量生活的状态"）（Edington et al. 2016:386）。金迪格（Kindig），可以说是人口健康思想最活跃的推广者，他将世界卫生组织的定义和其他"健康"的定义一并收录到人口健康关键术语词汇表及相关讨论中，并拒绝在积极意义上的世界卫生组织定义还是消极意义的其他定义之间做出决断。（Kindig，2007:142，145）。扬（Young）关于人口健康的教科书也许最能概括人口健康学者的忧虑，扬赞扬了世界卫生组织的定义，因为它使大家考虑促进健康本身，而不仅仅是关注疾病的治疗（这一主题将在第五章关于"追溯健康本源"[salutogenesis] 理论再次出现）（Young，2005:3）。然而，他担心这一概念的实用性，并认为关键是要有一个"可操作的"健康的定义（Young，2005:3）。

我完全同意扬的观点，世界卫生组织的健康定义需要具备适当的可操作性。但是，我认为扬和其他质疑者都误解了世界卫生组织的定义。人口健康科学界认为世界卫生组织定义在哲学上很有吸引力，但在实践上乏善可陈，这引出了本章的下一节讨论。批评者误解了世界卫生组织的定义是什么，以及能做什么：这一定义概述了健康的元概念，勾勒出了一个概念框架，为特定的、有可操作性的健康概念在特定社区环境为了实现特定目的得到详细阐明提供了空间。世界卫生组织定义并不具有可操作性，不是"现成的"、可以直接用于应用研究和政策制定的定义。

六、世界卫生组织对健康的定义并不是用于健康评估的操作性工具，而是指导工具收集的工具箱

世界卫生组织对健康的定义确实过于模糊，无法不加修饰地直接用作技术术语。该定义言简意赅："健康不仅为疾病或羸弱之消除，而系体格，精神与社会之完全健康状态"（World Health Organization，1946:100）。如果要将之实际应用，还需要很多细化和调整。比肯巴赫（Bickenbach）回顾总结了对这一"饱受恶评"的定义的批评意见，认为它确实不够"易于操作"（Bickenbach，2015:961–962）。批评者似乎是在推断世界卫生组织的定义中有一个隐含的补充条件，"……而这个定义应该无须修饰调整就能用于健康研究和实践，而且无论环境背景，整体论的健康已经不能再容纳其他要素了"。我看不出有什么理由来支持这一推断。世界卫生组织摸索出了一个健康的定义——也许更应该表述为健康的元概念，即同类健康概念的纲要——而把如何具体实际操作的问题留给了后续的诸多学者和实践者去搞清楚。换句话说，问题不在于世界卫生组织的定义是否能成为开展人口
65 健康工作的正确工具；真正要问的问题是，世界卫生组织的定义能否作为一个合适的工具箱，用于收集开展人口健康工作的各类工具。它是否可以容纳我们现有的工具，并指导我们收集新的工具，以填补目前工具集的明显空缺？如下文所述，把健康局限为消除疾病的话，将对我们考虑那些看起来与健康十分密切相关的要素产生不必要的阻碍。但是，正如丹尼尔和豪斯曼在前文的批

评中所表述的那样，捍卫世界卫生组织对健康的定义有其可取性还需要反驳另一种说法，它经常与第一个反对意见共同出现，即世界卫生组织实际上也没有使用自己的定义。

如第二章所述，由于冷战时期反社会主义的政治思想与技术官僚的理想主义相结合，美国的影响势力扼杀了健康的社会性概念的应用。但是，在 20 世纪 90 年代，思潮发生了转变（Irwin and Scali，2007）。世界卫生组织官方的第十二个工作计划是"2014—2019 期间世界卫生组织工作的高阶战略构想"，其标题为《不仅仅是消除疾病》(Not Merely the Absence of Disease)，(World Health Organization，2014)，我想不出比它更明确的证据来支持世界卫生组织定义所具有的蓬勃生命力。换句话说，关注整体的健康和福祉是世界卫生组织 2014—2019 年行动计划的组织原则，而不是其中附带的次要事项。批评者可以继续反对世界卫生组织（以及它所领导的全球公共卫生界）不应该促进全面健康和福祉。但是，指摘世界卫生组织及其公共卫生工作者们没有做这些工作就完全错了。

作为一个宽泛的元健康概念，世界卫生组织的定义在使用时并不总是一目了然。例如，以这一定义作为"生殖健康"研究的基础时，需要经历两个阶段的操作化过程，才能将 1946 年的原定义应用于人口健康实践（World Health Organization Regional Committee for Europe，2016:25）。第一步是将世界卫生组织的定义调整为适用于相关任务的具体健康概念，以评估和促进全球生殖健康。

> 生殖健康是指，*在与生殖系统及其功能和过程有关的*

> *所有方面*，实现体格、精神与社会之完全健康状态，而不仅为疾病或羸弱之消除。
>
> （International Conference on Population and Development，1994:40，斜体为作者所加）

这就缩小了世界卫生组织的宽泛定义，使之适用于感兴趣的领域——生殖健康。由此产生的定义并非显而易见，它是建立在对健康的整体性理解基础上的，关注的不仅仅是消除性疾病/生殖疾病。根据世界卫生组织的说法，生殖健康的定义“意味着人们能够拥有满意和安全的性生活；同时他们有能力生育，并可自由决定是否生育、何时生育和间隔多久生育”（International
66 Conference on Population and Development，1994:40）。使用这一特定的定义对我们如何衡量和干预人群层面的生殖健康产生了关键的变革性影响。例如，某一人群的可诊断的妇科疾病率较低，但在这一人群中妇女迫于社会压力，会大量生育子女，性健康和生殖健康状况很差。根据生物医学模式的健康概念（一种消极意义的概念），生殖/性疾病的低发病率自动将这一人群定性为相对健康，因此该人群生殖健康工作的优先级较低。世界卫生组织正确地断言了，免受生殖胁迫的人群才是生殖健康的人群；如果一个人群中许多妇女都是违背其意愿而怀孕的话，那么称之生殖健康状况良好是难以令人信服的。

在调整定义适用于生殖健康的第一步之后，世界卫生组织接着进行了第二步，将其应用于健康评估和健康促进实践中。世界卫生组织的这种做法当前有一种令人瞩目的应用方式，即通过联合国—世界卫生组织的联合项目——“每个妇女，每个孩子”

(Every Woman，Every Child)。该项目采用生命历程理念（理所应当!）将妇女的福祉概念化，认为由于生育、养育等社会和生物纽带在全球普遍存在，妇女的健康和福祉实际上与儿童和青少年的健康密不可分（Every Woman，Every Child，2015）。因此，该项目推动了在生命历程的重要时期进行具体的健康干预，包括对孕妇进行 HIV（艾滋病病毒）筛查 / 治疗，制定“学校课程”以“囊括加强女孩自尊、增加男孩对女孩的尊重等”内容，同时加强法律和政策，在生命历程的各个时期防范“对妇女和女孩的暴力侵害”(Every Woman，Every Child，2015:21，61，89)。由于健康如此依赖于社会条件，并与赋权密切相联（参阅第二章的世界卫生组织《渥太华宪章》)，这一项目敦促道:“鼓励社区参与制订其健康需求。回应群众需求，重新调整卫生和发展工作的方向”(Every Woman，Every Child，2015:61)。世界卫生组织的定义提供了一个整体性的工具箱，规划了用于评估和促进生殖健康的工具隔间的大小和形状。反过来，这又促使世界卫生组织制定了具体的生殖目标和衡量指标，不仅关注 HIV 的传播和其他常见的生物医学病理，更要关注整体的福祉，包括教育、自尊、尊重和针对暴力构建制度上的保护。

七、为健康多元主义留出形而上学的、经验的、伦理的和方法论的空间

将本章前两部分的经验结合起来，就催生了我对世界卫生组织 1946 年的健康概念进行的调整；我认为这一调整与最初的

定义是方向一致的，因为最初的定义提供了一个宽松的框架体系，其主要特点是致力于将健康作为社会背景中积极意义上的福祉。我将世界卫生组织的健康定义扩展到全生命历程，得出了一
67 个新的健康定义：*健康是社会环境中全生命历程的完整福祉*。我认为，我所提出的世界卫生组织健康定义的这一变体，就像最初的版本一样，更像是一个工具箱，而不是工具本身。它是一个非常大的工具箱，可以容纳大量的其他工具。我并不认为这一元健康概念是唯一“正确”的健康概念。相反，我把它视为一个有价值却非显而易见的指导性框架体系，服务于多元化的社会环境中所存在的诸多健康概念。没有一个普适的“健康”。虽然我提出了一个健康的定义，但我还是希望在四个不同的意义上为健康的多元化留下空间：即形而上学、经验、伦理和方法论四个方面。这些与第二章的论点交相呼应——“社会性的健康”有四种不同的意义。

从形而上学的角度来看，*社会环境中完整福祉的发展轨迹*是多元化的，其立场仍然是非显而易见的。不同的人群有不同的健康本体论认识，健康（福祉）对于立岩苏族人而言，从根本上不同于他们周围的后来美国定居者；抛开其他原因，苏族祖传的土地和水域的地位与他们的精神、文化、身份认同和福祉密不可分。同一地区的非苏族人可能同样珍视诸如欧阿希湖（Lake Oahe，现在已被输油管道贯穿）一类的景观，但是对那片水域的破坏只是工具性伤害——对欧阿希湖的侵占或破坏对非苏族人来说本身并不构成伤害。健康并不相通。

健康哲学家们继续对健康的形而上学进行有价值的细致论述，比如是否最好将健康概念化为能力（capability）（Ruger,

2010)，或者元能力（支撑拥有其他能力的能力)，抑或许是一种实现个人“重要目标”的能力（Nordenfelt，2016)。我拒绝在我所提出的既定定义中已包含的内容之外，再坚守任何这些额外的形而上学的健康理念。我认为，世界卫生组织最初的定义是正确的，不仅为多元化的健康经历留有空间，也为多元化健康的形而上学研究留下了空间。正如立岩苏族案例研究中所指出的那样，并且在即将讨论的澳大利亚原住民健康案例研究中将要重申的那样，公平和赋权性的健康促进的一个重要组成部分就是尊重他人的健康观念。明确地说，我对健康的描述不仅需要尊重苏族群体或澳大利亚原住民的健康信念。相反，我提出的元健康概念需要我们认识到世界各地的不同社区的健康确实是不同的。健康包括所有福祉，并与社会环境密不可分；各类社会环境中的福祉将大相径庭，因为福祉的特征和社会结构的特征之间存在着千差万别。

经验性的健康多元主义是在整体性健康概念被采纳后迅速形成的。福祉对不同的人群而言是截然不同的事情，这反映了一个显而易见的事实，即人们的目标、优先事项、性行为、职业、气候、饮食、精神和宗教信仰，以及习俗等完全不同。再次考虑立岩苏族的例子，其居民的福祉在形而上的意义即与那里祖传土地及水域紧密相连。鉴于健康的内涵和要素各不相同，不难发现这些内涵在经验上会以类似的多元化方式表现出来。从某种意义 68
上说，世界卫生组织提出的健康的形而上学概念回应了一个经验事实，社会环境千差万别，因此在这样的社会环境下的福祉也会千差万别。面对如此明显确凿的事实，即社会生活和社会福祉随人群千变万化，世界卫生组织决定拥抱现实，认定世界上存在着多元化的健康，嵌入在多元化的社会经验中。

将文化上不适配的健康概念强加于某一人群在伦理上是不可接受的。*社会环境中全生命历程的完整福祉*突出强调了社会环境和发展历史。它同样有意识地拒绝以自上而下命令的方式来给出什么是完整的福祉。就立岩苏族的例子而言，要想充分应用我提出的健康概念，就意味着研究人员和政策制定者应充分纳入立岩苏族人，参与制定一套可操作的健康评估工具的全过程。大致来说，这类工具应该包括各种评估人群福祉方法，根据当地社会环境中的土地—水域—精神—身份认同—健康之间的联系展开评估。例如，调查收集有关社区成员对圣水的可及性和完整性的看法，以及这如何影响文化知识和实践的代际传承，这些做法可能会大大丰富以后的健康评估方法。

从方法论意义上，*健康是社会环境中全生命历程的完整福祉*可以被视为健康评估的工具箱，并同时承认大多数用于健康评估的工具的使用范围相当有限。在任何健康概念的指导下完成的工作，通常只测量健康的部分要素（例如，测量单一疾病的发病率）(Hausman，2015)。我在前文提出健康概念像是一个大型工具箱，指导我们收集归类健康评估和健康促进工具。工具箱中的许多工具，甚至大多数工具也将与健康的生物医学概念完全相容，例如布尔斯的生物统计理论（Boorse，2014)。我提出的元概念的一项关键贡献是，它有助于向我们展示我们现有工具集中存在哪些空缺。例如，它会促使膳食健康研究人员考虑当前的数据收集方法是否足以捕捉到各种饮食的纵向时间性（生命历程）影响，而不仅仅是对生物标志物（如血浆胆固醇水平）的短期影响。

尽管本章缺乏空间来系统地将我提出的元健康概念与每个

替代概念或方法进行对比，但值得花一点时间来探讨公平和福祉领域的“可行能力方法”（capabilities approach），虽然它与我的观点不同，但二者基本上是兼容的。由于玛莎·努斯鲍姆（Martha Nussbaum，2011），阿玛蒂亚·森（Amartya Sen，2005），珍妮佛·普拉·鲁格（Jennifer Prah Ruger，2010），斯里达尔·文卡塔普拉姆（Sridhar Venkatapuram，2011）以及麦迪逊·鲍尔斯（Madison Powers）和露丝·法登（Ruth Faden，2006）等学者的共同努力，这一方法在全球健康公平文献中地位日益上升，崭露头角。尽管各个支持者对其进行的描述不尽相同，它通常视福祉为每个人都具备的某些能力，例如与他人建立社会关系的能力。文卡塔普拉姆认为，健康实际上是一种“元能力”，是使其他人类能力得以运行的前提条件（Venkatapuram，2011）。他将这一 69
立场定性为努登费尔特早期工作的“延伸”，即“健康是实现个人的重要目标的能力”（Venkatapuram，2011）。虽然我提出的概念会依据当地的社会环境来确定“福祉”在该背景下的含义，但我不反对可行能力方法列出了十项积极特征，以此来明确广泛社会公正要求促进全面健康和福祉。健康可行能力这一话题将再次出现在第四章讨论鲍尔斯和法登对公共卫生范围的诠释，以及第七章描述人口健康科学和健康公平之间的相互关联时。

八、结论：为扩展人口健康使命而与时俱进的健康概念

我认为，从根本上将健康理解为福祉的积极存在具有巨大

的价值，将这种福祉理解为跨越整个生命历程的发展轨迹也同样具有巨大的价值。这种*健康是社会环境中全生命历程的完整福祉*的说法是建立在第二章所概述的历史经验教训基础上的。那一章从历史角度描述了人口健康专家是如何逐渐认识到健康的社会性：体现在其形而上学的本质上，体现在其经验性的因果动态关系上，体现在其伦理的考虑上，也体现在其方法论的考虑上。

我对健康的定义包含了两个相互关联的来自生命历程理论的见解：(1) 健康应该被理解为一个长期发展轨迹，而不是一时的状态或一系列相互独立的短期过程；(2) 对健康理解应置于个人及其所在人群—环境—社会背景之间动态的社会关系中。这两个特征在哲学上是相辅相成的，因为纵向的健康观可以使人们更明晰地观察到个人与周围环境之间的因果作用；反之，认识到这种动态关系的存在，也会在直觉上指向下一步该采取纵向的健康观，以长期观察这些动态关系的过程及所产生的影响。

本章对世界卫生组织的健康定义进行了调整并为之辩护，该概念规定了什么属于健康事项的范围（除了消除疾病之外，还有福祉和社会福利），并指导了研究人员开展应用性工作。对该定义的调整吸纳了蓬勃发展的生命历程文献的建议，并引导人口健康学者通过定义健康为全生命历程中的福祉，拥抱在全生命历程中促进健康的理念。我们可能经常需要在单一的时间点上评估健康和疾病，仿佛它是一个静态的状态或短期的过程。但是我坚持认为，撇开各种评估方法带来的挑战不谈，我们应该牢记于心的是，健康是一条贯穿整个生命周期的轨迹，通过与个体所在社会环境的动态互动而发展延伸。如上文所述，这一概念已经在种种场合得到实际应用，例如在 2013 年更新的胆固醇管理指南中

（根据患者在可预见的未来遭受净伤害的可能性进行治疗决策）(Finkel and Duffy,2015;Stone et al. 2014)，以及 2015 年联合国— 70 世界卫生组织的联合项目“每个妇女，每个孩子”，该项目将妇女和儿童的健康促进联系在一起，共同纳入完整的生命历程中考虑，以消减全生命周期中对福祉的伤害（Every Woman，Every Child，2015）。

世界卫生组织的定义具有包容性和灵活性，在多元性和特殊性之间取得了平衡。它为健康设立了一系列领域，作为健康的合法组成成分。我们如何确保世界卫生组织对健康的定义能够在当下实践中得到有效和恰切地运用？用一个比喻来说，最终证明布丁存在的证据就在吃的过程中。下一章将探讨并捍卫宽泛的公共卫生模式，这种模式针对人群整体性福祉增益和损害的全部原因，其关注点远远超出了医学领域，延伸到诸如通过经济改革来解决贫困对健康的影响的范畴。然而，令人感到奇怪的是，这种宽泛的公共卫生行动模式却遭到一些公共卫生哲学家最坚决的反对，他们一直对如何划定公共卫生领域的“边界问题”忧心忡忡，担心缺乏这种领域界限在哲学上站不住脚，或者会对实践造成灾难性的后果。但首先，本章将以一个案例研究收尾，阐述针对缩减澳大利亚原住民和后来定居者之间不平等的健康差异的持续努力中，整体性的生命历程观点能做出哪些贡献。

案例研究：解决澳大利亚原住民与后来定居者之间的健康差异问题

开展人口健康研究和干预很大程度上取决于对健康的定义。

大约3%的澳大利亚人是原住民，其中包括土著澳大利亚人（占原住民群体的90%），较小的托雷斯海峡（Torres Strait）岛民人群（占6%）以及被认定为兼具上述两种身份的人（占4%）（Australian Institute of Health and Welfare，2014:297）。残酷的殖民定居使当地人群锐减，这也是众所周知的殖民主义典故的另一种说法：土地转移、丧失法律权利、剥夺选举权等。这些对地理上分布较为分散的澳大利亚原住民人群产生了毁灭性的影响——贫困、缺乏教育机会、住房过度拥挤、住房拥有率低，以及其他诸多的社会差异，几乎在每一个方面都强化了他们健康状况相对较差的情况（Australian Institute of Health and Welfare，2015）。2008年，地方和国家政府联合发起的一项倡议，承诺国家将“弥合差距（Closing the Gap）”（呼应同年世界卫生组织具有里程碑意义的健康社会决定因素报告的标题）（Commission on Social Determinants of Health，2008；参见［Australian Institute of Health and Welfare，2015］的历史部分）。为了本案例研究的目的，我将重点放在澳大利亚原住民身上，有助于我们看清健康和福祉改革领域的战略是如何持续演化的，它在人口健康促进的实践中结合了整体社会福祉的概念和生命历程理论，以促进澳大利亚原住民获得公平待遇。塔克特（Taket）已经探讨了澳大利亚原住民健康工作中的人权问题，在这里我将主要关注健康概念的作用
71 （Taket，2012）。

一份2015年颁布的政府报告提醒我们，“‘弥合差距’的关键是要认识到，良好的健康状况并不完全取决于病原体是否存在以及身体功能发生衰竭”，还有例如就业、住房条件、母乳喂养和各种其他因素的影响（Australian Institute of Health and Welfare，2015:3）。

该报告继续解释说，存在如此多的社会决定因素支持采取全生命历程的干预措施是最明智的：

> 在一个人的生命历程中，越早进行健康和福祉方面的干预，则他以后生活的结局就越好。如果把重点放在家庭，以及母婴健康和福利（包括生活条件）上，那么弥合差距的可能性就会大大增加。
>
> （Australian Institute of Health and Welfare，2015:3）

图 3.1 对此有所阐释，该图表明，糖尿病的患病率和发病风险高得不成比例地影响澳大利亚原住民，甚至从他们的年轻时代就如此，到了中年之后，高发病率更是迅速攀升到令人绝望的地步。

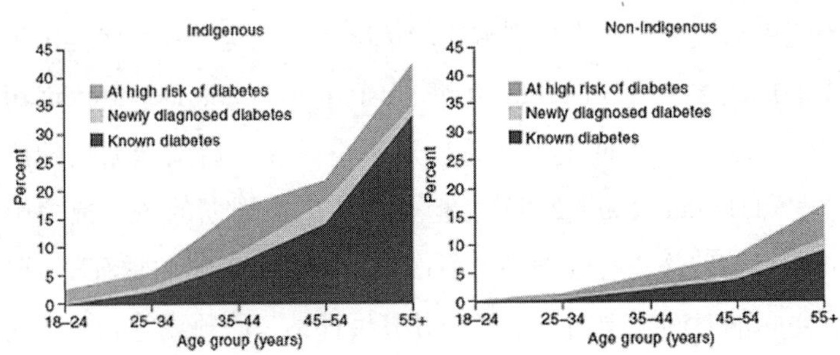

图 3.1 2012—2013 年原住民及非原住民不同年龄组别的糖尿病患病率及 18 岁以上的高危人群

来源：Australian Institute of Health and Welfare，2015:93。 72

这些健康差异在澳大利亚有着很深的社会根源，需要建立测量和分析的模型，使之适用于探索殖民主义对健康造成危害的深层社会根源，以及对嵌入社会的福祉所产生的效应。

目前，国家政府的原住民健康战略秉承以下原则："原住民和托雷斯海峡岛民，以及各相关组织，应全面、持续地参与影响他们健康需求的各级决策"（Australian Government，2013）。在原住民健康方面，澳大利亚政府已明确表态，坚持秉承生命历程的理论方法："为了解决影响健康不平等的代际机制，必须通过全生命历程的干预"（Australian Government，2013:27；并参见 Government of Western Australia Department of Health，2015: 10），不过这些承诺也伴随着挑战。例如，2013—2023 年期间全国健康促进框架，以及 2015—2030 年期间的州级框架（以及其他类似的工作），都既有雄心勃勃的长远规划，又限于短期时效，不足以显示完整生命历程的全面影响。以解决慢性病和低出生体重比例过高的工作为例，慢性病如糖尿病的管理不当（尤其是在产前检查中未被发现、未得到解决的情况下）就是导致后代低出生体重的原因之一（Government of Western Australia Department of Health，2015）。而低出生体重反过来也是成年后患糖尿病的原因之一（Harder et al，2007）。但是，在生命周期的一个或多个时间点上打破这一恶性循环，所产生的可测量影响非常有限；要想在更短的时间范围内产生影响并开展评估，必须要等到那些尚未出生的孩子长大成人后的健康状况得到评估，以及保证其他目标的实现，例如招募和留住更大的、服务于原住民健康的卫生队伍（拓展其能力以提供在文化上更适宜这一人群的医疗保健）（Government of Western Australia Department of Health，2015）。

由于健康与社会环境是密不可分的，从我的角度以及从前文引用的澳大利亚所展开的工作的角度来看，如果不仔细辨析其中起作用的社会动态关系，人口健康促进不可能得到有效的推行。正如贾亚辛哈（Jayasinghe）所言，殖民主义和种族主义的微妙差别使澳大利亚原住民“与英国白厅公务员的生活截然不同”（见第二章开创性的白厅研究）。马尔莫（Marmot）等人率先在英国发现了社会阶层之间存在的健康差异，我们不能简单地假设，那些在英国针对这些差异有效抑或无效的干预，在澳大利亚都会取得类似的效果（Jayasinghe，2011:2；Marmot et al. 1984）。澳大利亚正在努力克服这种因环境而异的福祉—社会动态关系所带来的挑战，首先要接受这种因环境而异的相关性，然后再制定干预措施，来撬动这些强大的社会环境条件以解决健康问题。

澳大利亚应对策略的一个重要组成部分就是以文化和地方性社会知识为核心，正如2013年国家报告所概述的那样（Australian Government，2013），后来又在州级报告中得到进一步阐释：

> 道德承诺：“文化安全”成为一项“指导原则”。
>
> （Government of Western Australia Department of Health，2015: 1）
>
> 领导力：“这一框架体系是由原住民参与制订，并服务于原住民的”。
>
> （Government of Western Australia Department of Health，2015: 3）
>
> 研究方法：“原住民社区来掌控并参与”。

（Government of Western Australia Department of Health, 2015: 1）

干预目的：另一份政府报告称："与土地、精神和祖先的联系，亲属关系网和文化延续性通常被原住民视为是重要的健康保护因素。这些因素被称为是心理韧性（resilience）的来源，也是面对逆境时提供力量和恢复的独特宝库"。

73 （Zubrick et al. 2014: 104）

目标："构建社区能力"和"一支强大、熟练和不断壮大的卫生队伍服务于原住民健康"。

（Government of Western Australia Department of Health, 2015: 1）

在促进原住民健康的框架体系中，西澳大利亚州确确实实将"文化"置于全图的中心。这体现了一种对文化"完整性"和"安全性"的道德承诺，也反映了一种务实的认识，即如果不能精心设计促进健康和福祉的努力，使之适应文化背景，它必将一败涂地（Government of Western Australia Department of Health, 2015）。

这个案例研究之所以具有特殊的哲学意义，是因为它之前被作为一个例外来说明世界卫生组织健康定义的弱点。博丁顿（Boddington）和赖森（Räisänen）认为，澳大利亚原住民对健康的定义与世界卫生组织的定义不相容（Boddington and Räisänen, 2009）：

> 健康不仅被定义为身体的、心理的和社会的，还被定义为文化的。健康定义中包容了几个方面，特别应该提及的是全生命历程、自我决断力（self-determination）、社区和文化以及尊严与正义。
>
> （Boddington and Räisänen，2009:57）

尽管我同意他们的大多数其他目的和论点，但我认为博丁顿和赖森误解了世界卫生组织这一包容性很强的健康定义，因为他们认为那些没有被定义明确提及的内容就被排除在外了。正如先前讨论的那样，他们批评这一概念过于狭隘和其他人批评这一概念过于宽泛（Daniels，2006；Hausman，2015），其实犯了类似的错误。把“不仅为疾病或羸弱之消除，而系体格、精神与社会之完全健康状态”理解为排除了文化差异扭曲了原意。事实上，将生命历程理论纳入世界卫生组织整体性健康概念的好处之一就是，它将西方生物医学新知识与澳大利亚原住民的旧知识联系在了一起。

我们有充分的伦理理由认为，适合当地情况的参与性过程对于促进人口健康绝对是至关重要的。但人们很容易忘记的一点是，在人口健康从业人员与其所服务人群的互动中，知识的流动应当是双向的。澳大利亚的后来定居者和原住民之间的健康政策动态变化的案例特别具有启发性，是因为博丁顿和赖森展示了澳大利亚原住民对健康的理解是如何包含一种“时间整体论”（temporal holism），并被澳大利亚的政策制定者认为它与“生命历程方法”有所关联（Boddington and Räisänen，2009:61）。尽管“时间整体论”已深深植根于原住民文化当中，主流的流行病学在 20 世纪 90 年代才开始引入可以与之比肩的生命历程健康概念(Shanahan et al. 2016)。

澳大利亚原住民不得不等待那些异族的健康科学家在理论
74 领域迎头赶上，科学家们还要逐步做好准备，来接受一种对健康因果关系和形而上学的理解，而这种理解早已成为澳大利亚原住民总体知识体系的一部分。而这一点最终在西澳大利亚州 2015—2030 年健康促进框架制定等场合获得了成效和回报。本章的案例研究和上一章关于立岩苏族健康的案例研究都说明了在原住民人群开展健康促进，如何以及为什么需要认真落实来自人口健康科学的经验教训，人口健康科学如何需要吸纳落实来自原住民的经验教训。

第二篇

人口健康中哪些因果关系至关重要？

第四章

扩展人口健康的边界

一、健康作为社会环境中全生命历程的完整福祉需要更广泛的健康促进动员

在 20 世纪前十年，学者们普遍认为公共卫生 / 人口健康必须秉承一个宽泛的理念，即健康促进需要采取多种手段，针对所有社会和环境方面的健康决定因素开展干预。依赖政府动员来改变行为和遗传方面的健康决定因素远远不够。我们必须考虑到所有政策的健康效应，无论是划分商业或住宅区域的法律（影响着街区内酒精、快餐、杂货等资源的相对可及性；Rudolph et al. 2013），还是食品广告（塑造了儿童对食物的偏好；Ohri-Vachaspati et al. 2015），抑或是组织形成工会的难易度（影响着工作场所的安全性以及工资谈判；Hagedorn et al. 2016）。这种宽泛的健康促进理念，超越了以往由政府主导或者以医疗为中心的

实践，受到学界的欢迎和认可。

尽管这种宽泛的健康促进理念为多数人口健康从业人员所接受，许多公共卫生哲学家却坚决反对如此广泛的实践行动；他们认为“边界问题”十分重要，并主张必须谨慎仔细地划清边界，来确立究竟什么可以被称为（公共卫生）健康问题。正如我之前所提出的（Valles，2016），人口健康从业人员和公共卫生哲学家的想法之间存在着巨大而令人不安的分歧。最明显的分歧体现在美国公共卫生协会（APHA）的官方立场和该协会主办的《美国公共卫生杂志》（*American Journal of Public Health*）伦理分区的副主编马克·罗思坦（Mark Rothstein）之间。APHA 是宽泛公共卫生理念的坚定倡导者，该协会与公共卫生研究所（Public Health Institute）合作撰写了一本指南，帮助政策制定者实施“健康融入所有政策”策略（Rudolph et al. 2013）。另外，APHA 还曾联合了 57 家其他医学和公共卫生组织，向美国官方请愿希望扩大收集有关枪支暴力及枪支限制实施情况的数据（American Pediatric Association et al. 2016）。与此同时，罗思坦一直是各种宽泛公共卫生理念的主要反对者，他拒绝将犯罪和其他社会弊病
81 作为“公共卫生议程”的一部分——因为这将导致“公共卫生……范围扩展到如此之广以至于失去了（原本的）意义”（Rothstein，2009:87）。

认定“边界问题”的存在使哲学家和他们所研究的公共卫生/人口健康从业者之间出现了分歧。这种分歧不仅值得引起我们对双方观点的重视，同时也应思考导致这两方阵营观点有别的原因。我认为哲学家对边界问题的担忧很大程度上源于对什么是人口健康模式和这些模式有哪些效应的误解。长期以来，医学哲学

家认为宽泛的健康概念，例如世界卫生组织对健康的定义，存在“将所有的‘社会福祉’问题移交给医疗专业人员处理”的风险(Callahan，1973:82)。这种由医疗专业人员应对所有社会福利问题的想法确实很糟糕。在下一章节我们会提到，采取宽泛的健康和健康促进活动的定义并不会造成由医学专业人员处理社会福利问题的后果。恰恰相反，人口健康科学是基于这样一个艰巨的教训而创立的——健康盘根错节地存在于社会生活的诸多角落，并不局限于医药或医疗，它需要医疗系统外部的干预来调节。人口健康哲学指导下的宽泛的人口健康理念不再受“边界问题”的束缚，也不会使我们走向健康专家掌握过多社会权力的未来。人口健康科学的行动模式建立在健康专家不能高高在上地统领高效的卫生政策这一基础之上。“健康是由民众在日常生活的情境中创造并经历的”(World Health Organization，1986b)，这就要求我们具有相应的宽广知识储备和人员力量，通过“部门间的团结合作”(World Health Organization，2015:3) 共同创造“一种健康文化”(Nash et al. 2016；Gottlieb et al. 2016)。

二、“健康问题”≠“医疗卫生问题”

第三章重点介绍的昂布奇·亚拉的工作有助于阐明人口健康思想对哲学家根深蒂固的直觉的挑战（Arah，2009)。那一章详细阐述了亚拉的论证：当我们采用全生命历程的人口健康视角时，个体健康和人口健康预设的坚实边界就会消解；个体健康和
人口健康随着时间流逝动态变化、相互影响（Arah，2009)。他 82

同时质疑了“健康等同于福祉”(例如通过他的生命历程来考虑世界卫生组织的定义或者我对这个定义的修订)——即通过扩展健康概念直至(几乎)等同于完全福祉——能够自证其荒谬这一说法。这一论证呼应了亚拉对那些批评“健康等同于福祉”(例如世界卫生组织的定义或者我基于此定义的再阐释)的反驳，他认为这些批评是“让人耳目一新的大胆”，因为它们如此认真地回应了健康和人类生活的方方面面之间相互影响这一经验教训(Arah，2009)。

如第二章所述，20 世纪带给我们刻骨铭心的一课就是，健康完全融入了人类的社会生活。我同亚拉一样怀疑哲学家的对宽泛健康概念的抵触很大程度上源于“对医学化的恐惧”(Arah，2009:241)。也就是说，如果健康的界限扩大到能包括所有人类福祉，那么伴随而来的忧虑是医疗卫生肯定也会随之扩展。我们有充分的理由担心医疗卫生领域无节制的扩张；这将鼓励医药行业的霸权地位，催生无数权力滥用行为(Metzl and Kirkland，2010；Bell，2017)，例如通过不断地找寻甚至创造新的健康问题，再提供昂贵的商品和服务来解决这些问题(González-Moreno et al. 2015)。

担心医疗卫生的权威会随着健康概念的扩展而加强是种误解。这种担心是建立在人口健康所拒斥的假设——医疗卫生部门是健康促进工作当之无愧的领导者 / 领袖。40 多年前，《拉隆德报告》(Lalonde Report)就提出已经有令人信服的理论和实证证据来推翻这一假设(Lalonde，1974)。如第二章所示，人口健康受到医疗卫生之外各种社会特征的影响。正如亚拉所说，“并非所有健康需求都将成为医疗卫生需求。从这个意义上讲，健康需求包含了医疗需求，而不是反过来”（Arah，2009:241）。与此相关的是，肖尔（Sholl）警示我们不要将对医学化的顾虑和对病理化的顾虑混为一谈——认为某些生物学过程或感受是病理性的并不意味着认为医学就是合适的解决办法——例如，人们可以认为某种疾病是一种独特的病症（有其独特的病理），应该任由它“顺其自然”地发展（Sholl，2017:272）。

亚拉认为哲学家混淆了健康和医疗卫生，他的这一观点有助于理解边界问题。公共卫生伦理学文献针对边界问题开展了最为活跃的讨论，在一本关于认识论 / 证据、形而上学和流行病学的科学哲学的《流行病学哲学》书中，亚历克斯·布罗德本特（Alex Broadbent）对该问题进行了相当清晰的阐述。布罗德本特指出流行病学研究提供初步的证据支持医学扩张的合理性，并施压于相应医疗卫生政策。他举的例子是，有研究发现互联网使用和自杀率存在相关，引发了医疗专业人员在应对这一研究发现该如何发挥作用的问题（Broadbent，2013）。我们担心的是，当发现某些因素 X 会导致健康收益或健康损害后，就以此为由将其纳入医疗专业干预的范围，那么现在我们是否应该给医学专家管理互联网的权限？是否每新发现一个能影响健康的社会因素，都意味着我们应该让步一些权力给医学专家？这就是边界问题。 83

三、“边界问题”的问题

对边界问题的担忧并非毫无依据。布罗德本特展示了那些可能提出的反驳中的逻辑错误：医生负责和多种“病因”（健康不佳的根源［causes of ill health］）的抗争，因此任何已知的病因就被自动归入了医生的职责中。这种说法在逻辑上是讲不通的。他举了一个假设即将发生的流星撞击的例子，以反驳那些要求每次新的健康威胁出现时都要扩张医学领域的提议。布罗德本特的反驳明确针对在第二章提到的迈克尔·马尔莫（Michael Marmot），他是社会决定因素的白厅研究的主要负责人及世界卫生组织关于该专题的标志性报告的领衔作者（Commission on Social Determinants of Health，2008）。

布罗德本特允许在下述情况对假设的流星撞击做出“医学反应”：

> 无论这样的撞击被预测或未被预测，可以肯定的是医学专家是无力预测的。如果这是医学无能为力的地方，那么迈克尔·马尔莫关于医生应该关注社会不平等因为它会导致不良健康的论证就是错误的。
>
> （Broadbent，2013:147）

医学专业人员确实受限于各自的科学专业知识方面。如果流行病学家假装他们具有天文技能，可以预测陨石撞击地球，那就实在太蠢了。布罗德本特阐述了同样的道理也适用于规范性的讨论；流行病学家可以在公共辩论中发挥作用，但需要恪守自己的专业界限——比如说——在涉及道德讨论时。

> 流行病学家可以告诉我们无烟或者无楼梯社会对人口健康的收益和代价；但他们不能决定这些收益是否值得付

出这样的代价。

（Broadbent，2013:148）

想要流行病学家和其他医学专业人士尊重严格的专业界限似乎没有什么不对的，但是如果仔细检查，就会发现这些界限开始变得模糊。

布罗德本特的批评有助于阐明一个普遍存在的错误的哲学思想，即从一开始我们就可以将人口健康科学的描述性方面和规范性方面分割开来。我和卡蒂基雷迪（Katikireddi）在2015年发表的论文开头就主张对公共卫生的道德性和实证性放在一起共同分析（因为认识到科学的道德和证据是紧密联系在一起的），并指出科学实践的目的是健康公平性这一道德目标："人们普遍认为，公共卫生的一个基本目的是改善在道义上不可接受的健康不平等或健康差异"（Katikireddi and Valles，2015:e36）。依据当代的教科书，人口健康寻求"促进……高效、公平、符合伦理的、 84
可及性高的保健服务"（Sidorov and Romney，2016:21）；道德判断和追求道德目标是人口健康科学实践的核心组成部分（Keyes and Galea，2016a），这些在本篇"认识论风险"部分会进一步阐述。

以马尔莫和他带领的世界卫生组织委员会为例，他们在报告的封底明确指出："对健康的社会决定因素委员会而言，减少健康不平等是一项道德使命。社会不公平正在大规模戕害人们"（Commission on Social Determinants of Health，2008）。他们以这一经验事实以及对该事实的道德谴责来支持他们的主张。重申一下第二章的经验教训，公共卫生学界发现了社会生活是健康的根源，包括明显的社会不公，也因此肩负起了修正这些不公平的道德任务；这一道德目标激发了研究植根于社会生活中健康危害的新方法的发展。人口健康科学的伦理学不能从科学中独立出来。

不仅不可能将人口健康科学的伦理和其他方面分割开，而且公共卫生和人口健康的跨学科性质会导致对不同领域的专家合适或不合适行为的混淆。布罗德本特在对边界问题的讨论中转换使用“医学专业人员”、“医生”和“流行病学家”——似乎是认为所有这些专家都需要限制他们的专业边界（Broadbent, 2013:147–148）。但是，正如亚拉所建议的那样，我们绝不能混淆健康需求、解决方案和医疗需求及解决方案（Arah，2009）。毫无疑问，我们应该消除阻碍宽泛的人口健康促进工作的界限，允许我们能够应对健康的社会决定因素，例如对穷人的不公平税收负担，但这并不意味着我们应该让医疗卫生部门宣布主权并要求主导经济政策。健康和医疗卫生是截然不同的；流行病学研究与临床医学也是截然不同的。

至于在人口健康这样跨学科领域中谁应该出面以及如何处理某个特定问题——例如布罗德本特的互联网使用和自杀相关联的例子——则完全是另外的一个问题了。出于人口健康角度的应对方案可以完全不包括临床医护人员。以互联网使用为例，最好的方案可能包括以下流程：流行病学家开展监测，社会学家和人类学家进行定性调查，学校、宗教机构和其他社会团体举办预防性公共教育。我不反对限制跨学科跨部门的人群科学领域各类专家的专业领域范围或专家个人行为，但我同时认为人口健康科学
85 作为一个整体，必须应对人口健康中各方面的健康因果关系。

四、政治理论与人口健康

哈里斯（Harris）等人恰如其分地总结了公共卫生和人口健康的区别，“人口健康使用公共卫生的工具和技术来识别和干预社区层面的问题”，包括“应对大规模的社会、经济和环境问题”（Harris et al. 2016:40）。与之相对的，“公共卫生通常被视为州政府和联邦政府用以行使其主权和宪法授权的治安权力的工具”（Harris et al. 2016:40）。根据后一种对公共卫生的理解，我们可以分析像国家强制性隔离的案例中政府—个体的冲突，但是运用同样的理论视角分析政府强制之外的人口健康促进却收效甚微。最糟糕的是，这一理论的支持者还设法阻碍人口健康促进，因为它不符合这种狭义上将公共卫生理解为国家行为的观点。

最坚定反对人口健康 / 公共卫生宽泛定义的哲学立场源自古典自由主义理论。这类文章在政治哲学领域假设了个人自由和国家利益之间的拉扯平衡，并对此展开研究。这种将公共卫生视为个人和政府之间的张力指向了一种道德进路 / 视角，正如罗思坦（Rothstein，2002，2009）在下文的表述：

> “以政府干预来定义的公共卫生”涉及公职人员 / 官员根据具体法律授权，平衡个人权利和公众利益后，采取适当措施来保护公众的健康。
>
> （Rothstein，2002:146）

罗思坦对人口健康科学理念感到失望，因为这一理念否定了上文中的二元性，政府（或者其代理人）不必占据二元中的一席。

> “以人口健康来定义的公共卫生”的策略是不明晰的，因为不同的行动方采用千差万别的策略来应对同样的健康问题，需要应对的健康问题的严重程度也不尽一致，而且他们往往只顾着实现自己的目标，几乎没有协作或问责机制。
>
> （Rothstein，2002:146）

他进一步强调选择宽泛的人口健康模式是“不明智的”。把“政府和非政府的活动”混杂在一起，玷污了法律 / 道德权威(Rothstein，2002:146)。他对宽泛定义的否定导致的主要现实后果是“解决深层次社会经济和政治问题超出了公共卫生的行动范畴”(Rothstein，2009:86)。

罗思坦的自由派政治理论的侧重点源于对限制政府权力的必要性的合理担忧，正如我们之前讨论过的“边界问题”源于对
86 限制各类医疗卫生专业人员权力的必要性的合理担忧一样。从理论层面来看，人口健康科学从未反对过这样的担忧。事实上，研究发现，即使是很平常的国家政策(如城市规划中的人行道设计)都会产生巨大的健康效果（如锻炼对心血管健康的影响），这也鼓励了人口健康科学去详细了解并审视政府行为（Rudolph et al. 2013)。

霍兰（Holland）在其重要的当代公共卫生伦理学著作中论

述了他拒绝宽泛的公共卫生模式的思想历程。在书的开头部分，他就在斟酌自己是否应该写一本“从概念上、政治上和地理范围上都有重大建树，并号召世界范围变革”的著作，但他自己否决了这种策略（Holland，2015: 5），同时他也怀疑是否能说服“高度政治化的读者群体”接受狭隘的公共卫生和公共卫生伦理。他甚至认为持有这样观点的学者不能被称之为学者——倡导这样（宽泛）行动计划的“读者”是“改革行动者，而非学者”（Holland，2015: 6）。宏大的道德目标和政治改革的伦理必要性超出了霍兰所主张的主流公共卫生伦理范围，这足以说明公共卫生伦理这一学科可以在多大程度上偏离现实世界中公共卫生实际面临的伦理挑战。

豪斯曼撰写了一本以政治理论框架构建公共卫生伦理的著作，其中区分了在健康指标测量哲学方面的“私人”与“公共”价值；每个人的健康都对实现他们的自身利益有巨大贡献（例如，我的身体健康对我作为父母，能与女儿活跃的生活方式保持一致而言很有价值），也对公共利益有一定的价值（例如，我的各项身体素质符合美国健康政策对那些需要相对较少社会资源的健康个体的要求）（Hausman，2015:157）。但是，豪斯曼认为所有的公共利益都要通过国家输运；社会与其成员某些方面的健康状况利益相关，并通过国家作为代理来推行健康政策，进而获得增益，而国家时常也会把这些政策的细节委托给个人和其他机构来实现（Hausman，2015:154）。这紧扣了前述公共卫生讨论中个体与国家的二元对立。

罗思坦、霍兰和豪斯曼的著作都提供了很好的例子来说明个体与国家分立的自由主义哲学是如何把关于什么是合适的公共卫生行动的讨论转向了体现政府权威的公共卫生理念。这一做法先入为主地排除了人口健康科学，因为后者否定了这种二元对立，主张形成各部门之间的合力（详见第八章）。人口健康科学性的前提基于允许每个人口健康问题的特点来决定哪些社会部门应该参与、如何参与。国家并不自动占据人口健康实践的主导地位。每个人的健康都同时被漫长的社会生活中一系列眼花缭乱的因素影响，这些影响有好有坏。很少有哪些影响因素直接受到国家的控制。在美国，一次针对医院的调查显示这些（往往是非政府的）医疗机构迫切希望转向“人口健康”模式来服务他们的社区；他们也有权这样实践下去，即使政府决定拒绝这类模式
87 （Health Research & Educational Trust，2015）。

人口健康科学和治理领域的文献开诚布公地讨论了国家其实无力去强行规定一整套完备的自上而下的健康促进政策（McQueen et al. 2012b）。相反，国家可以担任跨部门合作的促进者或协调者，以保证各方都接受这样跨领域的合作；“当下最紧要的是促进政策治理，以敦促管辖范围内各个层级的政府内部各部门、非政府部门、学术机构和私营部门的跨领域工作。”（McQueen et al. 2012b:ix）仅在部分情况下，人口健康干预是国家权力（直接或间接）的体现，因此在公民通过集体意志和同意服从统治来限制政府权力的模式下对其进行批判是站不住脚的。我并非第一个反对狭隘公共卫生理念的哲学家，我借鉴了丹尼尔·戈德堡（Daniel Goldberg）所青睐的“宽泛”和“狭隘”的表述，这出现在他反驳罗思坦关于公共卫生必须被定义为高度束缚下的国家权力运作的文章中（Goldberg，2009）。

戈德堡针对“反对边界问题”从公共卫生伦理视角提出了

令人信服的反驳，他的论证主要源于布鲁斯·林克（Bruce Link）和乔·费伦（Jo Phelan）提出的突破性的“根本原因”（fundamental causes）理论，并部分基于将健康融入所有政策的理念（Goldberg，2014）。“根本原因”理论作为健康因果关系的核心，将在第五章详细论述，这一理论提出了一个得到了现有数据支持的模型，来解释人类生活中“上游”的社会和环境特征(例如财富)是无数“下游”健康效应的根源（Link and Phelan，1995）。戈德堡试图化解对边界问题的担忧，进而为麦迪逊·鲍尔斯(Madison Powers）和露丝·法登（Ruth Faden）的“健康自足的社会正义”理论辩护(Goldberg,2014)。这一理论是“可行方法”(capabilities approach-Sen）的变体，鲍尔斯和法登列举出了生活的六个方面，即作为人的“能力得以实现和运行”（functioning，而非仅仅是有能力实现和运行)，来说明什么意味着人们有充足的福祉，这六方面包括“健康，人身安全，推理论断，尊重，依恋和自我抉择”(Powers and Faden，2006: 16)。

有部分经验数据支持通过社会改革来实现健康促进这样的宽泛模型是行不通的，但戈德堡摒弃了这一主张，并提出事实上有很多证据表明，在狭隘公共卫生模式之外的活动能够并切实地改善了健康（Goldberg，2014)。随后他纠正了在边界问题上其他的经验性误解，如否定宽泛的社会运动可以作为健康促进手段。他引用相关经验数据证明，这样的社会变革确实具有成本效益，并提出伦理上的反驳说，即使实现社会公正会带来高昂的经济成本或政治困境，也不意味着社会公正不应该成为我们的侧重点，有时候正确的事情也正是困难的事情（Goldberg，2014)。但是戈德堡淡化了哲学家对“边界问题”忧虑的深度和广度，尤

其是他引用鲍尔斯和法登来反驳其他关于“边界问题”的异议，
88 而这二人恰恰也提出了对边界问题的异议。

五、一个不必要的哲学假设：如果X变为一个公共卫生问题，那么它必须主要是或完全是公共卫生问题

一些关于边界问题的反对意见是基于下面这个错误的哲学假设：如果将健康定义为包含完整福祉的许多组成部分，那么这一定义将把这些组成部分带离它们原本隶属的人类生活层面。比如说，要想过上健康的生活，我的社区内的居民应免受家中亲密伴侣的人身攻击以及社区中的暴力犯罪。但是，将这两种情况视为与健康相关让一些哲学家忧虑，担心这样的健康定义会使其篡夺其他重要事项，如人身安全在概念上的重要性，并侵占了用于解决这些事项的社会结构原本的位置。这真的意味着医疗专业人员在篡夺司法机关的权威和职责吗？简而言之，并非如此。

人类健康作为福祉这样的整体论概念并不注定要将想要实现社会正义的各方面工作对立起来。健康可以包括福祉的所有方面，不意味着福祉的所有其他方面都被纳入或缩减为健康的一部分。鲍尔斯和法登在解释他们为何拒绝世界卫生组织关于健康作为完整福祉的积极概念上，就是错误地假设了上一论点的反命题。尽管他们承认“普遍认为宽泛的公共卫生领域是正确的观点，我们也赞同这一诠释，”但是他们“还是担忧，有时候公共卫生在它的行动方向上显得太宽泛了，没有制度上、学科上和社会上的界限，失去了真正的核心，无论是恐怖主义、收入不平等或

者自然灾害都可以被视为是公共卫生问题”(Powers and Faden，2006:10)。这显示了他们的部分担忧，也就是将健康定义为福祉会自动将福祉的其他所有方面都变成健康的附属，或使它们显得不如健康重要，导致健康成为替所有平等性政策提供辩护的唯一的道德基础。举例来说，他们援引那些基于健康理由反对“阉割女性”的法律，但坚持认为这种做法同样侵犯了福祉的另外两个方面：

> 人身安全和自决权。在这个例子中，政策公平性的道德基础源自福祉的三个方面，没有哪一方面能被归结于其他方面。每一方面都提示我们阉割产生的一种独特的不公正性。
>
> （Powers and Faden，2006:17）

我同意强制女性割礼会造成多方面危害的观点。但是我不赞同在元哲学层面上的这一假设，即承认问题出现在健康方面一定会导致健康上升为平等性“唯一的道德基础”。他们认为宽泛的、类似世界卫生组织对健康的理解会将人身安全等政策置于健康的道德圣盾之下。正如扬对这一担忧的描述：

> “卫生部将成为万事部!”
>
> （Young，2005:3） 89

如此多的担忧使我感到困惑，因为我从未理解为什么健康作为完整福祉就意味着福祉的各方面——精神、情感、安全、社会联系——必须与健康共存于互不交涉或者有高低层级的关系。完整的健康状态包括人们为了获得所信仰宗教的恩惠而进行仪式性文身或（以佩戴首饰的）穿孔的自由。同时，精神福祉也包含了这一权利，无论你是怎样定义它。那么矛盾的张力究竟在哪儿呢？我留给人身安全方面的学者去解释哪些问题属于他们关注的范围；他们是否认为一些我视为健康问题的现象也属于安全问题，我找不出理由支持这个元哲学意义上的假设——我们必须像敌对方一样争夺领地。鲍尔斯和法登选择了一个特别不恰当的例子，因为他们提倡多维度的福祉，但他们的例子却掉入了将“阉割女性”作为侵犯了三种形式福祉的单一类型伤害的陷阱。相反，钻研非洲的“女性生殖器官手术”这一习俗和伦理问题的学者告诫我们，关于“阉割女性”的措辞大体上都过度简化了相关习俗的多样性、文化意义和道德考量（The Public Policy Advisory Network on Female Genital Surgeries in Africa，2012）。能体察人类福祉具有*多维度*（multidimensionality）首先要体察人类福祉具有*多样性*（diversity）。我作为一名犹太人，男性割礼（male genital cutting）对我和我的家人除了具有医学意义之外，还有精神象征意义，而这一习俗对我大多数的邻居并没有类似的精神意义。划定哪些属于健康，哪些属于有精神意义或者人身安全等界限是因人而异的（与背景相关），而且每个领域的界限都会和其他领域有所交叠，这些特征并没有根本的矛盾。

以枪支暴力为例，这是对人身安全产生威胁的典型例子。将枪支暴力视为人身安全问题同时也是健康问题的话，会使我们从中受益。枪支暴力对我们的健康有直接影响（子弹对人体的伤害是公认的）。而如果人身安全在很大程度上是健康的组成部分，这将引导我们视整个警察系统、刑事司法、私人安全行业以及所有其他安全事项都与健康相关。以南非白人群体中大量的封闭式社区和私人持枪情况为例，这是事实上的延续隔离和不合理的社会不平等，部分取代了南非过去法律上的种族隔离（Apartheid）（Scheper-Hughes，2014）。健康和安全（包括拥有枪支）有很多重叠。同时，许多富裕国家都存在原著民监禁率过高的问题，这一事实也进一步造成健康差距（King et al.2009）。总体而言，因为遭受暴力和不安全感的双重打击会直接以及间接诱发生理压力（Kirk and Hardy，2014），这一事实将人身安全和健康紧密联结起来。

即使所有或几乎所有的“人身安全”（Powers and Faden，
2006）都会影响社会福祉以及我支持的健康定义，“人身安全” 90
依然可以保持其独特的概念地位和实用性。刑事司法理论和刑事司法实践在这里仍然至关重要。奇怪的是，尽管鲍尔斯和法登前面提到对健康宽泛的行动范围有所担忧，但他们在其他地方并没有认为福祉各个方面有所重叠是一个问题。“我们所列的单子上的那些诸多方面的福祉具有的独特性，仅仅在于它们代表了人类蓬勃发展所需的道德重要性。且它们无法被简化到其他方面”。有鉴于此，也许他们的担忧源自健康和某方面福祉如人身安全所产生的重叠的性质，因为或多或少地所有人身安全都可以从概念上和实践上归结于健康，而健康则远不止于人身安全。

文卡塔普拉姆试图通过将健康归类于“元能力”来解决各方面福祉之间重叠的争议（另请参见 Hausman，2015），但事实上这种方式加剧了将健康问题视为所有其他福祉的主宰的恐惧（Venkatapuram，2011；Schramme，2016）。麦耶尔（Meyer）和施瓦茨（Schwartz）告诫我们要警惕“社会问题的公共卫生化”，这可能导致整个关于贫穷的“讨论”被公共卫生所占据，而排除了所有其他考量（Meyer and Schwartz，2000）。文卡塔普拉姆通过将健康视为元能力，为解决边界问题提供了一个可能的选择。比起将健康视作高于其他方面的福祉的层级型关系，我更倾向于任由福祉的各个维度在同一层面上交叠。至少，健康和其他方面的福祉有所重叠并不意味着我们必须将之视为层级关系（hierachical），在这一点上我坚持己见。健康可以浩瀚包罗却不需占据支配地位。生活上福祉的组成部分——有清洁的水源、孩子和照护者之间的联系、能安全自由穿行于社区等——都可以隶属于健康，也同样隶属其他某种福祉（精神上的、情感上的、安全上的，或者你随便选的某一类）。从反面来论证这一观点的话，如果有人要将精神福祉定义成包括健康的话，我丝毫不觉得这对我所提倡的宽泛的健康概念有所威胁。第二章的案例研究恰好说明了宗教意义上的福祉，环境 / 生态系统意义上的福祉和健康意义上的福祉对立岩苏族地区居民而言在概念上是一致的。无论我们怎样对边界精雕细琢，各方面的福祉几乎一定会有重叠。因此认为福祉各方面重叠的部分必须竞争隶属权是有害的且毫无必要的假设。

六、一个不可靠的经验性预测：宽泛的公共卫生定义（广义的概念）可导致对公共卫生专业人员或他们所服务的人群的伤害

世界卫生组织的健康的社会决定因素委员会精心解释了社

会生活中习以为常的因素对健康会产生明显而强大影响的性质和范围。休闲方案、社区规划、文化上对妇女的态度，交通方式选 91
择，工人获得工会集体谈判服务的机会等，就像长期以来被认为是健康相关的诸如饮水卫生，药品安全和医院手消之类的问题一样，都是健康相关事宜（Commission on Social Determinants of Health，2008）。

> 改善日常生活条件——即人们所处的出生、成长、生活、工作和衰老的环境。解决权力、金钱和资源的不平等分配——这些日常生活环境的结构性动因——无论是在全球、国家还是地方层面上。
>
> （Commission on Social Determinants of Health，2008:43）

公共卫生 / 人口健康学界花了一些时间才使这样的主张被听到和接受。在美国，差不多整个 20 世纪都致力于“发展生物医学科学”（Bio-medical sciences），在这种模式下，“行动主义与科学的客观倾向相矛盾”，即使累积了大量关于健康不平等的令人不安的数据，“公共卫生依然不愿意逾越自己的专业界限”（National Association of County & City Health Officials，2014:7–9）。根据影响广泛的全国县市卫生官员协会（National Association of County & City Health Officials）的说法，这一问题的解决方案就是要无视边界问题，因为他们的相关报告的标题就是“拓展边界”（National Association of County & City Health Officials，2014）。

戈德堡认为“健康融入所有政策”是一项大有前途的策略，并且为越来越多的人口健康促进实践所采纳。“健康融入所有政策”由来已久，且被广泛采纳，这是对那些认为采纳这种策略会导致不良后果的观点的有力反驳。事实上，这一策略完全符合整体性人口健康哲学的理念——只有通过合作才能实现目标。

> 公共卫生机构和组织必须同那些最适合制定政策和开展实践的部门合作，来共同推进健康社区和健康环境建设，以确保获得通过健康公共政策而实现的共同利益。
>
> （Rudolph et al. 2013:1）

这些对彼此合作的规劝应该可以减少一些关于人口健康科学的边界扩展后将走向扩张主义（imperialism）的担忧。

相反，罗思坦预测如果将社会问题视为公共卫生，不仅没有前景，而且或许会适得其反：

> 战争，饥荒，犯罪，贫穷，失业，收入不平等，环境
> 问题恶化，经济发展停滞，侵犯人权，教育水平低下，住
> 92 房不足，自然资源匮乏和政府行动迟缓。将这些社会问题
> 称为“公共卫生”问题于事无补，而且……可能反而会阻
> 碍其改善。
>
> （Rothstein，2009:86）

他在下文将举证的责任交给他的对手戈德堡，希望他提出证据来证明以公共卫生的方式来解决此类社会问题确实行之有效（Rothstein，2009:86）。现在如果用心去找就会发现这样的证据确实存在。招募儿科医生作为公共卫生盟友来宣传枪支安全重

要性，的确增加了枪支的安全存放（Barkin et al. 2008）。印度一直在进行雄心勃勃的城市重建计划，旨在使该国“摆脱贫民窟”，改善“住房、供水、卫生……教育、卫生和社会安全”（Ministry of Urban Housing and Poverty Alleviation，2010:1）。正如本章末尾的案例研究所述，我之前曾论证关于气候变化的传播研究表明，当被重新定义为“公共卫生”问题时，这些气候变化的信息变得更加令人信服（Valles，2015）。但是，这些仅是一些粗略的示例。很多文献像世界卫生组织社会决定因素报告（2008）提供了丰富的证据证明许多社会变革，可以、曾经、也应该被视为公共卫生问题（当然，不排除有其他原因来促进这些变革如改善住房）（Commission on Social Determinants of Health，2008）。

健康融入所有政策，既是一种策略也是一种行动精神，近几十年来被广泛采用，只是直到 2005 年左右这种提法才开始流行，所以像是刚出现不久的新概念。《拉隆德报告》（Lalonde Report）已经开始敦促健康促进政策要合作协调，包括卫生政策、修改危险驾驶法律以及加强公共运动休闲设施等（Lalonde 1974）。《阿拉木图宣言》（Declaration of Alma-Alta）也提倡跨部门的合作来改善健康（International Conference on Primary Health Care，1978）。到了颁布《渥太华宪章》（Ottawa Charter）的 1986 年，世界卫生组织理事机构已经将“为促进健康展开跨部门行动”作为其优先考虑的方针（World Health Organization，1986a）。两年后，这一理念形成了名为“健康公共政策”的行动计划，提倡“在所有政策领域都要明确关注健康和公平”（Second International Conference on Health Promotion，1988）。在 21 世纪头十年，“健康融入所有政策”是新瓶装旧酒（Ståhl et al. 2006）。

这一理念本质上还是和从前保持一致，而且相关的文献研究也都公开承认这一点（Centers for Disease Control and Prevention，2015）。

现在对于大部分从事人口健康促进的主体，无论是否有政府委托，健康融入所有政策即是他们的准则，健康促进就是要通过广泛的政策措施和行动来实现。第二章介绍的苏族水源保护者为了实现人口健康，争取健康决定因素的控制权，和政府干预进行抗衡。在私营部门，工作场所一直在推行有效的压力管理计
93 划，来促进雇员的身心健康，降低旷工、改善血压等(Richardson and Rothstein，2008)。作为研究的人口健康科学很大程度上由非营利组织罗伯特·伍德·约翰逊基金会（Robert Wood Johnson Foundation）领导，填补了政府和世界卫生组织的缺位（见第六章）(Gottlieb et al. 2016)。

囊括了远多于国家行使权力的宽泛公共卫生 / 人口健康干预理念并不是什么全新的概念。它比预言通过多方面人口健康动员来实现“健康融入所有政策”模式将带来潜在危害要早得多。既然我们已经拥有了历史纪录，那么这些批评者需要找出这类政策带来的实际危害。我不否认当下健康领域存在一些可怕的趋势，例如贩卖疾病（disease mongering）以及将正常的人类变异视为疾病（可参见我在 2012 年发表的“Lionel Penrose and the concept of normal variation in human intelligence”一文中对身材矮小不合理的疾病化的批评）。特别重要的是，这种医学化人类差异（例如身材矮小）的霸权倾向主要源于生物医学模式下对健康的理解，这一模式下健康的概念常被用于提出新的疾病，并通常伴随着利润高昂的新疗法。

狭隘地将健康干预措施严格限制在疾病的预防 / 治疗并不能阻止生物医学模式的霸权倾向——总是有新的人类生活的一部分可以被病理化，有新的疾病可以被提出（发明?），并且有昂贵的新药丸来改善一切。即使采用最狭隘的生物医学模式来定义健康和划定卫生专业人员的执业范围，也无法阻止富有创造力的或许也是利润驱动的霸权主义。这种情况至少使那些担忧宽泛人口健康模式是更危险的霸权显得有些反直觉。正如亚拉之前反驳那些认为宽泛的健康概念隐含了医疗卫生无限扩张的哲学家，人口健康理念恰好是对抗这种趋势的力量而非造成这种趋势的原因（Arah，2009）。如第二章所示，人口健康科学深深植根于《拉隆德报告》（*Lalonde Report*，1974）、麦基翁（McKeown，1976）的文章、《布莱克报告》（*Black Report*，Black et al. 1980）以及其他振聋发聩的经验教训——无限扩张医疗卫生部门，不仅会带来其他负面反噬，同时令人遗憾的是，这一策略也并不能有效地改善健康。

七、公共卫生的界限究竟应该宽泛还是狭窄：选哪边犯错的认识论风险更大

我们应该追求宽泛的还是狭隘的公共卫生 / 人口健康模式？无论选哪边都必须要面临伦理上的取舍，因为我们的选择决定了执业范围合理的边界。如果公共卫生组织以官方名义倡导公平工资法律是必要的健康措施，这是否合适？或者如果它们不这么倡导，是否在专业上不合适？我已经言明了采取宽泛的理念是值得

且合适的种种理由。但如果还有哪些读者依然不能信服的话，我建议他们考虑当下利害攸关的认识论风险——选择过于宽泛的理
94 念还是选择过于狭窄的理念，哪种情况犯错的风险更高。关于约束和加强人口健康科学研究和实践的边界，我们到底该持有多少戒备是有争议的，而面对这一持续不断的争议，我们最好暂时采取宽泛的策略。

希瑟·道格拉斯（Heather Douglas）重新唤起了我们对一个经常抛之脑后的经验的注意，当我们基于不确定的证据展开推理时，我们不仅要考虑证据的权重，也应考虑如果我们做了错误的推断会发生什么，即“归纳风险”，这一论点启发了一批活跃的哲学文献针对科学和价值观展开讨论（Douglas，2000）。最近比德尔（Biddle）扩展了这一论点，提出了更普适化的“认识论风险……犯错的风险”（Biddle,2016:202），并且比德尔（Biddle）和库克拉（Kukla）已经对目前认识论风险的形势进行了描绘（Biddle and Kukla，2017）。我们当下的问题是，在现有证据支持下，以及考虑二者择一可能的后果，我们到底该转向宽泛的还是狭隘的公共卫生 / 人口健康概念呢？换言之，如果必须犯错，那么到底是错在宽泛这边更保险，还是错在狭隘这边更保险？在我看来，更保险的选择是宁可在宽泛这边犯错。

如上文所述，我对宽泛的公共卫生模式如此乐观的首要原因是，它已经运营了数十年却未曾引发过那些人所担忧的灾祸。哪有什么灾祸呢？选择过于宽泛的模式会为将来带去未知风险吗？那些建议我们支持狭隘公共卫生模式体现了根深蒂固的保守主义，狭隘的公共卫生主张平衡个体利益和政府干预，它主导了20 世纪公共卫生理论，也激发了人口健康科学和社会医学（以

及其他学科）的崛起和反击（Evans et al. 1994；Anderson et al. 2005）。这种保守主义最好的例子也许是爱泼斯坦（Epstein）源于古典自由主义传统对狭隘模式的全力辩护（Epstein，2003）。他否定了马尔莫号召通过经济改革来压低健康—财富陡峭的梯度，并声称不平等是世界范围内逐步取得的健康和经济收益的必然结果（Epstein，2003）。历史学家理查德·诺瓦克（Richard Novak）的回复拒绝在宽泛和狭隘的公共卫生之间做出选择，但他的回复从整体上拆解了爱泼斯坦和其他学者无视历史、积极乐观，甚至浪漫化的观点来理解经典的公共卫生是什么、能做什么（Novak，2003）。这种狭隘陈旧的公共卫生模式不仅可以毫不违和地与美国黑人种族隔离法律（Jim Crow Segregation laws）所带来的令人震惊的（健康或其他方面的）不平等并存，甚至可以成为压迫妇女、少数族裔以及其他边缘化人群的潜在工具，以妨碍公共卫生为名，对这些群体实施强迫性绝育、滥用治安权、歧视性隔离、无情地破坏那些被视为不卫生的住房等（Novak，2003）。这些令人发指的史实提醒了我们，作为政府授权行动的狭隘的公共卫生模式未必没有效果，只是这些健康促进的效果集
中在了某些特定的目标上。 95

回到我上文提出的关于公平工资法律的问题上，公共卫生学界毅然决然地站在了提倡最低工资的一边，他们从专业的角度进行号召，毕竟一个相当直观的理由是，公共卫生要求公众能够生存。我同样为看到医学专业组织能够站出来反对社区枪支泛滥而感到振奋（American Pediatric Association et al. 2016）。布罗德本特和爱泼斯坦单独挑出迈克尔·马尔莫，批评他过于雄心勃勃地提倡宽泛的人口健康促进的行动纲领，但是马尔莫领衔的世界

卫生组织委员会在其报告中用了大量的篇幅，致力于精确地描述现有的关于可怕的健康不平等的数据，揭示了为什么这些在道义上站不住脚的不公正现象必须改变，也提出了如何改变这些不公正的建议。例如，造成健康损害的社会不公正令农村人群深受其害，我们必须纠正这些不公正："城市扩张带来的不公正后果必须通过行动予以纠正，解决农村土地所有权问题，确保务农生计可以支持健康生活，投资农村基础设施，制订支持从农村到城市迁移的政策"（Commission on Social Determinants of Health，2008:4）。

我承认当政策制定者权衡提案的成本和收益时，的确会有对健康问题的考虑超越其他方面考虑的风险，例如前述的最低工资法，但是重要的是，要记住健康融入所有政策的努力是为了纠正那些非医疗卫生政策制订中完全不考虑健康，这种缺席是不可接受的（Rudolph et al. 2013）。我们的提议并非要把健康置于其他考量之上。一个关键的建议是我们应该为所有政策定期实施"健康影响评估"一类的措施（Rudolph et al. 2013）。根据我们在第二章描述的付出巨大代价而学到的教训——健康和疾病的原因密布于社会生活的方方面面，这样的评估有助于我们了解政策所带来的健康效应。如果不考虑对目标人群的饮食和健康所产生的影响，就制订农业法规这类的政策实在是鲁莽、荒谬。没有远见的政策制订者可能在选择工作的侧重点上失误，将健康效应置于其他考虑如经济稳定性之前，但根据过去的经验，出现相反情况的可能性更大。健康效应占据了政策制订者的大部分考量的风险是在"循证政策"的时代所有政策背景共有的问题，这一问题还伴随着设定不合适的考察指标所带来的后续风险，哲学家南希·卡特赖特（Nancy Cartwright）和经济学家杰里米·哈迪（Jeremy Hardie）在他们 2012 年出版的书中详述了这些问题（Cartwright and Hardie，2012）。可以肯定的是，在城市规划、农业法规、儿童早期教育、枪支管制等方面，对健康效应的关注远远没有过度。这一论断对气候变化同样适用，本章的案例研究会对此详述。

宽泛的公共卫生和健康促进会带来严重的风险，但这样的危险，包括污名化、强迫、文化帝国主义等，在任何公共卫生干预中都存在，无论是宽泛的还是狭隘的。例如，公共健康营养对肥胖的定义被认为是不负责任的污名化或谴责受害者（Adler and Stewart，2009）。与此相类似，布托（Buetow）和多切蒂（Docherty）努力将人口健康的考虑排除在初级医疗保健（primary care）之外，部分源于之前误导性的关于减肥和健康的公共卫生 96
宣传（Buetow and Docherty，2005），尽管这样的证据性错误在所有健康研究，包括不断发展的初级医疗保健实践中都会出现。基于现有证据，我们总会出现误判。而且，即便有充沛的证据，无论在枪支管制法方面还是儿童接种疫苗方面，不合理的实施方法也会造成健康促进干预极其有害。科根的判断是正确的，他认为公共卫生伦理关注国家应该发挥的作用，因此家长主义（paternalism）是公共卫生伦理核心（Coggon，2012:xiv）——我们必须制止政府扮演一种隐喻性的居高临下的父亲角色。但是，国家之外的主体，例如医生，同样也具有家长主义的能力（Childress，1982）——家长主义体现了不合理的权力分配，因此在人口健康中任何有权力附加的主体行动者都有可能会出现不合理的行为和家长式行为。社会生活中所有不平等的权力关系都存在滥用权力的风险——这是社会生活的事实，无论宽泛的公共卫生 / 人口健康理念还是狭隘的公共卫生理念都无法改变这一事实。但是，如果要在狭隘和宽泛之间做一个选择的话，后者更能预防在道义上不能接受的社会影响。毕竟宽泛的人口健康模式承诺去寻找并解决危害人类福祉的社会动力机制。更重要的是，它承诺通过参与和合作的方式来实现这一目标。如果我们必然会在选择过于狭隘或过于宽泛的公共卫生上犯错的话（McQueen et al. 2012a；World Health Organization，2015；Rudolph et al. 2013），还是让我们选择更宽泛一些吧。

八、结论：扩展人口健康哲学，使之跟上科学和实践的脚步

在本章中，我认为公共卫生哲学家们在划清公共卫生与非公共卫生的边界上犯了错误。相反，我提出了一个乐观的哲学假设，即人口健康促进实践不需要预设这样的边界。使用当下在人口健康学界流行的术语，我提出了支持“健康融入所有政策”的哲学论证。我回顾总结了对于这类宽泛的人口健康理念的反对意见，它们主要来自哲学家。他们建议有必要限制健康促进活动以保证健康的概念和医疗部门不会无序扩张或成为霸权，进而侵害健康和人类福祉。立足于前人的哲学工作（Arah，2009；Goldberg，2014），我反驳推翻公共卫生的边界——正如人口健康科学所做的那样——既不会在哲学上做过头，也不会在实践上做过头。

值得在这里指出的是，人口健康理论专家金迪格对担忧人口健康变得“如此广泛以至囊括一切”的回应——他说，“人口健康理念的内在价值在于它有助于健康和健康结局的诸多影响因素的知识相互融合”（Kindig，2010）。人口健康科学欣然接纳了 97
宽泛的公共卫生模式，看似荒唐地试图解决所有问题，但是这一模式的拥护者之所以这么做，是因为现有的经验证据使他们认识到健康的影响因素广泛地分布于所有社会生活的角落（见第二章）。

人口健康科学的范围很广，但是我们可以在接受这一点的同时不支持健康专家的居高临下或霸权主义。第二章展示了一场智识危机，因为我们逐渐认识到社会中健康结局可能的进路比我们一开始预想的更加曲折和纷乱，而且健康的社会影响因素也是同样的杂乱无章，根源深入程度超乎我们的预期。人口健康敦促我们从整体上思考这个问题，把人口健康想象成一个完整的同时令人困惑的盘根错节的大树。倡导这样一种大局观的思想既是一种大胆的乐观主义（我们能做得更好），也是谦虚地承认没有哪个单独的主体能够独立地理解或者照料这个大树。每个人，社会的每个部门（包括政府），每项措施和每个健康相关的学科都提供了“仅仅一部分而非全部”（Kindig，2010）。

我已经论证了那些试图限制以健康促进的名义开展实践的想法是不明智的，而且历史也已经驳斥了它们。通过宽泛的人口健康模式开展行动，推动某种形式的“健康融入所有政策”，这些想法最早可追溯到 20 世纪 70 年代（Lalonde，1974）。至今为止，这些做法的效果是非常积极的，也使得那些预言采取宽泛模式会造成潜在威胁显得古怪。公共卫生哲学需要接受宽泛模式已经成为公共卫生和人口健康学界的广泛共识 / 主流观点。第五章（第二小节的下半部分）将继续论证这一点，我们将展现人口健康科学中对因果关系理解的创新会为我们采纳宽泛模式提供进一步的理由。

第五章将考察人口健康中的因果关系，描述如何从大规模的健康因果关系网中找出正确的原因和结果，对其加以研究及干预所带来的挑战。下一章将重点描述由布鲁斯·林克（Bruce Link）和乔·费伦（Jo Phelan）提出的健康的“根本原因理论”，这一理论和宽泛的人口健康模式诞生于同一历史时期（20 世纪 90 年代试图从更宽广的视角来审视健康，以及社会生活中健康的“上游”影响因素）；戈德堡在他对边界问题的哲学反驳中引用了这一理论。林克和费伦认为，在政策辩论中健康专家应解释清楚“最低工资、为无家可归者提供的住房、资本所得税、育儿假期、学前早教 / 迎头赶上计划（head-start program）或其他此类行动”其实也是十分有影响力的健康政策(好的或者坏的影响)，即使多数普通人可能并不这样认为（Link and Phelan，1995:90）。宽泛的健康促进理念与那些显示健康受到以及如何受到广泛因素
98 影响的理念息息相关。

案例研究：全球气候变化

为了说明健康问题迫切需要宽泛的人口健康概念以及多种干预手段来改善，全球气候变化也许是一个最好的例证。《柳叶刀》（*Lancet*）杂志和伦敦大学学院全球健康委员会研究所在他们影响广泛的报告开头就宣布：“气候变化是 21 世纪全世界所面临最严重的健康威胁”（Costello et al. 2009:1693）。对某些人群，

部分气候变化现象是有益的（对于我和许多在我所在的北部城市的居民而言，冬季平均气温更高是很有吸引力），但是气候变化的健康效应绝大多数是负面的——世界各地的人群已形成了适应当地特殊气候的文化：建筑材料、农业系统、交通设施、生活习惯等都是在特定的气候下运行发展的，因此气候上相对迅速的变化对上述类似的社会结构都产生了威胁。中暑变得更加频繁，水源性疾病如霍乱发病率上升，农业减产导致了营养不良的流行，由于压力如流离失所导致的心理健康危害加剧，以及出现了其他很多正在发生并会在未来恶化的健康损害（Smith et al. 2014:741）。图 4.1 以简化的概念关系图展示了气候变化和人口健康之间的因果动态关系。

这里值得注意的是，人口健康科学的理论框架特别适合分析气候变化，一部分原因来自它包括了对健康随时间发展趋势的考虑，这部分在第三章我们已经详述。这一点很关键，因为气候变化伦理学家已经确证了气候变化特殊的伦理挑战很大程度上缘自其代际性的危害——因为我们引起气候变化的行为会造成未来几代人遭受比我们更严重的后果（Gardiner，2001）。凯斯和加利亚对人口健康科学的定义明确包括了该学科对这一问题的关注——社会互动中的健康因果途径如何在生命全程中发展以及在代际之间发展（Keyes and Galea，2016b:634）。

然而，即使许多专业领域的人口健康学者已经开始关注气候变化，这一问题依然处于生命伦理和公共卫生伦理讨论的边缘（一些例外包括 Dwyer，2009；Resnik，2012；MacPherson 2013；Valles，2015）。尽管来自哲学视角的关注度严重不足，人口健康的学者依然肩负起责任接受挑战。世界卫生组织健康的社会决定因素委员会赋予了气候变化重要的位置。这也是它应得的。全球气候变化是一种健康危害，加剧了现有的健康不平等。

> 气候变化是与健康不平等相关的重点关注领域。气候变化、城市化、农村发展、农业和粮食安全是相互交织影响的人口健康和健康平等的决定因素。
>
> 99 （Commission on Social Determinants of Health，2008:196）

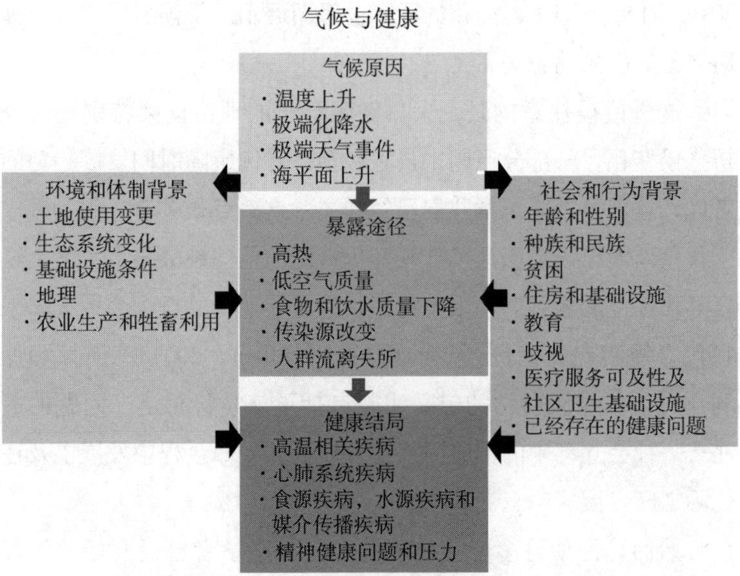

图 4.1 阐明气候变化如何影响人类健康的多重暴露途径的概念示意图

来源：Balbus et al. 2016：30。

该委员会愿意公开阐述他们行动规范——明确其道德立

场——与联合国政府间气候变化专门委员会（IPCC）无行动规范指向性的观点形成了令人欣慰的对比，IPCC 声称："本机构的工作与政策相关，但我们的立场是中立的，也不去设定政策的行动规范"（Intergovernmental Panel on Climate Change，2016）。这种情形类似于关于公共卫生边界问题的讨论。IPCC 选择了政策中立的官方立场，就像公共卫生学科选择了科学的客观性，使其无法在社会运动扮演更重要的角色（National Association of County & City Health Officials，2014:8）。人口健康学者和在公共卫生相关领域的志同道合者，已经基本抛弃了要限制公共卫生边界的观点，尽管他们会参与相关讨论或者提出建议和提供评估。

健康哲学家相对不重视气候变化，部分原因源自他们对公共卫生边界根深蒂固的坚持。基于边界问题的理由，罗思坦、鲍尔斯和法登各自提供了一份清单，罗列了他们所怀疑本不应属于公共卫生的问题：罗思坦列出了"环境退化"（Rothstein，2009:86），鲍尔斯和法登列出了"环境和职业危害"（Powers and Faden，2006:10）。既然已经从理论上质疑了气候变化可以被视为公共卫生问题，那么这样一来公共卫生伦理领域缺乏对气候变化的讨论就不足为奇了。这样的忽视很大程度上导致气候变化的讨论被归结为"环境问题"，而非"公共卫生问题"（Myers et al. 2012: 1106）。

如果过分强调气候变化是环境问题（威胁抽象的生态系统、非人类物种等——气候变化威胁北极熊生存），专家以外的人群几乎就没有动力去审视气候变化问题的严重性（Valles，2015）。我在 2015 年的一篇文章（Valles，2015）指出，如果我们把气候变化构想成公共卫生问题，那么我们有理由去乐观地估计公众对于气候变化的怀疑和冷漠会有所降低。基于对气候变化宣传的实证研究，梅巴克（Maibach）等人认为公共卫生专家的可信度不会因宣传气候变化受损，反而可以增加气候变化宣传的可信度和紧迫度。将气候变化视为公共卫生问题：

> 应会帮助人们联想到已经熟知的问题如哮喘、过敏和其他他们社群经历过的传染病。这种说法提供了机会，以便更多可靠的宣传伙伴加入，尤其是公共卫生专家和社群领导者/社区领袖。
>
> （Maibach et al. 2010:299）

后续研究同样表明公共卫生专家很适合成为气候变化的可靠信息来源。奇怪的是，事实证明（至少对已经被反复研究的美国人群而言），在气候变化产生的健康效应问题上，人们最信任他们的家庭医生/初级保健医生（Maibach et al. 2015）。

下一章关于健康因果关系，会集中讨论林克和费伦的“根本原因理论”，来理解社会因素（例如金钱）是如何从根本上促成一系列不尽相同的、正面或负面的人口健康模式。最近一篇文章（由林克与其他人合写）提到了从生命伦理视角考虑，医生迫切地需要接受“结构化因素认知能力”的教育的现状和原因。医生必须能够意识到患者的健康是由医疗卫生领域之外的因素决定的，例如在工作场所的污染暴露（Reich et al. 2016）。他们认为医生必须去理解这些影响患者健康的根本原因，甚至尝试去干预这些原因。结合梅巴克等人发现患者信赖医生作为对气候变化信息的可靠来源，以及赖希（Reich）等人处于伦理视角的劝诫，不难看出确实有紧迫的必要敦促医生加入人口健康科学，共同解决气候变化带来的健康效应问题。

邀请医生更全面地参与公共卫生 / 人口健康的社会政策讨论再一次引发了关于医学霸权主义的担忧——重要的是考虑医生或其他医学专家是否会独占讨论的话语权。此外，再次重申亚拉的观点，无论是哲学上还是实践中，我们都应该避免把健康问题和医疗卫生问题混为一谈（Arah，2009）。这一例子中的关键在于赖希等人建议医生参与到社会政策（如气候变化）事务中，并不是以司令官统率者的身份，而是作为多学科专业人士的一员，履行他们照料关爱患者的职责。医生是健康融入所有政策的多部门合作中重要的成员（Rudolph et al. 2013）。

即使出现医生和其他健康专家对气候变化问题兴趣大增的情况，气候变化的多维性充分地向所有关注这一领域的专家表明，无论从概念上还是实践上，健康或医疗都无法独霸气候变化的话语权。我已经证明了为什么边界问题不成为问题，尽管我能理解那些对边界问题忧心忡忡的学者。兹事体大，因此必须慎之又慎。我前面也提到了认识论风险的观点，谨慎意味着应当选择宽泛的公共卫生 / 人口健康模式。本章全球气候变化的案例研究表明了，当一个问题的公共卫生性质没有被政策制定者、公众甚至本应成为政策制定者、公众和人口健康科学工作者之间沟通桥梁的哲学家所理解时，会出现什么后果。

第五章

优先考虑正确的健康因果关系

一、从根源上应对人口健康问题

> 仅仅关注“皮毛上”的健康指标的话，健康领域之外的上游干预会被忽略掉，这样人口健康研究就只能停留在描述是什么而无法分析为什么。
>
> （McDowell et al. 2004:391）

健康因果关系中的哲学问题与健康促进的行动范围的哲学问题密切相关（第四章），后者又与蕴含于人群社会生活的各种情况（第二章）的健康的内涵密切相关（第三章）。健康是社会背景下全生命历程的完整福祉，因此健康促进活动也必须与之对应地延伸到社会生活的每个角落。这里有一个风险，如果人口健康科学的关注广度完全不受限制，它的关注深度不可避免会降低。个体健康、人口健康和社会生活的变化是有因果联系的……那又怎样呢？试图去理解和干预每一项因果关系是不现实的，也是愚蠢的。那么我们应该侧重于哪些健康因素呢？我撰写本章关于健康因果的哲学是认真考虑了道迪（Dowdy）和派（Pai）的告诫，“流行病学在学术研究上发展成了科学的学科，越来越重视客观性以及训练推断因果关系的方法”，但现实世界最需要的是“能把科学知识整合转化成实践的科学家”，即“负责任的健康活动家（activist）”（Dowdy and Pai，2012:914）。正如加里亚（Galea）所说：“如果你想要从事人口健康促进，就不可避免地承担起活动家的职责”（Galea，2018:227）那么哪种因果哲学最适用于在现实世界中促进有效的健康行动呢？本章将对此提出一些建议。

本章关注的并非一般意义上的人口健康因果哲学，而是要解决更特殊的一个挑战，即如何优先考虑正确的人口健康因果关 107
系。本章为人口健康提供了一种哲学视角来整理和挑选现存纷繁复杂的健康因果。很大程度上，本章所提出的人口健康因果哲学与布罗德本特在开拓性的著作《流行病哲学》（Broadbent，2013）中的观点形成鲜明对比。首先，我认为根本原因理论对人口健康科学有特殊重要的贡献（Link and Phelan，1995）。“根本原因”（例如“金钱”或“声望”）是灵活的社会资源，却也有独特的稳定性——他们的存在或缺乏一定会产生可预计的正面或负面影响，尽管产生这些影响的作用机制和健康效果大相径庭。随后，我总结回顾了布罗德本特对公共卫生文献中不假思索地使用“危险因素”（risk factor）的反对，并将之与人口健康科学文献中其他的反对意见加以对比。我证明了后一部分反对意见支持我们放弃布罗德本特所提出的解决方法——即对个体发病原因模型进行精雕细琢，而选择专注于人群之间发病率的差异背后的影响因素。这一章主张（至少）将部分注意力从对个体病因的关注转向追溯健康本源（salutogenesis）的因果关系是有价值的（Mittelmark et al. 2017）。本章的案例研究将以巴西抗击人类免疫缺陷病毒和艾滋病（以下简称为 HIV 和 AIDS）的例子来具体阐释上述建议。

二、"根本原因理论"

布鲁斯·林克和乔·费伦曾在 1995 年发表一篇被广泛引用的文章，在此文章及后续工作中，他们主张，某些健康的社会决定因素——"金钱、权力、威信"等等——不仅是流行病学上的因果关系——它们是"根本性原因"（Link and Phelan，1995；Phelan and Link，2005；Phelan et al. 2010；Reich et al. 2016；Phelan and Link，2015）。他们阐述了认识疾病的直接原因（或者说因果链上的近因）（显然）有助于改善人口健康，但"如果想真正摆脱根本原因的影响，必须解决根本原因本身"（Link and Phelan，1995:88）。他们解释了根本原因是那些能够增加和降低避免健康危害的能力的社会资源（Link and Phelan，1995）。资源是灵活的，因此它们的存在或缺席将通过诸多不同机制导致诸多健康结局（Link and Phelan，1995）。疾病风险千差万别且千变万化，但这些灵活的资源对几乎所有风险都有保护作用（Link and Phelan，1995）。

从哲学层面来理解根本原因是一个很大的挑战，因为这些原因造成的结果和作用机制不尽相同，甚至会出现看似矛盾的情况。以体重及其带来的健康影响为例，在高收入国家，贫穷是造成肥胖的原因之一（Nguyen et al. 2015）。而在低收入国家（包括那些刚迈入高收入门槛不久的国家），贫穷导致体重过轻。当今许多中低收入国家都出现了高贫困率导致的双重流行病的蔓延： 108
同一个国家范围内，在一些人群中肥胖导致健康问题，而在另一部分人群中体重过轻导致健康问题，而出现这样双重流行病的作用机制尚不清楚（Manyanga et al. 2014）。根本原因理论有助于我们理解这样奇怪的现象。贫困人群中的不同亚群会遭受迥异的健康危害，甚至对体重产生截然相反的效果，是因为他们都没有金钱来实现缓冲；有时候贫穷迫使人们忍饥挨饿，有时候贫穷也会迫使人们摄入过多的热量，打破了主要营养成分和微量营养成分的平衡。我们并不总是能认识到健康危害的作用机制，但我们可以有相当的把握断言，贫困人群中体重问题的流行是可以溯源到贫穷本身的。同时，我们也可以肯定，消除贫困会改善这些健康状况，以及许多其他健康问题（Doku and Neupane，2015）。

如第二章所述，马尔莫等学者偶然发现了一个特别有说明意义的例子，即白厅研究发现社会经济地位对健康有影响（Marmot et al. 1984）。只有通过积累世界各地其他人群中类似的数据，才能清楚地揭示了健康—财富梯度是广泛存在的——越富裕就越健康（Marmot，2004）。根本原因理论有助于我们构思这一效应的持续性（金钱可以为某一特定人群所遭受的健康危害提供缓冲），也有助于我们认识到金钱并不是唯一的缓冲剂，像污名化和种族歧视这样的因素也会以类似的机制运行（他们同样是能够保护部分人免受危害而导致其他人暴露于危害的社会因素）。

遗憾的是，“根本原因”一词本身有误导性。从任何普遍世界观的角度来看，根本原因本身并没有任何特别之处可以突出他们与生俱来的根本性。它们不必是最上游的原因，或是最基本的原因，或是复杂性最低的原因，或是时间上最先出现的原因，或具有其他方面独特的根本性。关于财产权、资本主义经济、个人主义或其他因素，是否以及如何在一定程度上成为贫穷背后的根本原因，我们可以一直争论不休，但是将贫穷作为健康的根本原因来研究的价值不在于它是否的确是资源匮乏及相应后果的真正源头。相反，“根本原因”应该作为研究和干预对象的重要性来自它们对人口健康会产生*稳定的*影响。“根本原因”是灵活的社会性缓冲剂，其存在或缺席会相对持续地产生积极或消极的健康效果，尽管在某个特定健康结局中某些特殊的利弊会大不相同，
109 并且导致这些健康结局的作用机制也会随时间和地点发生变化。

三、“根本原因”：重要性源自独特的稳定性

“上游”原因有很多称谓，归根结底大家都指向同一个问题。伯恩（Birn）呼吁人们关注“原因背后的原因”，即社会不平等的根源以及这些不平等的健康效应（Birn，2009）。琼斯（Jones）指引我们关注最上游“（那些影响）平等的社会决定因素”，即那些导致健康的社会决定因素分布比例失调的社会因素（Jones et al. 2009）。根本原因催生了一批有价值的文献，但它们的名称

有误导性，让人误以为它们必然以某种形式作为因果链中最终的一环。让我再重申一下上面的观点，（强调上游原因的）这种做法并不能使根本原因脱颖而出且富有价值，真正彰显其价值的理由是根本原因是能缓解健康危害的灵活的社会缓冲。弗里兹（Freese）和卢特菲（Lutfey）试图为根本原因提供更详尽的因果分析，相比于沃德（Ward）狭义地用充分必要条件理论去分析根本原因，他们在概念上和实践上发现了根本原因更多的价值（Freese and Lutfey，2011 ；Ward，2007）。弗里兹和卢特菲认为根本原因起到了相当关键的解释性作用，无法由其他远侧的、更上游的或间接的因素替代。根本原因之所以能够脱颖而出是因为它们不能被还原到更直接 / 更下游的因素（Freese and Lutfey，2011: 69）。种族主义是影响健康的根本原因之一，但如果通过控制社会经济地位就能解释种族主义带来的健康效应的话——但事实上并不能——那么就不应称其为根本原因（Freese and Lutfey，2011:69 ；Phelan and Link，2015 ；Chetty et al. 2016）。

詹姆斯·伍德沃德（James Woodward）撰有一篇备受推崇的、分析科学研究中因果关系哲学的论文，是科学哲学领域少有的关注流行病学的文章，即便如此，该文依然没有考虑根本原因，这向我们揭示了根本原因独特的因果性（Woodward，2010）。伍德沃德总结道——调整那些不符合单因—单果模式的因果关系是相对危险的，因为它们会引发多种效应——“在生物领域或生命医学领域，那些预期之外的效应往往是不想要的或者有害的”（Woodward，2010:315）。这一总结可能适用于多数情况，但根本原因应因其例外而格外受到重视——它恰巧不符合这一总结所提出的模式。根本原因是消解健康危害的灵活的社会缓冲剂。因为它们能够因地制宜地对抗很多危害；即使它们不遵循单因—单果关系，但其效果的指向性是可靠的。正如林克和费伦解释的那样："一个根本原因蕴含了一整套灵活的资源，更先进的资源在某些健康结局上会带来更有成效的结果"（Phelan and Link，2015: 314）。如果我们要针对种族主义问题取得一些进展的话，一定会造成过量的"附加影响"（借用伍德沃德的术语），但与伍德沃德为干预如此复杂的因果关系而担忧相反，我们其实不必担心在解决种族主义问题上取得进展会造成"不想要的或有害的"效果（Woodward，
110 2010；Phelan and Link，2015）。我们目前还不完全了解种族主义所导致的一系列健康效应（Paradies et al. 2015），更不用说它在不同人群背景下对当今或未来所产生不可思议的各类影响。尽管如此，也无须为减少种族主义这类社会问题会造成总的负面健康效应而担心得夜不成寐。对于金钱和其他根本原因也是一样，它们的作用机制和效果都是多变且不可预测的，但它的指向性是稳定的：即种族主义损害健康，贫穷损害健康，等等。

尽管本章的大部分内容专门用来对比我和布罗德本特对流行病学因果关系的看法，但我认为，他和我在稳定的因果关系对流行病学有特殊的重要性这点上能达成共识。令人目眩的多变性和因果复杂性相结合，使得在复杂性中警醒地找寻稳定的因果关系十分重要。如达曼（Dammann）解释道，布罗德本特对稳定性的重视一定程度上呼应了科学哲学的概念——鲁棒性（robustness，例子见 Weisberg，2006）和希尔（Hill）著名的衡量因果关系的条件——一致性（consistency）（Dammann，2015；Hill，1965）。应用林克和费伦的根本原因理论指导我们去寻找特殊类型的因果稳定性。根本原因的稳定性体现在效果的指向性上，有

些因素会稳定地造成负面的健康效应，即使在不同背景下这一负面健康效应可能会有很大的差异。

在研究层面上，根本原因理论提出了新颖且可验证的研究假设，为之提供了方向性指导。最近有证据表明，教育水平可能够格成为一种根本原因，它和威望、金钱相关但有所区别。例如更高教育水平的成人有“个人防火墙”，凭借其“有效调度（如认知、非认知、社会、经济上的）资源”的相对能力来避免各种境况下的疾病、残疾或过早死亡（Montez et al.2017:1107）。我是一个关心流行病学的哲学家，对那些我们所具备的健康知识的能力和局限感兴趣，因此我发现根本原因理论是处理我们对人口健康所知甚少状况的有效手段。针对根本原因进行干预使我们能够直接劈开神秘的戈尔迪之结（Gordian knot，它象征了我们对人口健康认识的匮乏）。我们不知道污名化的全部健康危害，也不完全了解这些危害的直接（或近端）作用机制（Hatzenbuehler et al. 2013），但是我们知道如果解决了污名化这一上游社会因素，就可以切断那些数不胜数的机制和效应。我们可以充满自信地调整根本原因，即使我们对人口健康现象和直接因果变化的各个方面所知甚少。能够意识到这一点至关重要，解决贫困问题和提升教育水平一定可以解决健康问题，即使我们还不能完全理解那些健康问题，或者甚至研究者们还没有意识到那些是健康问题。 111

四、危险因素的对与错

根本原因理论在指导人口健康科学方面大有前景，能使有限的知识产生巨大的影响力。但它并不是万灵药。创立人口健康科学的因果哲学始于对人口健康理论中的问题和假设展开批判。布罗德本特的著作对于推动这一过程非常有价值。他阐述了为什么自己在哲学上对“多因素思维”的变幻莫测感到失望，这一思维模式被“徒劳地梳理分类因果性的危险因素”牢牢占据（Broadbent，2013:160）。类似的批评也出现在其他地方，尽管是出于不同的原因（Krieger，1994）；这些原因我们接下来也会讨论到。布罗德本特对危险因素所存在的问题的考虑值得我们关注，因为它有助于展示一种重要的理论方法是如何考虑流行病学的侧重点和理论工具，并与我所秉承的、与之不同的侧重点和理论工具形成对比。

危险因素错在哪里呢？布罗德本特在他的书中和之后的文章中情有独钟地重复弗里德里希·亨勒（Friedrich Henle）（现代医学之父之一）在1844年回应他的理论反对者的“无伤大雅的嘲讽”（Broadbent，2013:148；Broadbent，2014:253）。亨勒坚定地支持新兴的细菌理论，因为这一理论能够以简单而精确的方式联系起因果。亨勒认为这一理论与其他科学家为解释病理而提出的愚蠢解释之间存在巨大的差异（Broadbent，2013:148）。正如亨勒自己所说：

> 不良的住房和衣着，酒精和性，饥饿和焦虑。这些原因的科学性如同物理学家在教授落体运动时提供的解释是平板或横梁被移走了，绳索或缆线折断了，或者出现了裂缝开口之类的原因。
>
> （Henle，1844；quoted in Carter，2003，24；Broadbent，2013:148）

对于亨勒而言，并不仅仅是因为这样的社会、环境和行为上的危险因素不能提供完整的解释，更重要的是这样的解释是不科学的。布罗德本特进一步诠释了亨勒的立场，他对此做出如下解释： 112

> 这些因素都只是所需要解释的结果的部分原因。分类归结下落的危险因素是不科学的，从完全字面意义上来说，这种做法无法提供科学家想要的关于落体运动的解释。
>
> （Broadbent，2013:148）

这是布罗德本特从哲学角度反对危险因素的核心——这些原因可能有助于得出某种解释，但并非他认为适当的科学解释：

> 令人不安的是，亨勒的嘲讽恰好适用于现代流行病学对病因的解释，他们用病因网或病因群来解释发病原因，没有哪个原因是发病的必要条件，而且许多病因都和其他疾病的危险因素重叠。
>
> （Broadbent，2014:253）

回到亨勒关于下落原因的类比，布罗德本特认为："物理学家所追寻的是……关于下落的一般解释"，能够解释了所有情况下的落体运动，而绳索断了只能解释一部分情况，平板被撤走解释了另外一部分情况，等等（Broadbent，2013:148）。所以，布罗德本特不认为不良住房之类的因素可以用于解释健康不佳，因为这些因素无法实现他认为的有适合特异性、一般性以及科学性的解释。

布罗德本特论证的重心基于此点，他希望提供一种新的模型——“疾病对比模型”（Contrastive Model of Disease）——来解释什么能构成疾病，这一模型拒斥了通过危险因素来解释疾病发生的不精确的多因素思维：

> **症状** 病例 D 呈现出对照组所缺乏的症状；
> **病例** 这些症状是由 C1，…Cn 共同引起的；
> **对照** 至少 C1，…Cn 中有一项在对照组缺失。
>
> （Broadbent，2013:158）

根据这一观点，每种疾病都至少有一种原因，其存在或缺失会导致发病或者健康。换言之，他重新定义了哪些可以被视为疾病的判断标准，否定了学者们仅仅以危险因素的组合来思考疾病的做法。

亨勒在 1840 年对公共卫生科学状况的抱怨是反对当时流行病理论学家开始对疾病的社会成因感兴趣，这也是当代健康社会决定因素研究、公共卫生对社会公正的职业坚守和健康融入所有政策的历史根源（Ståhl et al. 2006 ; Krieger and Birn，1998）。事实上，美国公共卫生协会成立了一个“1848 精神小组”（Spirit of 1848 Caucus），致力于推动革命性的社会公正，也是那个年代的时代精神：公共卫生糅合了废奴主义、工会精神、妇女选举权和其他相关的社会正义运动等（Krieger and Birn，1998）①。

① 充分披露：我是 1848 精神核心小组的成员。

在埃德温·查德威克（Edwin Chadwick）呼吁我们关注不卫生的生活和工作条件所带来的影响两年后，亨勒抛出了他在1844年对“不良住房”的讥讽。不久之后，弗里德里希·恩格斯（Friedrich Engels）发表了关于酗酒如何既是疾病及其他悲剧的原因又是它们的后果的实证研究（Yadavendu，2014；Waitzkin，2007）。[①] 如果我们要找出一位历史人物，在医学解释方面具备永不过时的的洞察力，那么最好的人选是亨勒的同侪病理学家鲁道夫·菲尔绍（Rudolph Virchow）。虽然菲尔绍错误地认为细菌感染是患病组织的后果而非原因，但那句广为流传的金句就是基于他的观点的诠释，“所有疾病都有两种根源，一种是病理 113
性的，另一种是政治性的”（Labonté et al. 2005:6），这句话在当今时代也完全成立。健康的社会决定因素和严谨的疾病生理基础之间并不存在解释性的矛盾；它们是每种疾病都有的、互为补充的两方面。

菲尔绍建议我们考虑包括个人层面的病理学和社会层面两方面的健康决定因素，这一建议同杰弗里·罗斯（Geoffrey Rose）的主张存在一定程度的不谋而合，包括罗斯在“个体案例原因”和“群体发病原因”之间广为人知的区分，以及他呼吁人口健康促进实践应采取后者的主张（Rose，1985）。罗斯通过区分个体疾病的病因学（布罗德本特寻求的病因类型）与人群间差异的病因学（通常是社会和环境决定因素），为人口健康科学的建立奠定了基础。例如，结核病（TB）涉及许多免疫学原因和暴露因素，但结核分枝杆菌（*Mycobacterium*

① 更完整的历史，见Hamlin（1998）。

tuberculosis）的感染使所有病例都统一起来——这正是布罗德本特的“疾病对比模型”所寻求的特征。但是，有关病例的病因学知识并不足以让我们理解人群层面发生的现象——在某些人群中，结核病发病率远高于其他人群。为什么有些人群的结核病发病率高而另一些人群的结核病率低？全球的结核病发病率：

> 在 2015 年各国之间差异很大，大多数高收入国家的每 10 万人病例数低至 10 例以下，而结核病负担排名最高的前 30 个国家，大多高达 150—300 例……在包括莱索托、莫桑比克和南非在内的少数国家中，每 10 万人病例数则超过了 500 例。
>
> （World Health Organization，2016a:24）

例如，美国目前约有 4.2%的人患有潜伏性结核病——即被结核分枝杆菌（*Mycobacterium tuberculosis*）感染但无症状——但活动性的结核新病例的年发病率仅为每 10 万人 4.4 例（即每年 0.0044%的美国人群被诊断出患有活动性结核病）（Shea et al. 2014）。是什么原因导致世界各地人群之间巨大的结核发病率差异？主要是健康的社会和环境决定因素，包括亨勒所拒绝的那些：“营养不良”，住房质量和“酒精滥用”（World Health Organization，2016a: 104）。下一节将详述群体发病原因的重要性。

这敦促我们全面了解“危险因素”思维的错误和正确之处。对布罗德本特而言，以一组危险因素来思考流行病学的因果关系，而不把哪组或哪几种原因视为是特征性或决定性的原因，是错误的："……医务人员应该寻求一般意义上对某种疾病的所有病例的解释，少一些对导致某些病例而无关另一些病例的原因的兴趣"（Broadbent，2013:158）。这种对危险因素思维的反对和克里格（Krieger）在1994年首次提出的对危险因素的批评截然不同（Krieger，1994）。她对网状因果图（疾病、结局被框起来， 114
并有来自风险因素和原因的线相互连接）感到沮丧，因为这些框和线的机械记号分散了我们的注意力，而不去询问为什么一个给定的人群会具有这样一组独特的危险因素集合。正如她之后阐述的那样，我们应该询问的问题是"在确定了危险因素的情况下，为什么社会群体之间的发病率（或患病率）会存在差异并随着时间动态变化"（Krieger，2011:153）？凯斯和加利亚附和并引用了克里格的担忧，他们认为，"在寻找精确因果关系的范式下强调对危险因素的识别"会转移我们的注意力，回避了询问和解答在特定背景下哪种因果动态关系最重要的问题（Keyes and Galea，2016:89）。

想解决这个问题有很多专门的模型和方法，包括克里格提出的生态—社会理论（Krieger，2011）。我想在这里指出的是，我们必须要提出（正确的）问题——我们必须调查"群体发病原因"（Rose，1985）。因此，与布罗德本特相反，我同意克里格的观点，即危险因素思维的错误并不是这种思维避开了疾病对比模型所追寻的那种原因，即能和其他原因共同充分地导致疾病或者具有独特的致病特征；这种思维的问题在于危险因素让我们忽视了这些因素自身是多变而可塑的。作为1848精神小组的创立者之一，克里格曾暗自借用了菲尔绍的观点：要想改善我们的因果思维，不妨想象有两只蜘蛛，每只都在因果关系网中吐丝织造因果联线："一张是社会意义上的网，一张是生物意义上的网"（Krieger，1994:896）。我撰写本书的动力之一就是捍卫流行病学对群体发病原因的关注，而本章也是关于设定合适的权重顺序，对人口健康的因果关系进行理论提炼并提出应对方法。

现在回到杰弗里·罗斯在"个体病例原因"与"群体发病原因"之间的区分，布罗德本特的疾病概念和健康因果关系哲学定位于解决前一类原因，而非后一类原因。也就是说，布罗德本特和亨勒试图揭示在患者邻居健康无恙时导致该患者发病的机制（细菌暴露？动脉阻塞?），而我赞同罗斯和后来的人口健康科学学者的看法，我们应该优先找出导致某一人群罹患某种特定疾病比例高，而另一人群患病比例低的原因（住房拥挤？无法负担均衡饮食?）。

五、将注意力从"个体病例原因"转向到"群体发病原因"

杰弗里·罗斯对流行病学理论和为人口健康科学奠基最重要的贡献是做出两个简单的区分："高风险策略"与"全人群策略"，
115 "个体病例原因"与"群体发病原因"（Rose，1985，1992）。前一个区分是关于干预应该针对高风险的亚人群还是针对整个人群，第六章将有更详细的讨论。这里，我们主要区分两类不同因果现象的因果性解释。如罗斯所言，

> “为什么一些个体患有高血压？”和“为什么某些人群高血压很多而其他人群很少呢？”是两个截然不同的问题。
>
> （Rose，1985:33）

第一个问题问的是为什么这一个患者生病了，并引导我们去寻找一套能区分患者和常人的病理机制，即“个体病例原因”(Rose，1985)。第二个问题问的是为什么某些人群的患病比例高于其他人群，并引导我们去寻找能区分（疾病）易感人群和更健康人群的群体层面作用机制，即“群体发病原因”(Rose，1985)。例如，基因差异使得某些个体患高血压的风险显著升高或降低（Padmanabhan et al. 2015)，但是这些个体层面的差异似乎对已被广泛证实的美国白人和黑人之间高血压率巨大的差异没有因果效应（Kaufman et al. 2015)。基因遗传学也许可以很好地解释为什么个体会患病（个体病例原因)，但很难解释为什么有些人群比其他人群更易遭受高血压的困扰（群体发病原因）(Valles，2016b)。

罗斯的区分值得我们进行一定的哲学分析。正如我在之前发表的两篇论文中所论证的那样，这类关于我们究竟想要通过因果解释解决什么问题的区分是有深远影响的；这些重要的细微差别，从“现象的选择”开始，贯穿了整个解释过程（Valles，2010，2016a)。我的文章论述了科学家是如何在不知不觉中陷入了如何解释某件事情的争执，因为他们从一开始就选择去解释有微妙差别的不同现象。我的论述借鉴了布龙贝格尔（Bromberger）和范弗拉森（van Fraassen）的工作，进一步论证了我们可以把相互竞争的解释类型的复杂性理解为“为什么—问题 ”逻辑的一部分，即在科学研究中问为什么到底意味着什么（Bromberger，1966；van Fraassen，1990）。范弗拉森解释道，当我们问“为什么”时，我们在问的其实是为什么世界是这样的，而不是另外一些可能存在的其他状态，即可供替代的“对比类型”（contrast class）一样。但必须注意，语境、意图、目标和其他实际的考虑都会影响到什么是合适的对比类型（van Fraassen，1990:129）。这一过程分为两步，首先，我要选择一种值得我关注的现象来解释；其次，我提出一个“为什么—问题”，其形式是“为什么出现了现象 X，而非 [一组备选的现象]”，在这一过程中，我应该有、也确实有自由度去根据实际的考虑来选择这组备选现象（Valles，2016a）。

据此，（Rose，1985）这篇文章就是对两种问题进行了关键
116 性的区分，根据两套不同的对比类型和相关的解释目的来指引我们询问并回答“为什么人会得高血压?”这一问题：

现象 1：有些人患有高血压，而另一些则没有。

为什么—问题（1）为什么有些人被诊断出患有高血压?

对比类别 1：……而不是血压保持在更低水平?

相关研究方向：找出个体之间差异的原因。

例如，找出更多组能够“累计可解释 5%—9% 的个体间血压差异”（Huan et al. 2015:2）的基因。

现象 2：高血压的发病率在不同人群间变化很大。

为什么—问题（2）为什么某些人群的高血压诊断率很高?

对比类别 2：……而不是和其他人群一样，诊断率较低

相关的研究方向：找出人群之间差异的原因。

例如，找出更多导致某些国家的确诊率高于其他国家的环境背景因素，例如，某些国家使用铅釉陶器盛放食物（Landrigan et al. 2017）。

上述的方案 1 研究的是罗斯提出的“个体病例原因”，而方案 2 研究的是他提出的“群体发病原因”（Rose，1985）。

罗斯的工作从根本上挑战了流行病学。我们的问题并非是什么将患病的“群体”和健康的“群体”区分开来的，而是什么特征区分了那些使人易于患病的群体和使人易于保持健康的群体。基于罗斯在 1985 年恰如其分地命名的一篇文章“患病个体和患病群体”（Sick Individuals and Sick Populations），他在 1992 年出版了一本著作，这本书和后来编撰的更加一针见血的著作——《为什么一些人口健康而其他人群不健康？——人群的健康决定因素》——共同成为人口健康科学的两块奠基石。罗斯的精神遗产还在延续，凯斯和加利亚在《人口健康科学》一书中整整分配一章来讨论“个体病例原因和群体发病原因”（Keyes and Galea，2016:25）。

布罗德本特的书也使用了为什么—问题及解释逻辑中的对比类型模型，但他省略了我和范弗拉森在为什么—问题上拓展的细节（van Fraassen，1990；Valles，2016a；Broadbent，2013:72，
100–102）。这也同时忽略了选择对比类型的实用灵活性以及这种 117
灵活性的效果。

尽管如果能确定对比类型的成员应具有哪些特征是一

> 件好事，但事实上最好还是留有余地不去确定这些特征。关于哪些可能性存在、哪些不存在应根据现有最佳的科学知识判断，这应当是一个科学问题，而非哲学问题。
>
> （Broadbent，2013: 72）

当与现实世界的观察进行对比时，我们假设的世界状态确实应当受到现有的科学知识的约束。例如，当我们询问什么因素导致患者的血压升高超过了正常范围时，我们应该用现有的最佳数据来定义什么是健康的血压范围。但是现有的科学证据无法在多套可行的对比类别之间进行选择；最终还是科学家必须基于实际的考虑做出选择。我们不得不做出艰难的判断，决定要问哪些科学问题，以及要寻求哪类解释。布罗德本特围绕解释个体病例原因而构建自己的思路；我则是围绕着群体发病原因来构建思路，因为我认为我的选择对现实世界的健康促进实践更有意义。

遵循罗斯的建议考虑“群体发病原因”，不仅是迈向独特人群思维——考虑“患病人群整体”而非累加的“患病个体”——的必经之路（Rose，1985）；这也是促进健康公平的必经之路。威德（Weed）在他 2001 年的一篇评论中提醒读者，罗斯曾公开宣称自己对群体发病原因的倡导是激进的，尤其是因为“罗斯断言我们应该*总是*（我斜体化了原文表示强调）优先寻找群体发病原因，因为如果从根源上消除了群体发病原因，个体的易感性就不再重要了”（Weed，2001:440）。易卜拉欣（Ebrahim）和劳（Lau）同期的评论有助于我们理解为什么这种解释群体发病原因至关重要的激进主义有助于发展中国家的健康公平（Ebrahim and Lau，2001）。他们的理由是健康促进实践一直以来都在重复一个错误，即寻找“灵丹妙药”（magic bullet）式的解决方法。
这一错误就源自个体病例原因这一类型的思维，就如同下例：干
眼症（结膜干燥症［xerophthalmia］，一种进行性眼部疾病）是
由营养不良导致的维生素 A 缺乏引发的疾病；而维生素 A 可以
通过口服补剂摄取；那么我们就向发展中国家分发维生素补剂来
解决干眼症问题吧（Ebrahim and Lau，2001）！尽管尝试了多种
类似的“灵丹妙药”，营养不良和其他人口健康问题依然存在，
因为维生素补剂对营养不良的社会决定因素无能为力，包括“贫
困”“孕产妇教育”和影响贫困及孕产妇教育的“文化价值观”，
这些因素进而影响了人们选择摄入的食物和补剂（Ebrahim and
Lau 2001:433）。饮食结构中缺乏维生素 A 是个体病例原因，如
果我们将其错当解决方案就很荒唐了，我们本应通过调查群体发 118
病原因来解决这一问题的。让我重复一遍本章开头的段落：

> 仅仅关注“皮毛上”的健康指标的问题在于健康领域之外的上游干预会被忽略掉，这样人口健康研究就只能停留在描述是什么的层面而无法分析为什么。
>
> （McDowell et al. 2004:391）

认清干眼症的病理机制无法告诉我们为什么干眼症和维生素 A 缺乏时常困扰贫困人群而很少影响富裕人群。维生素 A 药片充其量能够治疗缺乏性疾病，还得满足我们能够保证有需要的儿童群体在正确的时间服用合适的剂量这一前提。如果想要永久有效的解决方案，我们必须找出维生素缺乏的上游原因，包括（缺乏）财富和（缺乏）教育这样的根本原因。

六、健康本源哲学和疾病本源哲学

人口健康的发展与健康本源（即健康因果）这一概念之间存在着奇怪的复杂关系，与健康科学长期关注疾病因果形成了鲜明对比。健康本源既可以从广义上也可以从狭义上理解使用。广义上说，它意味着它词源的本意——对健康源头而非疾病源头感兴趣。其狭义的理解是由医学社会学家亚伦·安东诺夫斯基（Aaron Antonovsky）提出的一个更为复杂的健康促进模式（Mittelmark et al. 2017）。《渥太华宪章》（第二章论证了它是一份至关重要的文件，确立了健康在道德意义上与社会赋权密不可分）就是受到了健康本源说的影响（Mcqueen and De Salazar, 2011；Eriksson and Lindström，2008）。在根本原因理论的相关文献中，林克和费伦引用了安东诺夫斯基的实证研究发现，却没有提及健康本源理论，尽管根本原因理论和健康本源理论是志同道合的，它们都对能实现健康的社会资源感兴趣（Eriksson and Lindström，2008；Link and Phelan 1995）。凯斯和加利亚的人口健康科学也借鉴了健康本源的观点，即健康是一种持续的状态，而非离散分立的现象，但也没有提及健康本源一词（Keyes and Galea，2016）。

消解健康本源说（salutogenesis）和疾病本源说（pathogenesis）之间的张力有助于我们解决本章早期提出的问题，即如何从漫无目的地罗列或绘制危险因素关系图中走出来。利兹宣言（Leeds Declaration）是人口健康科学的早期文献，在 1994 年发表的对该宣言的评论中，《柳叶刀》的编辑们赞同布罗德本特担忧“对危险因素的关注过于夸张”，但他们的建议却是向另一个方向发展，即超越单一的因果关系，例如，与其询问“胆固醇是 119
如何影响心脏运作的”，我们应该询问“哪种饮食方案最不容易致病”(The Lancet Editors，1994: 429)。赫茨曼（Hertzman）等人同年在《为什么一些人口健康而其他人群不健康?》书中一章提出了类似的观点，反对基于疾病的流行病学实践（Hertzman et al. 1994:81)。

赫茨曼等人对“基于疾病的流行病学”的反对意见与一种理解生命历程思想的想法有关，我在第三章中赞同了生命历程的概念，并将其纳入我对健康的定义中。正如赫茨曼等作者所说，个体发病，甚至死亡的原因，通常都离实际产生影响行动非常遥远，(可以这么说）以至于老年人的流感死亡率等数据“常常不值得分析”(Hertzman et al. 1994: 82)。将流感视为直接原因倒也没错，但是如果从全生命历程去考虑健康因果的发展的话，直接原因往往是流于表面的。因此，直接的死因，例如某例流感，对患者而言无疑是十分重要的（这可是他们的死亡原因)，但对于希望理解和促进健康生活方式的人口健康科学家而言信息量却非常之少。流感仅仅是比喻意义上“压断骆驼脊梁的最后一根稻草”。个体的流感易感性和相应的发病率及死亡率是在全生命历程中发展起来的：包括影响或不影响免疫系统健康的饮食习惯，二手烟和空气中的其他颗粒物的累积性暴露，收入水平以及获得最新流感疫苗等医疗服务的相关能力，等等。这些在因果链上更远的原因——有些可以直接追溯到财富之类的根本原因——共同塑造了个体一生的健康轨迹，包括他在老年时期患上流感的几率以及他们死于这种感染的几率。不管怎样，一位老年患者死于流感这一事实并没有告诉我们该如何促进老年人群和濒老人群的健康。问题仍然存在于当代全球公共卫生数据中。全球疾病负担研究是一项庞大而有影响力的国际健康监测计划。但是，由于大多数精神疾病（包括抑郁症）不能作为在死亡证明上的死因出现，因此该研究估计，“精神障碍似乎仅占造成了 0.5% 的总生命年损失”，尽管如果去探究死亡的根源，似乎“全球死亡人数的 14.3%……可归因于精神障碍”（Vigo et al. 2016:174）。

正如利兹宣言（Leeds Declaration）所言，“迫切地需要重新关注上游因素，从主要关注个人风险转向关注作为健康源头的社会结构和过程”（The Lancet Editors，1994:431）。不仅基于疾病的流行病学的卓越地位应该受到挑战，更需要挑战的是一个基本的假设，即我们应该将注意力集中在疾病非健康上（The Lancet Editors，1994）。颇具影响力的美国国家县市卫生官员协会（US National Association of County & City Health Officials）将这一挑战延伸到机构结构，提出：

> 围绕单一疾病、危险因素和人群来制定实施卫生部门
> 行动计划，将难以虑及那些广泛存在的和深层次社会不平
> 120 等相联系的健康不良状况，也难以建立起一套解决这些健
> 康不平等根源的实践方法。
>
> （National Association of County & City Health Officials，2014:1）

最近，《人口健康》（*Population Health*）这本教科书在其结

论章的标题中呼应了“上游”一词，并指出：“我们也意识到健康是一个复杂的系统，采取“医学还原论”（medical reductionism）的解决方案，例如单一疾病管理，并不能解决我们的人口健康问题”（Edington and Schultz，2011）。

鉴于上述情况，我理解布罗德本特研究流行病学方法是他实际上把全部赌注押在关注疾病和疾病本源说的策略上，不仅仅是因为应用他提出的“疾病对比模型”会导致许多新疾病的产生。比如：

> 如果我们能确定并没有一种共同病因能解释所有存在的病例的话，肺癌将不再被认为是一种疾病。它将成为一组可能是由其他一些疾病引起的症状，而这些疾病每个都有其独特的病因。
>
> （Broadbent，2013:160）

普林廷斯基（Plutynski）在她为布罗德本特的著作撰写的书评中指出，“对比模型”有可能促成完全基于病因来判断疾病，而丝毫不考虑疾病的预后或治疗的相似和不同等重要因素，这将导致新疾病爆炸性增长：“由于许多疾病都有诸多各异的原因（仅癌症的病因就不只数以百计，而可能以十万计），疾病的数量会扩张至失控”（Plutynski，2014:110）。这样做有什么好处呢？布罗德本特希望弃用多因素思维，因为它“无法将因果原野上的花朵和杂草区分开”。布罗德本特只能通过选择失控的后果激增（疾病过多）来解决失控的原因激增（危险因素太多）。我能理解这种愿望——想要在人群层面纷繁复杂的健康因果关系中找到一定秩序，并有可能进行干预。我只是不同意他选择的这种做法而已。

七、结论

本章的部分内容对比了我与布罗德本特对健康因果关系的认识。不同的健康因果概念和哲学理念在确定优先排序和目标实现上各有优势。我反对布罗德本特对疾病概念和因果关系的处理方法，因为这一方法致力于找寻个体病例的原因，而无法识别不同人群发病的原因。这之所以构成问题，是因为我已经在前文论证过，对于那些希望改善人口健康，尤其是那些有最迫切需要人
121 群的健康，人群发病原因是更为急迫也更有前景的研究领域。

在本章中，我主张调查和干预上游因素极为重要。这并不是说我认为更直接的原因或作用机制不重要。并且，不同于克里格，我不认为支持研究和干预健康的上游因素（如根本原因理论），就是过度地将上游因素和下游因素（间接和远端同直接和近端）对立起来。克里格对这种二元对立持担忧态度，因为它会掩盖真正起作用的变化："级别"（对于个人、机构等而言），"路径"（发展轨迹，社会结构对个体健康的因果机制），和"权力"（包括性别角色在内的社会关系约束个人和人群的潜在发展）(Krieger，2008:228)。在这一点上，我更同意弗里兹和卢特菲的观点，他们认为根本原因理论是对人口健康科学其他工作的补充。克里格提出的生态—社会理论（Ecosocial Theory）恰好是一个特别全面且很有前景的这类工作（克里格频繁地出现在本

书中)。布罗德本特和流行病学专家合写过一篇文章，其中他们呼吁流行病学家要采用“一种务实的多元主义来审视因果概念”(Vandenbroucke et al. 2016:1784)，这句话就说得非常到位。弗里兹和卢特菲认为对直接原因和作用机制的“敏锐”解释：

> 有助于我们认识理解一系列相关作用机制，预测为什么人群疾病分布几乎不受这些病因（直接原因）变动的影响，并指引我们考虑更广泛的干预措施。
>
> （Freese and Lutfey，2011:69）

这就是为什么根本原因值得特别关注的理由，即使根本原因和更直接的原因都很重要，根本原因可以帮助我们理解为什么诸多干预直接因素的措施都失败了，并指引我们采取更广泛、更有效的干预。正如易卜拉欣(Ebrahim）和劳(Lau）在他们对“灵丹妙药”式干预的批评中所强调的那样，饮食造成的维生素缺乏是一个重要而紧迫的人口健康问题，但这并不意味着分发更多的维生素是最佳解决方案（Ebrahim and Lau，2001)。

根本原因是社会生活中灵活的重要资源，可预见地造成正面或负面的健康效应，其作用机制和最终的健康结局却是多变而不可预知的。新发传染病会时而出现，世界很快需要应对下一场SARS，MERS，流感等，这是历史的必然性。当有突破性成效的新药被研发出来，最先受益的将是那些有更高地位和更多资源的人，他们可以凭借灵活的社会缓冲资源如威望、金钱、种族特权和免受污名化侵扰而受益。回想一下 2014 年西非的埃博拉疫情，有机会获得治愈性高的实验疗法的是两个白人医学传教士，

122 而非数以千计的当地患者（Schuklenk，2014）。

如果在处理健康促进中的因果关系问题时犯错，就会影响到干预措施的实施。类似的错误已经阻碍了许多全球性抗击艾滋病的措施，这些措施需要和各自独特的社会动态做斗争，包括性别、阶级、移民身份、社会污名化等。在我结束本章之前，值得一提的是林克和费伦那片经典文章不仅使用了HIV作为讨论（前文提到的）人口健康因果理论的例子，而且正确地预测了HIV在低社会经济阶层越来越高的发病率将加剧人群间的不平等（Link and Phelan，1995）。本章接下来要讨论的巴西抗击艾滋病的案例，就探讨了一些人口健康因果的理论和实践的成败兴衰。

案例研究：巴西抗击艾滋病

巴西宣布获取HIV抗逆转录病毒药物（高效抗逆转录病毒疗法［Highly Active Antiretroviral Therapy，HAART］，既能改善HIV的免疫抑制效应，又能降低传播风险）是一项人权，并建立了一套十分行之有效的方案来确保这项公民权的落实，这使巴西名声大噪（Nunn，2009）。

在此过程中，巴西震惊了世界，因为它承诺了要和美国及全球制药业展开为期15年的贸易战以争夺HAART药物的知识产权，这样的知识产权限制了经济上可负担的相关药物的生产和销售（Nunn，2009）。整个故事十分复杂，但巴西的抗争广受赞誉，因为在资源有限、障碍重重的条件下，抗争取得了超乎预期的成果。巴西的成败有助于我们理解本章的论点，即应该优先考虑哪些健康因果、其原因何在。

从根本原因理论的视角出发，巴西保障了 HAART 的全民覆盖，这是 HIV/AIDS 临床治疗的基石，能够削弱（缺乏）金钱和（没有）获得 HIV 治疗的能力之间的因果路径。这是一项公共卫生和人权领域的杰出成就（Taket，2012）。但是，正如著名的《布莱克报告》（Black Report）在英国所发现的情况（见第二章），政府保障的医疗服务全民覆盖并不会自动意味着有需要的人会充分受益于这些名义上可获得的资源，全民医疗保健也不能解决医疗机构之外的诸多健康决定因素（Black et al. 1980）。根本原因理论警告我们，消除了一条根本原因导致结果的路径仍会在原处遗留它们之间的其他路径（Phelan and Link，2015；Hatzenbuehler et al. 2013）。事实证明，诸如像政府主办的诊所的候诊时间和交通费用等因素仍然阻碍着一些有需要的巴西人获得政府保障的 HAART（Hoffmann et al. 2016）。

污名化是一个对 HIV/AIDS 有特别深远影响的根本原因。实证研究发现，巴西的 HIV 污名化现象加剧了现存的社会不平等，多数受 HIV 影响最大的阳性患者正是社会的边缘化人
群——“穷人、教育程度较低的人、性工作者和有吸毒史的人” 123
（Kerrigan et al. 2017）。为消除使用避孕套的羞耻，巴西政府开展了一系列活动，包括推动公共宣传，尤其针对年轻人，促使避孕套的常态化使用（Coelho，2016）。图 5.1 展示了政府公共健康教育的一个例子，这是为 2017 年狂欢节设计的宣传图，描绘了狂欢者骄傲地将避孕套举在空中的样子。长期以来，巴西政府在抗击 HIV/AIDS 方面的努力和当地的公民的社会活动保持着密切的关系，这有助于应对那些植根于日常生活的根本原因。负责艾滋病的官员行事大胆，“积极寻求与各方建立合作的伙

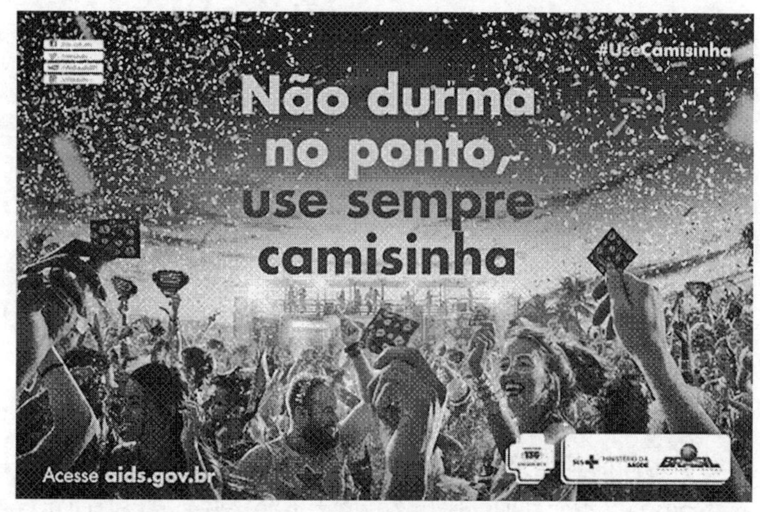

图 5.1 "Não durma no ponto, use sempre camisinha"（当地俗语，大意是"值班不瞌睡，戴套不能停"）政府发布的推广避孕套使用的广告语

来 源：www.aids.gov.br/sites/default/files/campanhas/2017/64557/ms_carnaval_abrigo_onibus.pdf。

伴关系，包括艾滋病和同性恋者领域的非政府组织、保守派教会领袖，甚至色情电影行业，共同提供照料和治疗"（Gómez 2016）。即使福音派基督教团体的影响力日益增加，巴西政府依然积极抵制那些直接或间接的尝试，试图将抗击艾滋病的举措转移到在政治上和宗教上对巴西同性恋和性服务从业人员更保守的道德批判（Gómez，2016）。

我们应该记住巴西曾经是葡萄牙的殖民地，它的人口健康工作是在殖民势力变动的背景下发生的，类似的问题在第二章（立岩苏族）（*the standing Rock sioux*）和第三章（澳大利亚原著民）（*Aboriginal Australians*）的案例研究中也提到了。巴西前总统卡多佐（Cardoso）曾提出他开展抗击艾滋病的改革的部分原因是为了实现一个更大的目标——塑造巴西整体的声望（“名誉”）
（Gómez，2010）。声望确实是林克和费伦（Link and phelan， 124
1995）所提到的健康的根本原因之一。有一种解读是，巴西采取针对健康的根本原因来抗击艾滋病的策略是其增加声望计划的一部分。巴西声望提高（例如，作为所谓的政治和经济影响力日益增强的金砖四国）对它在里约热内卢奥运会前几个月的表现也大有好处，为了避免寨卡（Zika）病毒全球蔓延的恐慌，外界曾试图施压，使巴西政府推迟、取消奥运活动或重选赛场（Belluck，2016）。但最终没有如愿。巴西没有因为奥运会可能受到干扰而遭受巨额经济损失，也没有哪个参会的运动员染病的纪录（World Health Organization，2016b）。因此可见，人口健康和大国声望之间互相影响。

艾滋病是危险因素思维在道德上和经验上可能犯错的最辛酸例证之一。例如，被广泛相传的同性恋是男性患艾滋病的危险因素，兼具侮辱性和误导性，在道德上和认知上双输（Katikireddi and Valles，2015）。许多人群中的男同性恋者确实有相对较高的艾滋病患病率。但是将同性恋取向视为危险因素则混淆了性取向（例如作为男性主要受到男性的性吸引，无论其实际性行为如何）和性状态与性行为（例如作为男性和男性发生性关系，无论其性取向如何）（van Anders，2015）。同时，即便是公认的危险因素（例如男—男性行为）也只是掩盖了不同性行为之间传播风险的巨大差异（比如通过口交方式传播 HIV 的风险非常低）（Patel et al. 2014）。

重复前文克里格提出的指导性问题，我们必须发问，“在确定了危险因素的情况下，为什么社会群体之间的发病率（或患病率）会存在差异并随着时间动态变化（Krieger，2011:153）？[①]”不仅仅是人口健康科学家要问这个问题，我们所有人都要问这个问题。如果在某种程度上 HIV 的危险因素是男—男性行为，我们必须调查为什么会这样，以及该如何应对。我们需要调查巴西及其他地区恐同情绪对同性伴侣被排除在社会认可的长期关系（如果这是他们希望获取的）之外有什么影响（Costa et al. 2013）。我们也必须调查最初艾滋病成为属于男同性恋者和其他边缘群体如非法注射毒品者的疾病的历史偶然性，是否是这些因素造成了 HIV 在相关社群高患病率的遗留问题，还是另有更可能的原因，即那些社区有相对更多的 HIV 阳性患者而已（即使排除了任何特定的危险行为，例如共用针头）。

我们已知的“个体病例原因”只能带我们走到这儿。到 20 世纪 80 年代末，HIV 已经被分离出来，并确定为艾滋病的病因，也确认了针头共用、阴道性交和肛交为其传播途径；避孕套被确定为医学预防措施，抗逆转录病毒药物也开始进入市场(Harden，2012)。“个体病例原因”的相关知识还会继续指导药物的改进研发，甚至可能带来疫苗和完全治愈（病毒清零）的方案。与此同时，巴西人民和世界其他地区人民已经证明了健康的根本原因对
125 HIV/AIDS 人口健康比金钱有更持久的影响。作为世界上最大的国家之一，也是一个在文化上和种族上特别多元化的国家，巴西面临着这种污名化的疾病对资源有限国家的艰巨挑战，而且这一

① “发病率”是指某一时期人群中某一疾病的新发病例占总人群比例，而“患病率”则是指在特定时间内人群中患有该病的人数占总人群比例。

疾病在该国广阔的地理分布上发病率参差不齐。巴西巧妙的应对方式是实现国家层面上问责制和人权保障的平衡，同时实施分权政策，将地方治理艾滋病的职能交还到地方政府手中，以适应各地独特的需求（Berkman et al. 2005 ；Gómez，2010）。圣保罗城市居民对社会动态和健康治理的需求不同于农村地区的农户。第七章将继续这部分关于健康治理及其哲学的讨论。

HIV 对健康本源说和疾病本源说提出了不同寻常的问题，部分原因在于它是一种特殊的病毒，因其对免疫系统的抑制作用，会导致一系列极大的健康危害。赫茨曼等人所批判的基于疾病的流行病学并不能直接指导 HIV 的预防和诊疗（Hertzman et al. 1994: 81）。很明显，解决 HIV/AIDS 必须要解决其他由于免疫系统抑制而导致的疾病。在巴西健康本源说和疾病本源说之间的张力，即侧重于健康还是疾病，更为复杂。巴西恰好提供了很适合从哲学上分析这类问题的切入点，因为社会医学的拥护者在巴西卫生行政部门任职，并促成了政策影响（Nunn，2009: 31–34）。如第二章所述，南美的社会医学学者和活动家（其中最著名的是智利总统萨尔瓦多·阿连德［Salvador Allende］）受到理论家菲尔绍和恩格斯(部分构成了亨勒所针对的知识分子阵营)的激励，肩负起共同推动反殖民主义、社会公正、健康公平和人群总体福祉的责任。（Diez Roux 2016;Labonté et al.2005 ；Krieger and Birn，1998 ；Waitzkin，2007）。拉丁美洲的社会医学哲学已经广泛接受了这些概念，包括将健康因果视为动态的社会过程，将社会条件视为健康原因，以及将健康视为社会福祉（Waitzkin，2007）。如第二章和第三章的案例研究，立岩苏族民众认为健康是社会的，澳大利亚原住民认为健康是一种贯穿于全生命历程中的现象，这些曾受到殖民压迫的人群所理解的健康和福祉，是值得人口健康科学去学习的先进理念。

从这里开始我们要转向人口健康研究方法了。健康公平是人口健康科学的核心目标，接下来第六章主要讨论受公平思维指导的人口健康方法论的权衡，也将引出第七章对人口健康科学中
126 的健康公平更概括性的分析。

第三篇

人口健康科学如何更好地促进健康平等

第六章

如何应对人口健康科学实践中不可避免的取舍

第六章是本书第三篇的上半部分，这也是第八章结论之前的最后一篇了。上一篇提出了如何确定人口健康科学中核心原因的哲学论证。首先，第四章主张有必要采用宽泛的公共卫生和人口健康模式，立足于所有政策和人群所处的社会环境的所有其他方面，寻找潜在的可改善的健康决定因素：包括气候变化政策、工资法规、工作场所环境等等。之后的第五章主张关注健康的上游决定因素，尤其是被称为健康的“根本原因”的因素，即那些灵活的社会缓冲资源，能或多或少地使人们免受五花八门、变化莫测的群体性健康风险。本篇接续这一主线，考虑人口健康科学如何促进人群内部和人群之间健康的公平分布模式。人口健康科学与改善这一模式——使之更加公平合理——密不可分。展望本篇的下半部分，即第七章，我们将探讨人口健康科学在什么是健康公平的讨论中的位置。就像讨论什么是健康时（在第三章重点介绍）一样，我认为从人口健康科学文献中可以提取和延伸出一些见解，为这个老问题提供一个新视角，并为多元主义观点预留了充足的空间。但是首先，本章将论证，在实施以公平为主导的研究和干预措施时，人口健康的发展面临着四个主要的方法论挑战。本篇的顺序安排（即先考察实施健康公平的实际困难，后考虑什么是健康公平）可能看起来是颠倒的，但是正如我在整本书中反复强调的，整个人口健康体系，包括本章所突出的方法论的挑战，甚至包括公平的概念性质，最好理解为一种不断发展的应对策略，以适应实证研究结果及其带来的限制因素。

本章将论证，为实现全民健康目标而开展人口健康体系的
135 实践需要解决两组相互关联的方法论挑战：(1) 人口健康研究人员在拆分特定人群中进行研究抽样时，以及在决定推论的适用范围时，应如何平衡汇总（成总体）和拆分（成亚群）这两种考虑的利弊？（2）与此相关的是，人口健康干预措施应如何权衡各种干预的相对优势，比如，该如何比较将精力和资源集中在高风险人群上的干预与针对整个人群的干预？要想理解这两个细节化的方法论问题，我们必须考虑两个更宏观的问题，关于这一领域的发展方向：(3) 以改善人口健康作为其最终目标的人口健康科学，应该如何卓有成效地与自己所反对健康科学的一部分展开合作（尤其那些假设医疗部门可以并应该成为人口健康促进的核心的项目)？（4）人口健康科学应如何协调其务实的需求与循证医学的呼吁？循证医学要求更严格控制的实验性证据，而在健康的社会决定因素和人口健康科学优先考虑的其他因素方面，这样的数据甚为罕见而且极难获取。所有这些问题的答案都是复杂的，如果答案不是那么复杂，也不值得这一章花精力去关注了。在此，我为上述四类情况提供了该如何权衡取舍的初步建议。

一、异质性问题：人口健康中的汇总与拆分

人类群体的健康经历各不相同，评估策略和干预措施也因此必须考虑这一不可避免的异质性。评估和解决多样性问题，以及意识到并非所有异质性都需要评估和解决，这些都指向了所有人群层面的生命科学共同面临的经典问题——汇总和拆分。为了研究和干预的需要，什么时候应该考虑其相似性而将异质性群体归为一组，什么时候适合考虑其差异性而将它们分成若干亚群？

人口健康科学致力于公平的健康促进，基于实证数据将健康理解为一种社会和全生命历程的现象；甚至可以说，健康在很大程度上主要受制于社会和环境决定因素。为了解决应该汇总还是拆分的难题，本节推荐两条准则作为启发：(1) 根据罗斯和赫茨曼等人各自在创立当代人口健康科学的见解，我建议优先选择那些能揭示人群间健康差异原因（即“人群发病原因”）的汇总或拆分 (Hertzman et al. 1994；Rose，1985)。(2) 根据马格洛（Maglo）提出的观点，我还建议，在不确定选择汇总还是拆分的情况下，可以将帮助那些最需要帮助的群体作为判断标准；这源于人口健康公平对我们的要求——如果不关注那些群体，他们就会被边缘化。 136

众所周知，将事物汇总成少数组别或拆分成很多组别的过程并没有客观上的“正确”答案（Love，2007）。从达尔文时代开始，专门从事分类学研究的生物学家在物种分类这一挑战就很吃力（Endersby，2009）。总有生物过程和生物体不服从这种明

晰精准的分类，到底应该将其汇总归纳为更宽的组别，还是细化拆分成大量的更窄的组别，这一抉择往往取决于理论倾向和个人偏好（Love，2007）。人口健康科学实践要求我们使用不完美的判断力来以某种方式来区分人类差异。我们是应该错误地将具有许多相似性但也有一些可辨别的差异的亚群分开，还是错误地将那些存在差异但具有足够相似性的亚群汇总成一组（Endersby，2009）？如果我们的分析过于精细，则可能无法从数据中获得任何具有统计意义推断。例如，对城市肥胖趋势的研究可能会受益于将数据分成多个街区，以了解较小的地理区域是如何随着社会和环境资源等因素的变化而变化的。但如果一直这样拆分下去，直到到研究人员最终将每个家庭作为一个微观地理区域单独进行分析，这可能就不怎么明智了。另一方面，将所有街区汇总到一起将忽略它们之间的差异，掩盖了街区之间的收入水平、是否有步行道和自行车道，以及其他与肥胖趋势相关的因素之间的差异。

文卡塔普拉姆在他的《健康正义》一书中指出，汇总或拆分的选择问题是一个特别耐人寻味的认识论挑战："分析人群层面的一个有意思的方面在于，如何确定健康问题发生的人群大小或位置范围"（Venkatapuram，2011）。他认为，在人口健康的背景下很容易忘记一些事实，哪怕使用国家这样高效的人群分类标准来识别和收集数据，从生物学意义上讲，它们依然是武断的分类标准；如果我们忽略了这种武断性，可能会开始认为它们自然而然地成为了最适宜实施干预的组别。我之前在对美国拉美裔健康研究的哲学分析中曾讨论过这一问题，这里一个主要的研究障碍是健康和生命统计数据记录是由各个国家独立收集的（Valles，2016）。如果在墨西哥出生的移民在美国被诊断出患有肺癌，又移民回墨西哥，然后在那儿死于癌症，那么他们的癌症诊断将仅记录在美国统计数据中，而他们因癌症而死亡也仅记录在墨西哥的统计数据中，影响了两国关于肺癌死亡率趋势数据的准确性。就拉美裔健康这一情况而言，国家层面的分组导致有关美国拉美裔健康状况长期存在令人震惊的不确定性，包括被称为拉美裔悖论（Hispanic Paradox）的现象，这一现象是关于拉美裔似乎以某种方式抵御了健康的社会决定因素的部分消极影响，因为他们作为如此贫困和边缘化少数人群。却比预期要健康得多（Valles，2016）。这一现象的存在仍有争议（它可能是前面例子中所提到分国别数据收集方式导致的人为错误）；即使真的存在这样一种 137
健康效益，那它的作用机制仍不为人知（Valles，2016；Cortes-Bergoderi et al. 2013；Ruiz et al. 2013）。而且，造成这种无解状态的主要原因之一是，“拉美裔”是一个异质性极高的泛民族，直到最近才被提出，而且有意含糊其辞以把在美国出生的智利裔美国人、非洲裔古巴移民等汇总为一组（Valles，2016）。

人口健康研究和干预措施尤其需要对已知的亚人群保持敏感，这些亚人群的健康状况具有足够的同质性，可以与包含了该亚人群的更大族群的健康状况明确地区分开来。我在 2012 年发表的一篇文章中指出，针对种族群体的公共卫生项目未能识别出“高风险海域中的低风险岛屿”，而将其一并汇总为高风险人群：例如针对白人的高囊性纤维化风险的基因检测指南（American College of Obstetricians and Gynecologists Committee on Genetics，2011），以及针对高血压频发的“非裔美国人”（Valles，2012:405），美国政府饮食指南建议低盐饮食（U.S. Department of Agriculture and U.S. Department of Health and Human Services，

2010）。但是，这些项目都没有考虑到数据所显示的情况，即每个种族群体中都存在一些明确的低风险亚群：芬兰血统的白人的囊性纤维化率约比白人平均水平低十倍，而在国外出生的非裔移民的人均心血管健康水平远高于本土非裔美国人（也高于美国白人）（Valles，2012）。将这些明确已知的低风险群体汇总到高风险群体实际上无视了相关证据，而这些证据本应更有效地将资源导向那些真正高风险的人群。

汇总还是拆分的问题仍会继续困扰人口健康从业人员，就像它一直困扰着那些试图理解生物世界中模糊聚类模式的其他生命科学家一样。我在这里提出两点认识论和证据论的启发，以襄助人口健康从业人员在面对如何细化人群拆分问题上更好地决策。我的第一条建议源自人群科学的奠基性编著《为什么一些人口健康而其他人群不健康?》中的一章。第二条建议则是基于一位生物哲学家和医学哲学家的建议，他从生物医学领域划分种族的争议性做法中吸取了教训。

赫茨曼、弗兰克（Frank）和埃文斯提倡的认知策略，其目标是识别那些被掩盖在人群表面之下隐蔽的社会决定因素。正如他们所说：

> 人群可以根据许多不同特征进行拆分。但是真正有意义的拆分，是那些造成各亚群的健康状况在各种不同环境中始终表现出明显的异质性。
>
> 138 （Hertzman et al. 1994: 75）

我们应该尝试以不同的方式对人群进行拆分，寻找可辨别和可操作的模式，直到我们发现某种方案能够在控制了混杂变量后始终呈现同样的健康结局分布。他们给出的例子是社会经济地位与健康状况的正相关关系。只有将人群按照社会经济状况拆分成亚群后，马尔莫的白厅研究才发现了健康梯度这一开创性结果。我们在第二章已经回顾了，健康的社会梯度存在于全球范围内，存在于不同的文化、环境和社会结构下各不相同的社会中；“地位综合征”（status syndrome）是一种强大的跨文化健康现象（Marmot，2004）。

实质上，赫茨曼等人指导我们，设计研究变量的目的应是揭示第五章讨论的罗斯所提出的“群体发病原因”（Rose，1992；Hertzman et al. 1994）。也就是说，我们对人群的拆分，是为了更好地帮助我们找到导致某些人口健康、而其他人群不健康的原因——如果用赫茨曼在人口健康科学奠基性著作中那一章的标题的话，就是人口健康的决定因素（Evans et al. 1994）。罗斯建议我们关注这类原因，之前提到的奠基性著作也优先考虑这类原因，据此，显然确定人群间健康异质性的原因是人口健康科学的核心要务。

对所有群体层面的生命科学而言，汇总还是拆分的问题本质上是应对变化现实的问题。人口健康科学在汇总和拆分上独树一帜，因为它的学科使命就是发现人群间巨大健康差异的原因何在。将这一目标整合到方法论建议中，我提出：在人口健康研究和干预过程中，当不清楚应该汇总 / 聚合还是拆分 / 分割某一特定人群来进行研究 / 干预时，从业人员应当选择最有可能揭示健康和疾病“群体原因”的那种分组方法。

上述准则就是我两组建议中的前半部分。第二组建议借鉴了医学哲学家科菲·马格洛（Koffi Maglo）的工作，更直接地与汇总 / 拆分的方法论问题的伦理意义相关。马格洛制定了一条在医学中考虑种族的规则，我们可以将其修改为研究设计的一般规则，以缓解人口健康从业者在拆分人群时面临过多选择的问题。

> 排除受益人规则（The Excluded Beneficiary Rule）：如果要在理论间抉择，最可靠的模型或临床试验概念应符合改善孤儿人群状况的要求。
>
> （Maglo，2010:367）

马格洛的“排除受益人规则”理念可以很好地转化为一项
139 新的总体人口健康准则，用以确定哪种人群分组规模才是合适的、该选择哪种汇总或拆分方案。修改后的准则如下：在人口健康研究和干预过程中，当不清楚应该汇总、聚合还是拆分、分割某一特定人群来进行研究 / 干预时，从业人员应当选择最有可能提升那些需求最没有得到满足的人群的福利。考虑到哲学界关于公平的讨论，包括优先主义（prioritarianism）、健康最大化论（health maximization）以及平衡大多数人的需求和最弱势群体的需求等问题，上述准则看起来好像立场狭隘。但重要的是要记住，只有当从业人员处于不确定该如何继续的状态时才会触发这一准则。我的准则并不是在针对罗尔斯那条众所周知且争议不断的差异性原则（difference principle）而提出的；差异性原则认为，如果最弱势群体能从中获得最大收益的话，那么可以允许社会不平等的存在（Rawls，1999）。第七章将详细介绍此原则及相关问题。

二、“高风险策略”同“全人群策略”

凯斯和加利亚在《人口健康科学》一书中不遗余力地将杰弗里·罗斯塑造为该领域的创始人；该书专门致敬罗斯，提出他的“见解为人口健康科学奠定了基础”（Keyes and Galea，2016）。尽管第二章更全面地介绍了人口健康科学的历史，但我完全同意，罗斯曾经是，而且仍然是，人口健康理论的最重要贡献者之一；其见解在他 1993 年逝世后的 20 多年间，仍然具有极大的现实指导意义。第五章和本章接下来的这一节都强烈支持罗斯的建议，要把注意力集中到“群体发病原因”上（Rose，1985，1992），即人口健康差异的原因。也许罗斯最优雅地提出了对人口健康理论简单而关键的贡献，即阐明了两种截然不同的人口健康促进策略的利弊；高风险策略——备受享誉国际盛名的奠基性健康科学文献加拿大拉隆德报告（Lalonde，1974）推崇同全人群策略——在公共卫生史上被证明卓有成效却一直被低估（针对整个人口健康的适度改善，避免将资源集中到健康风险最高的亚群上）（Rose，1985）。这一问题同第七章涉及的更广泛的政治哲学讨论相关联，包括平等主义（追求公平和平等的健康；Daniels，2008），优先主义（优先考虑最需要帮助的人；Temkin，2003）以及以健康最大化为目标（相对于以实现某种足够健康的阈值为目标；Schramme，2016）之间的争议。

罗斯在其经典著作《预防医学策略》（*The Strategy of Preventive Medicine*）中完成了巅峰性的工作，他提出了两种不同的健康促进策略，各有其利弊（Rose，1992）。“高风险策略”将公共卫生资源集中用于风险最高的人群——有糖尿病家族病史的人
140 接受代谢健康检查频率更高，居住在拥挤的宿舍中的大学生须接种脑膜炎疫苗等等。罗斯指出，这种干预策略能实现经济上的高效率，只要它能将资源准确地定向到需要的地方，并且最有可能激发照顾者和被照顾者的支持（Rose，1985）。不幸的是，这种策略最终变成了生物医学模型局限性的例证。罗斯以通过胆固醇水平的大规模筛查来评估和应对心脏病风险为例，质疑了这种策略对个体的预测能力以及作为人群干预措施的总体价值（Rose，1985）。令人失望的是，最新的荟萃分析发现，对无症状人群进行风险筛查（乳房X光检查、前列腺特异抗原筛查、血糖检测等）的净收益为负：

> 在现有的常见疾病筛查手段中（以死亡为常见结局），能够降低特定疾病死亡率的检测很少见，而能降低全因死亡率的检测则非常罕见或根本不存在。
>
> （Saquib et al.2015）

正如罗斯所解释的那样，将资源投入检测和风险评估，在短期内是有效的，但对导致某些人群比其他人群更容易出现健康问题的根源——群体发病原因却无济于事（Rose，1985）。例如，血糖监测充其量只能确定单个患者何时开始表现出糖尿病症状。尽管尽早发现糖尿病有望给整个人群带来重大的累加益处，但它们无法解释或解决一系列相互联系的导致某些人群的糖尿病发病率远高于其他人群的环境—文化—行为原因。

另一方面，“全人群战略”针对人群整体，包括低风险人群和健康人群（Rose，1985）；汽车燃油效率标准为所有人改善了空气质量，将吸烟转变为社会不接受的行为改变了每个人是否吸烟利弊考虑。但是，这些努力容易受到“预防悖论”的影响，预防悖论指的是，群体中每个成员获得的个人利益微乎其微，因此无论是个体成员还是承担干预任务的人员几乎都没有动力去实施预防策略（Rose，1985）。众所周知，考虑到总体风险和收益，罗斯还是更倾向于全人群策略。

《为什么一些人口健康而其他人群不健康?》一书中，雷诺（Renaud）在他撰写的一章中告诫，即使实施全人群策略，依然可能遗留下不平等的健康梯度（Renaud，1994）。如第二章所述，直到 20 世纪 80 年代，马尔莫的白厅研究以及后来类似研究才让健康—社会经济地位梯度的流行病学现象（“地位综合症”）深入人心，这一梯度塑造了每个人的健康状况，从最富裕社会的富人到最贫穷社会的穷人（Marmot et al. 1984；Marmot，2004）。建立新的“全人群策略”来干预以稍微提升整个人群中的每个个体的健康（“特别是在酒精、烟草和饮食方面”），并不会改变一些 141
人已经比其他人更健康的事实（Renaud，1994:322）。弗罗利希（Frohlich）和波特文（Potvin）延续了这一批评，认为全人群策略实际上会使不平等现象更加恶化（Frohlich and Potvin，2008）。回顾第二章，出现这种情况的原因之一是，罗斯的“策略没有考虑全生命历程中的关键影响”，其中包括我们不能单独操纵某类健康风险的暴露与否（Frohlich and Potvin，2008:219）；例如，我在 35 岁时面临的健康风险很大程度上取决于我在前几十年中面临的健康风险。这一点与弗罗利希和波特文所同时倡导的根本原因有关，他们敦促我们考虑风险模式之间的相互关联。

弗罗利希和波特文赞同林克和费伦提出的“根本原因”理念（Phelan and Link，2005；Link and Phelan，1995）。他们认为罗斯提出的全人群策略建议是有价值的，但同时指出，由于健康风险的固有分布和健康干预措施的收益，我们应兼顾“弱势群体”的需求（Frohlich and Potvin，2008）。“弱势群体”（例如，社会边缘化的少数族裔）成员的生活经历受到多重相互交叠的风险因素（例如饮食，实际上存在种族隔离的街区空气质量也很差、锻炼的娱乐设施不足）的影响。确实，支持交叉性理论（intersectionality theory）的一个关键论据在于那些具有多重边缘化身份的人群遭受着相互交叠的社会危害，尤其是这一因果动态影响本质上可能高于单纯地累加（Bright et al. 2016）——例如在白人异性恋主导的文化中，作为一个黑人男同性恋者所面临的健康风险，是无法还原为作为黑人的风险（遭受财富继承的不公平分配等）和作为同性恋的风险（遭受法律或非法就业歧视等）这两者单纯地累加。弱势群体因其社会地位会受到很多社会和物质决定因素的消极影响，解决这些社会决定因素（例如取消种族隔离）不同于徒劳地追逐个人危险因素（Frohlich and Potvin，2008）。弗罗利希和波特文收集了罗斯去世后涌现的研究数据，这些数据表明，人口健康策略的实施可能加剧不平等，因为收益可能会集中到资源最丰富的人群上，一个常被引用的例子是，烟草健康教育项目使受高等教育程度更高的人受益更多（Frohlich and Potvin，2008）。

尽管全人群干预策略不是万能药，但它的弊端是可以消减的。麦克拉伦（McLaren）等人认为弗罗利希和波特文对全人群策略批评得太快，因为并不是每项人群策略都会加剧健康不平等现象（McLaren et al. 2010）。更具体而言，试图改变个人行为的干预措施容易产生差异性，以及造成潜在的不平等，而罗斯青睐的各类干预是“激进的”(Rose，1985)，针对个体行为出现的环境即*上游的社会环境背景因素*。这些干预措施不易造成产生不公平的利益分配。例如，水氟化处理缩小了不同社会经济阶层之间牙齿脱落和其他口腔保健措施的差距（McLaren et al. 2010）。 142

林克和费伦之后的工作（弗罗利希和波特文曾引用过）有助于找到一种缩小全人群策略应用范围的方法，同时解决弗罗利希和波特文的敦促，即“确保弱势群体不会在改善人口健康方面落后”(Frohlich and Potvin，2008:219)。费伦等人认为，我们所采取的人群策略不要求群体中的成员必须拥有资源才能从中受益，这样就能够避免最弱势和最脆弱人群被忽视的问题（Phelan et al. 2010)。他们以两种可供选择的人群策略为例：为了减少出生缺陷，我们既可以通过开展健康教育，建议所有孕妇服用叶酸，也可以在生产过程中向谷物产品中添加叶酸（Phelan et al. 2010)。尽管有些人担心强化叶酸服用可能会造成某些人维生素摄入量超出安全上限（例如那些服用额外维生素补充剂的人；Reynolds，2016)，但是有充分的证据表明，强化叶酸服用是减少出生缺陷的非常有效的手段（Atta et al. 2016)。上面的两种干预都是可以广泛实施的人群策略，都有可能通过影响每一个新生儿来提升人群的平均健康水平，但是后一种干预有至关重要的额外优势，它可以帮助那些健康教育没能覆盖的人群，例如那些难以获取教育材料的人。

在上一节中，关于汇总还是拆分的问题，我总结了两套启发性准则，以应对到底应该汇总成一个大群体还是拆分成若干小群体的难题。这些准则，在结合本节中罗斯相关讨论的经验教训后，可以得到更好的理解。简要回顾一下，我在上一节中提出，我们应该优先选择的人群分组方法要满足：(1) 帮助我们发现“群体发病原因”（罗斯的又一项创新），以及 (2) 服务于原本严重缺乏服务的亚人群的需求。第一条准则的理念部分基于罗斯相关讨论的教训，即 (a) 健康风险之间存在巨大差异，并且 (b) 不能从根本上解决健康原因的干预措施是“姑息性和暂时性的，而非根本性的”（Rose，1985:36）。但是，采用罗斯的全人群策略也可能加剧不平等现象，这使我们得出了第二条准则。费伦等人主张我们应“优先发展不涉及资源使用或低资源相关性的干预措施”，以避免在我们推进人群平均健康状况时遗落下了资源不足的群体（Phelan et al. 2010:S37）。我觉得一下子跳到如此具体的建议还是有些草率，相反我赞同弗罗利希和波特文对人群中最弱势群体的状况更普遍的关注。如果拟议的人群策略干预需要资源，并且将这些资源充分地提供给所有人，尤其是那些迫切需要这些资源的人，那么我认为这项干预措施是恰当且公平的。

基于以上内容，我提出了这一准则：全人群的健康干预措施
143 是可以接受的，也有其可取之处，前提是这些干预措施不会降低某部分人群的受益水平，哪怕他们目前缺乏受益于该干预措施所需要的资源。我认为这条准则非常符合费伦等人的建议（Phelan et al. 2010），我将该建议解读为实现我在第二条汇总和划分准则中提出的人群策略目标的一种手段（在人口健康研究和干预过程中，当不清楚应该汇总、聚合还是拆分、分割某一特定人群来进行研究和干预时，应当选择最有可能提升那些需求最没有得到满

足的人群的福利）。

三、医疗系统去中心化以促进人口健康同以医疗系统为中心向外扩展

本章讨论了四个令人费解的方法论问题，它们都是人口健康实践必须应对的问题。前面几节讨论了人口健康研究和实践在策略上所面对的两个互相关联的问题，这两个问题由一条主线串联起来，即需要考虑人群异质性以及平衡给定人群中不同亚群的需求。这些方法论问题的答案必须考虑另外两个方法论上更宏观的挑战，是关于人口健康科学该如何调整与其他理论和实践体系之间的关系：它们在一定程度上是志同道合的，但在关键的理论问题上存在分歧。这一节主要讨论人口健康科学作为一个激进的科学项目所面临的权衡取舍，因为世界上很多重要的机构、项目决策者和科学家都认为，人口健康促进需要改革，但不愿进行如此彻底和激进的改革。我们担忧的是，人口健康科学在务实地实现期望目标的同时，如何避免强化旧的健康科学模式中的不良因素。本节将通过研究这种紧张关系的一个例证，从更一般意义上阐明这一问题。

三重目标体系（Triple Aim）对学界产生了一定影响力，它将人口健康促进作为三个同等目标之一，这三个目标都把医疗系统视为人口健康促进的核心（Berwick et al. 2008）。这给人口健康科学家带来了一个难题，因为他们明确支持人口健康促进这一目标，但他们的理论立足点却不能接受医疗系统应该成为干预的

重心，并且他们有很多理由怀疑人口健康与三重目标中的另外两个目标是同等重要的，因为另外两个都是医疗系统管理的目标，包括："改善个人医疗体验（在医疗系统内）"和"降低人均医疗成本"（Berwick et al. 2008:760）。

三重目标是由医疗保健改善研究所（Institute for Healthcare Improvement，IHI）所制定的一套政策目标："改善患者的医疗体验，改善人群的健康状况，降低人均医疗成本"（Lewis,
144 2014）。① 它在"人口健康管理"的学术研究和实践中发挥了重要作用（Whittington et al. 2015）。人口健康体系与"三重目标"之间存在着矛盾，这种矛盾可以被部分理解为人口健康研究人员和从业人员应该在拒斥医疗体系在促进人口健康方面发挥强大作用这条路上走多远。如第二章所示，人口健康科学在发展中逐步搭建共识，意识到曾经高估了医疗活动对健康的决定程度，并低估了日常社会生活及环境背景所起的作用。因此，人口健康体系与任何以医疗系统为中心促进人口健康的模式之间都存在矛盾。正如金迪格和艾沙姆（Isham）在关于医疗服务能够对人口健康整体产生何种影响的讨论中所指出的："我们简洁概括的回答是'……尽管如此，重心并不是医疗保健'"（Kindig and Isham, 2014:56）。

三重目标摆出了一个棘手的方法论挑战。一方面，它承认："改善健康需要社区中的合作伙伴参与，以应对更广泛的健康决

① 回溯到第一章关于"人口健康"是一门科学、模型、研究项目、范式，还是体系框架（framework）等的讨论——健康改善研究所明确要求将"三重目标"也称为体系框架，而不是模型或概念，尽管它没有解释为何有此偏
156 好（Lewis，2014）。

定因素”（Lewis，2014）。但是，另一方面，它又犯了同样的令人遗憾的错误，即将健康和医疗混为一谈，这也是亚拉曾明确地警示过的错误做法（Arah，2009）。第三章和第四章说明了这种常见的混淆是如何导致健康定义和健康干预在实践中犯错的。医疗保健改善研究所提出“三重目标”是为了“改善美国医疗系统”的；医疗始终是三重目标的核心，即使它致力于将人口健康促进的范围扩展到医疗机构之外。贝里克（Berwick）等人曾在2008年介绍了三重目标，并广为引用（Berwick et al. 2008），也获得了人口健康科学最重要的传播者之一大卫·金迪格（David Kindig）恰如其分的评价，援引了亚拉所警示的一犯再犯的错误。

> 尽管贝里克和他的合著者认为，三重目标在某种程度上是为了改善健康状况，而不是改善医疗服务，但实际上这篇论文几乎全篇局限于医疗系统改革。
>
> （Kindig，2008）

这种对医疗服务的过度关注和对成本控制回报的高度重视结合在一起，重新激发了一个人口健康科学讨论中长期存在的哲学问题：如果人口健康科学更关注的是人口健康促进所带来的直接人文价值，那么突出人口健康促进的经济利益的合理性何在？2003年，一位研究健康的社会决定因素的领衔学者基克布施（Kickbusch）指出，人口健康体系的人文方面的论证和经济方面的论证之间存在矛盾（Kickbusch，2003）。波伦（Poland）等人在对埃文斯和斯托达特那篇人口健康主旨性论文的评论中指出了

类似的矛盾，认为他们讨论生物医学模型所造成的经济效率低下
145 反而为保守派决策者提供了论据，来削减医疗保健方面的社会福利项目（Poland et al. 1998；Evans and Stoddart，1990）。第二章讨论了斯雷特（Szreter）在历史学方面的论证，麦基翁提出了有数据支持医疗保健作为健康决定因素的不足之处，最终却是促成了与上文类似的保守主义政策（Szreter，2003，2005:23–42）。相比之下，2003 年，基克布施已经发现了一些迹象，证明“对公平、参与、团结、可持续性和问责制等价值观的认可”开始进入“关于人口健康的讨论，而之前讨论的重点专注于经济利益而非人文主义”（Kickbusch，2003:385）。

> 2014 年，沙夫施泰因（Sharfstein）悲观地推测“人口健康”一词似乎正在失去与 10 年前开创此定义的原因之间的联系。
>
> （Sharfstein，2014:642）

> “人口健康”一词不再是照亮医疗边界之外世界的一束光，它反而成为一面镜子，将各种可以纳入其控制之下的举措和思路反馈给医疗体系内的领导者。
>
> （Sharfstein，2014:642）

如果没有人口健康科学致力于解决社会生活中各种健康决定因素的坚定信念，人口健康促进实践就会成为一个经典错误的受害者，因为当人们只有一个锤子作为工具时，所有问题都看起来像钉子。对于医疗行业的诸多成员而言，所有的健康问题看起

来都像是医疗服务需要解决的问题。

在人口健康体系整体和三重目标庇护的人口健康同时取得成效的表面之下，存在着一个哲学上的争议。迈克尔·斯托托（Michael Stoto，2013）指出了这一矛盾的根源，人口健康促进到底是像金迪格和斯托达特（2003）所提倡的那样，还是一个对主要关心提升医疗体系效率的那些人而言的“工具性的目标”。三重目标在美国医疗体系改革中已经成为一股强大的力量（Lewis，2014），这也迫使人口健康科学研究人员和从业人员去抉择到底应该将三重目标视为竞争对手还是合作盟友。我认为，如何处理三重目标与人口健康体系之间关系的讨论取决于两个因素。

首先，需要有更多像沙夫施泰因、基克布施和斯托托这样的声音，对矛盾和共同之处进行认真细致的学术分析。斯托托的观点有助于我们认清争议双方的观点——人口健康促进自身作为目的同人口健康促进作为医疗部门改革的一种工具性手段——是可以通过对健康的本质和健康因果的共同理解而联系在一起的，二者都可以“整体论”的方法来考虑健康，把健康理解为全生命历程，不能仅通过健康结局来衡量（如第四章中讨论的远端指标——特定疾病的死亡率）（Stoto，2013）。而且，斯托托认为，双方都承认需要解决上游因素（社会决定因素等），并且他们也 146
都致力于减小不平等的健康差距（Stoto，2013）。我们必须理解它们之间的分歧涉及了哪些问题，没有涉及哪些问题。

其次，如果更多的保守派或碎片化的医疗改革会继续让步于更为激进彻底的人口健康科学的话，我们就有理由保持乐观。医疗保健改善研究所（IHI）表示，虽然该机构的重心在于建设标准化的医疗环境，但同时也希望拓宽其行动框架，使之与人口健康体系更紧密地结合。

> IHI 将继续拓展对“三重目标”及其在医疗系统之外的涵义的理解：在人口健康和社区健康领域，在个体对医疗服务和健康的感受上，以及将人均医疗成本和社区经济活力结合起来考虑。
>
> （Lewis，2014）

这是一个令人鼓舞的目标，因为它将改革转向了争取更根本的社会正义的方向（尤其是对社区的明确关注），并且进一步将健康与和社区经济福利息息相关的上游决定因素联系起来。

人口健康科学能否，以及怎样和潜在盟友合作这一问题事关重大，尤其是这些盟友可能在哲学理念上与之存在分歧。从历史的角度来看，社会医学这一学科领域的命运发展就是一个警示性的例子。如第一章和第二章所示，这三者（即社会医学、人民健康运动和人口健康）都植根于促进健康公平的激进左翼政治运动，包括在 19 世纪和 20 世纪两个主要的左翼领袖弗里德里希·恩格斯和萨尔瓦多·阿连德直接承担起了领导人的角色。但是，一个不可回避的现实问题是，哪种健康促进措施能够和不属于激进左派的民众及机构共同实现卓有成效的合作。社会医学在政治上依旧是公开的偏向左派，这在一定程度上要归功于艾米莉（Emily）和西德尼·卡克（Sidney Kark）夫妇，以及保罗·法默（Paul Farmer），这也是“社会医学门户”（Social Medicine Portal）网站及它附属的同行评议开源杂志——《社会医学》（*Social*

Medicine）对此恰如其分的评价（Anderson et al. 2005）。

社会医学持续向外界释放坚定的反企业信号，实际上阻断了与营利性部门的跨部门合作的可能性，进而也切断了与富硕而强大的生物医药产业之间有建设意义的关系（如制药公司、在允许私人保险地区运营的医疗保险公司等）。人民健康运动（People's Health Movement）持更加坚定的立场，公开反对私营部门涉足医疗保健领域，同样也限制了与可能为促进人口健康做出贡献的这一关键部门的合作（Schuftan，2017）。同时，在与政府部门的关系上，它是相当的教条主义——它反对“美国领导的”反恐战争，而这似乎更像是该集团在政治左翼主义的延伸，而非服务于健康目的（即使反恐战争确实对健康有影响）。这种立场使整个 147
运动与美国和许多其他军事盟国立即陷入紧张关系，而这些国家共同控制着大部分（货币、知识等）资源，而这些资源本应被重新分配，以支持公平有效的人口健康促进（Schuftan，2017）。

四、循证医学与公共卫生实用主义

人口健康科学与循证医学之间的矛盾，同它与以医疗系统为中心展开人口健康促进之间的矛盾密切相关。循证医学（EBM）并没有像三重目标那样，明确地犯下将健康和医疗混为一谈的概念性错误（Kindig，2008）。循证医学向人口健康科学提出了一个关键的方法论问题，即如何设定有影响力的新标准，来判断什么可以称其为可靠的证据，进而确定干预措施是否有效以及如何有效。现在，尚在新生期的人口健康科学需要确定是否要支持、在何种程度上支持循证医学关于怎样才是完善的健康科学的观点。

循证医学是一种自诩的“新范式”，致力于掀起一场（库恩式的科学）革命，以革新如何定义可靠的医学证据、如何收集医学证据以及医学证据该如何指导临床决策等（Evidence-Based Medicine Working Group，1992；Solomon，2015）。哲学家杰里米·豪威克（Jeremy Howick）解释到，循证医学从一开始就具有多重涵义，但是所有版本都看重从有效性对比试验（最好是随机对照试验）中系统收集的证据，以及对这类证据系统性进行综合分析（例如综合了几个随机对照实验结果的荟萃分析，比较为了治疗疾病C，服用药物A患者的健康结局和服用药物B患者的健康结局）（Howick，2011）。这类证据的权重高于那些以不太严格形式收集到的证据，例如个人或团体积累的临床智慧或专业信誉，或使用机理机制方面的推理（例如，推断药物A优于药物B，因为药物A的分子选择性地在受疾病C影响的组织中积累更多，因此可以减少药物脱靶带来的副作用）（Howick，2011）。循证医学是医学哲学中的一个热门话题，哲学家对循证医学的特征提出了诸多批评，包括对证据层级的理解（Borgerson，2009），对荟萃分析的过度自信（Stegenga，2011），以及对社会动态中的异议、共识和决策关注不足等（Solomon，2015）。限于本书范围，我在这里不会一一评论这些批评意见。

回到我们上一节中对贝里克（三重目标的一位领军人物）的讨论，考查他在循证医学上的立场，有助于揭示人口健康科学与循证医学范式之间的模棱两可关系。所罗门（Solomon）对循证医学的哲学分析认为贝里克是其中的关键人物，无论是在促

进循证医学发展过程中，还是后来指出其局限性时（Solomon，2015:2–3）。贝里克曾经： 148

> 感叹我们已经“超额完成了任务”，并利用循证医学创造了一种“智识霸权”（Berwick，2005）……他担心循证医学只会促成保守的创新，并局限于能通过临床试验的干预。
>
> （Solomon，2015: 2–3）

正如贝里克所说，即使是针对在传统医疗环境中开展的创新性活动，这种保守主义实在是过于局限了。对于人口健康体系及其对上游健康决定因素的强调则更因此受到限制，这些通过无数健康结局表现出来的社会和环境因素会因背景环境不同而变化。例如，种族主义会导致破坏性的健康效应，它可以通过不止一种中介机制表现出来，包括医生的隐性偏见所导致过度治疗、治疗不足和其他临床差错（Chapman et al. 2013；Paradies et al. 2015），以及由于种族主义产生的政治权利缺失和对社区基础设施的忽视（例如臭名昭著的弗林特（Flint）地区水危机影响了密歇根州居民），使少数族裔社区暴露于水传播污染物的危害（Krieger，2016；Sherwin，2017；Michigan Civil Rights Commission，2017）。

正如所罗门在上一段中所指出的，贝里克对循证医学局限性“切实”的担忧很关键。马尔莫主持的联合国健康的社会决定因素委员会（UN Commission on the Social Determinants of Health）阐明了为什么人口健康体系在理论上与循证医学是一致的，也说明了为什么循证医学首肯的数据来源（随机对照试验及相应的荟萃分析）只能在部分情况下提供人口健康体系所需要的证据支持。这一委员会指出，“像制定和实施保护性别平等的法律这类的干预措施，无法实现在各国之间随机分配”（Commission on Social Determinants of Health，2008:42）（卫生社会决定因素委员会，2008:42）。这样就会导致缺乏针对社会决定因素和其他上游社会因素的干预措施的随机对照实验数据，而那些已经存在的数据则很难达到循证医学的标准。例如，一篇发表于2015 年的系统综述和荟萃分析《用于人道主义灾难援助的无条件现金转移：对低收入和中等收入国家的医疗服务使用和健康结局影响》（Unconditional cash transfers for assistance in humanitarian disasters：effect on use of health services and health outcomes in low- and middle-income countries）发现，仅有三项研究符合其纳入标准，且都被评为质量很差的证据。委员会和其他人口健康科学实践已经适应了如何在没有此类数据的情况下继续工作。

> 如果委员会决定仅依赖来自高可控性实验的证据，那么这份报告将非常简短，其中只包含基于生物医学证据的建议，并得出需要进行更多的研究的结论。公平和社会正义，甚至健康本身，都不会因此取得什么进展。
>
> 149 （Commission on Social Determinants of Health，2008:42）

然而令人惊讶的是，尽管通常无法获得循证医学首肯的证据类型（随机对照试验），该委员会仍表示对这类证据的偏爱。毫无作为在伦理上是不能接受的，因此该委员会充分利用了现有的最可靠证据。其他领域也出现了类似的做法，例如利（Lie）

和米勒（Miller）主张可以同时使用观察性数据和随机对照试验，来决定是否建议进行男性包皮环切术以降低 HIV 传播风险（Lie and Miller，2011）。尽管目前已经有一些正在进行的工作试图填补（人口健康领域随机对照实验类型）证据的空缺，但这些工作面临着挑战，因为调和人口健康科学与循证医学之间认识论和证据论的矛盾，比最初看起来更加困难重重。

颇具影响力的罗伯特·伍德·约翰逊基金会（Robert Wood Johnson Foundation）最近设立了一项资助计划“行动证据：研究者主导构建健康文化项目”，加大了对人口健康循证研究的支持。有一项社会科学研究专门考察了设立支持“基于证据的人口健康”的资助项目期间发生的种种纠纷，进一步展示了方法论方面存在未解决的哲学问题，这些问题使得为人口健康干预措施构建循证医学的证据基础十分困难（Gottlieb et al. 2016）。该研究的一个发现是，人口健康科学工作的（去）中心化将对其未来发展产生巨大影响。循证医学的成功和影响力很大程度上受益于监管和资助机构的支持，例如美国医疗保险和医疗补助服务中心（Centers for Medicare & Medicaid Services）（Berwick，2016）和英国的国家健康与护理卓越研究所（National Institute for Health and Care Excellence）（Solomon，2015）。这类机构可以通过监管和资金等手段对医疗实践加以强有力的限制。相反，人口健康科学的基础是拒绝主要依靠医疗系统作为获得人口健康收益。即使是政府也无法完全掌控这么多分散的人口健康促进工作，例如由慈善组织牵头的人群营养健康项目。如第四章所述，人口健康科学在理念上致力于、也应当致力于研究和干预健康，无论其决定因素落在哪个层级（生物个体、社会、环境、经济等），医疗服务和政府通常作用有限。第八章将进一步论证，这种状况愈发要求人口健康科学在各个部门（包括政府和非营利组织）与专家（包括具有统计学专长的流行病学家和了解自己社区的社会动态的非专业人群）之间建立平等的合作关系（McHugh，2015）。这样做的结果是循证医学的标准很难从外部强加限制给人口健康科学家。换句话说，由于体制因素影响，循证医学已经内嵌于医疗系统，减少了对人口健康科学的支配。

即使有新的循证医学研究涌入，考察健康的社会决定因素
150 和其他人口健康科学重视的问题，研究人员也只是重新面对本章上半部分讨论的人群异质性问题（以及三重目标问题）而已。所罗门详细说明了即使严格地按照循证医学标准收集临床数据，我们仍然会因为人类差异而难以在认识论和伦理方面做出抉择（Solomon，2015:143–148）。哪怕有明确的证据显示，药物 A 与药物 B 相比，具有更高的人均疗效和更少的严重副作用，也不意味着所有亚群都符合这一情况。一个典型的例子是，有证据表明某些抗抑郁药似乎增加了儿童和青少年群体的自杀风险，但对老年群体却并没有这种效果（McGoey，2009）。换句话说，即使人口健康体系能够获得大量被循证医学高度重视的随机对照试验数据，也不能解决本章中提出的人口健康科学所面临的其他几个挑战。

五、结论

本章将人口健康体系所面临的挑战分为四个方法论方面的哲学争议。前两个争议，分别是汇总或拆分和高风险策略或全

人群策略，是密切相关的。在汇总或拆分问题上，我建议在不确定如何拆分给定人群时，一个思维捷径（heuristic）是考虑能否满足下述两个条件：(1) 拆分方式应更有可能发现罗斯提出的“群体发病原因”——它将影响群体层面的健康分布模式；(2) 拆分方式更有可能服务于那些需求最得不到满足的人群。罗斯的两种策略所存在的弱点部分支持了第二个条件的成立（Rose，1992）。

人口健康体系的接下来的两个尚未解决的难题，涉及了如何与当下另外两项变革运动共处的问题，这两项变革——三重目标和循证医学——源自对生物医学现状的不满。三重目标和循证医学体系的发展使之以奇怪的方式与人口健康体系在某些方面背道而驰，又在某些方面不谋而合。从定义上说，三重目标致力于改善人口健康状况，但它却以此为手段来试图挽救以生物医学模型为中心的医疗系统，这一理念在很大程度上与人口健康体系的历史发展之间出现了矛盾，因为人口健康一直拒绝认为医疗系统可以成为有效的人口健康促进的核心。但同时，三重目标的领导者也对扩展三重目标持开放态度，即使医疗系统保留其核心位置，它所占据的领域将会有所缩减，因为三重目标的关注范围扩大了。因此，我认为，人口健康体系和三重目标可以基于它们的共同目标，成为对彼此有价值的盟友。从理论上讲，循证医学与人口健康体系之间并没有根深蒂固的矛盾，这也产生了上述一些人口健康学者对循证医学观点的青睐。毕竟，这一变革要求我们更多关注人群层面的健康数据（即流行病学证据）。但是，实际上，循证医学运动并没有产生很多符合其标准的人口健康数据。151
人口健康科学已经适应了在没有随机对照试验数据的情况下继续

发展。人口健康科学如此务实的做法是正确的，而我撰写本章也是为了指导人口健康科学应如何平衡实用主义与实践中方法论的决择。为了说明本章中的主题，接下来的案例研究将考察全球移民多样化而又令人困惑的健康状况。

案例研究：移民的多样化健康状况

近年来，移民的人口健康的研究取得了长足发展。移居他国本身并不是什么新鲜事物，即使是大规模移民也不鲜见。像第二章和第三章中的案例研究分别涉及（殖民时期）移民的后代与该地区原著民之间的交互关系。国际移民（更不用说国家内部的移民）的增长速度比总人群的增长速度还快（United Nations，2016）。由于交通技术的进步，这种移民速度可能会持续下去（Florey et al. 2007）。图 6.1 描绘了 2017 年在华盛顿特区举行的“没有移民的一天”（Day without an Immigrant）的抗议，反对美国反移民情绪的增长。即使在国家内部，也可能出现大规模的移民迁徙，例如全球普遍出现的城市化现象所带来的移民（从农村向城市的流动）（Florey et al. 2007）。

然而，移民的健康状况如此多样，难以通过标准的行政数
152 据（人群统计数据等往往在国家层面进行管理）进行跟踪，导致了对移民的健康状况的了解至今依然知之甚少。更引人注意的是，之前提到的拉美裔悖论现象——证据显示拉美裔美国人的平均健康状况出乎意料地好，即便他们的平均社会经济地位较低——与这种被称为“健康移民效应”（healthy migrant effect）的全球现象之间存在尚未充分阐明的联系（Valles，2016）。也就

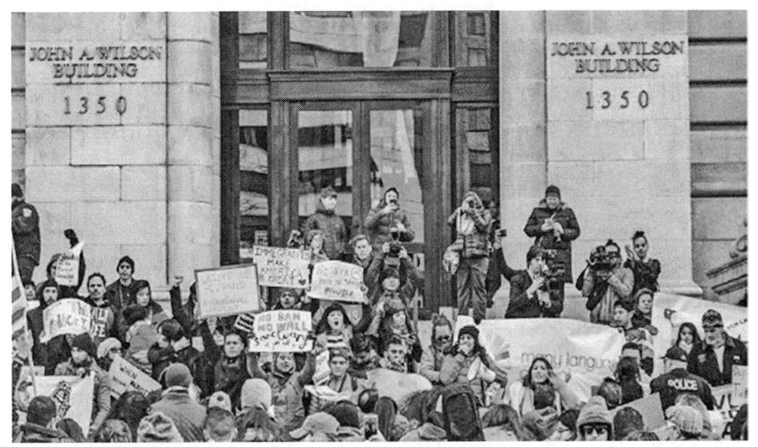

6.1：“2017.2.16 没有移民的一天，华盛顿特区，美国 00886”摄影师 Ted Eytan. 在“没有移民的一天”活动中政府大楼前的抗议者抗议和抵制移民限制

来源：Creative Commons Attribution-ShareAlike 2.0 Generic License. www.flickr.com/photos/taedc/32789288522/in/album-72157678834210020/。

是说，出于某些未知的原因，“大多数移民，包括那些贫穷的移民，健康状况往往比他们移居国家的平均水平更高”，尽管随着时间流逝，大多数移民的健康状况会越来越接近他们的新邻居（Bhopal，2014:96，143）。

汇总或拆分：为了阐明将全球多元化移民的大部分汇总成一个群体进行科学研究是否可行，拉祖姆（Razum）和哈德尔（Twardella）提出了一个概念框架，来理解从贫穷区域向富裕区域迁徙的移民全生命历程的健康状况：他们在某种程度上类似于时间旅行者（Razum and Twardella，2002）。换句话说，他们突然改变了自己的行为、社会和环境背景，从而从根本上改变了自己的人生轨迹。当从中低收入国家移民到高收入国家时，这种转变更像是离开一种环境后进入一种经济发达的环境，而这个过程在很多方面都与经济发达地区当前人群的祖先所经历的情况类似。即使他们保留了大多数以前的饮食习惯和家庭生活动态，这部分移民也会经历生活过程轨迹的迅速而间断的变化：饮食中将出现不同的良性和致病性微生物，他们的房屋将位于本地居民社区之外，他们的工作场所会有不同的危害等等。当然，这并不意味着所有人群都必须遵循同一种命运：这种概括恰当地激起了一些批评意见，因为有些学者不假思索地使用“人群结构转型”和“人群流行病转型”这两个概念来概括人群结构的（例如，经济发达国家出生率下降）和疾病负担（例如，经济发达国家往往的慢性心血管疾病和新陈代谢疾病，而非传染病，疾病负担较高）各种变化模式（Weisz and Olszynko-Gryn，2010）。

针对如此庞杂的一组全球移民多样化的经历，到底是该汇总还是拆分来进行分析，这一决定提醒我们为了完成某一解释任务，应当非常谨慎地选择要实现的目的和需要解释的现象（Valles，2016）。我之前曾经建议应该进行更多的人群拆分来研究各亚群的独特经历，但在这里我敦促研究人员先将所有移民聚集在一起考虑，以了解健康移民效应的影响程度。如果存在一种普遍的现象将移民们联系到了一起，那么我们必须理解这一现象，因为它意味着存在着某种强大的上游社会力量，影响着罗斯意义上的群体的健康率（Rose，1992）。

例如，全球移民很有可能是对他们之前所在人群的偏移性采样——移居到新地区的人群相对健康，因为这一地区只接收了
153 最健康的成员，那些能完成这一迁移之旅的人（Rubalcava et al. 2008）。如果是这样，那么我们应该去考察那些寻求避难的移民

和其他被迫移民的人群。而这部分移民的健康状况确实相对较差(Bhopal，2014:9)。将移民总人群按照其移民意愿（被迫还是自愿）划分后，有助于我们关注某些变量是如何影响移民健康，尤其是那部分需求最没得到满足的人群的情况。例如，与周围没有受到污名化困扰的人群相比，对寻求避难的移民的污名是如何影响他们的健康的？许多后续研究将需要进行更多的分组分析，以寻找那些呈现移民群体中出现的健康分布模式的地方性现象，但首先，还是应该先考虑汇总。这也满足了之前提出的建议：在人口健康研究和干预过程中，当不清楚应该汇总和聚合还是拆分和分割某一特定人群来进行研究和干预时，从业人员应当选择最有可能揭示健康和疾病“群体原因”的那种分组方法。

高风险策略或全人群策略：选择高风险策略还是全人群策略(Rose，1992）与汇总或拆分问题密切相关，这两个问题都是关于是否要调整研究与干预来适应某部分移民群体的需求还是适应全部移民的需求。众所周知，全球移民动态的变化迅疾，且常常出乎意料。因此，根据世界卫生组织欧洲区域主任祖萨娜·雅卡布（Zsuzsanna Jakab）的意见，我们应优先考虑全人群策略，这一意见也得到了欧洲公共卫生协会的支持。她指出，尽管我们可能很想为应对埃博拉和其他突然出现的新疾病威胁而制定临时风险管理措施，但这类风险管理策略是不明智的。相反，我们最好去制定公平的法律政策并创建公平的文化环境，使法律和社会规范对所有来访者都“友好”。

> 我们应集中精力确保迁移群体中每个人都享有充分的好客环境，并在需要时，获得高质量的医疗服务，免受基

于性别、年龄、宗教、国籍或种族的歧视。

（Jakab，2015）

移民和旅行者所面临的公共卫生挑战最好通过全民范围内
法律上的健康治理体系和对外国人的实际态度的转变来解决。民
族主义和仇外心理对所有移民和旅行者都有负面影响，并不只是
那些在特定时间和特定时刻最容易受到不公对待的人群，这一人
群实际上是一直在变动的。短期来看，我们有明显的道德义务去
照顾和满足那些难民和容易遭受伤害的其他移民的需求。但是，
移徙模式不可预测的波动使得针对特定人群制定临时高风险策略
154 逊于通过结构性改革（例如，降低跨国移民的法律障碍）和文化
改革（例如，认识到旅行和移民都是自由和有良知的世界的一部
分）作为解决方案。

每次出现移民危机时（例如2010年的叙利亚难民危机），国际社会都难以给出充分的应对方案。局部地区的政治和生态危机在某种程度上是不可避免的，但是高风险策略迫使我们在每次危机出现时进行应对。因为当前世界一直尚未建立弹性的旅行和移民治理系统，可以预见移民危机问题会反复出现。总而言之，通过全面改善移民和旅行政策来帮助所有移民的汇总，将能够最好地满足那些高健康风险的移民，也能兼顾那些低健康风险的移民。因此，我之前提出的建议是：在人口健康研究和干预措施中，当不清楚是集中、汇总还是拆分、分解给定人群时，应选择最有可能促进人群细分福利的人群分组。

医疗系统去中心化以促进人口健康同以医疗系统为中心向外扩展：移民是一个典型例子，说明大多数医疗系统不足以满足

某一类人群的需求。移民不可避免地在该人群及其（新）邻居之间造成语言或文化上的鸿沟。显然，不同的移民人群在其特定的健康状况和需求方面存在巨大的差异。如第二章所述，英国的《布莱克报告》和《拉隆德报告》显示了，对身处富裕国家却在社会经济地位上边缘化人群，全民医疗保健并不是能够满足健康需求的灵丹妙药（Black et al. 1980；Lalonde，1974）。一波又一波的后续数据非常清晰地显示了完善的医疗服务是保证健康的必要条件，却不是其充分条件。

移民有一些迫切需要医疗干预的需求，例如需要对来自结核病高发地区的移民进行例行的筛查（Loue and Galea，2007），但是，只有在医疗服务提供者和移民人群之间保持公平和信任关系，才有可能评估和解决类似的医疗服务需求。即使暂且不考虑需要提供符合文化和语言需求的服务，如果移民担心政府或本地邻居的压迫，而不得不“隐蔽”，他们的需求也无法得到满足。有实证研究显示，为了避免移民局执法人员的不必要关注，一些移民应得的结核病医疗服务事实上已经延误了（Loue and Galea，2007）。移民及其后代在适应更富裕的社会的过程中，也潜移默化了与这类社会环境相关的心血管疾病（富裕的西方饮食习惯等），因此面临着长期的健康问题的挑战（Steffen et al. 2006）。在移居后短期内，移民特别需要医疗服务（用于治疗在以前社会环境中患上的健康问题），但他们也特别需要医疗干预之外的措施，以解决长期影响他们日常生活的社会和环境决定因素。适应 155
不健康的“西方”饮食代谢，过度拥挤的住房，由于经济剥削导致的工作场所高伤害率，等等，这些问题都需要在医疗系统之外解决。换句话说，移民的长期健康和福祉取决于医疗系统之外的健康促进，即便是医疗干预措施也高度依赖于消除医疗体系之外存在的法律和社会障碍。

循证医学同公共卫生实用主义：那些从事移民健康的工作人员已经习惯于使用相对稀少和不可靠的数据，尽管他们付出了许多努力去获取质量更高的数据。即使在富裕国家中，关于少数族裔和移民的数据收集方法也存在很大差异（例如是否记录种族以及如何记录种族）（Simon，2012）。博帕尔（Bhopal）对这一问题的阐述可以作为研究移民人口健康状况的代表。他赞同随机对照试验（循证医学首肯的数据类型）作为最佳证据，与健康社会决定因素委员会的想法相吻合（Commissionon Social Determinants of Health，2008: 42 ；Bhopal，2014:217）。但是，他告诫说，要为包括移民在内的各种少数族裔人群建立一个有效干预措施的数据库，将需要数十载的努力和数十亿英镑的资金，而且这样的工程当然还需要一定的政治意愿才能实现。关键在于，与此同时我们绝不能屈服于“无所作为”（Bhopal，2014:217）。我们可以继续依赖启发性的探索，例如“人类之间的相似比差异多”，这意味着在非移民人群中起作用的药丸可能会在移民人群中起作用（Bhopal，2014:218）。相比之下，他认为，将更为复杂的干预措施，如医生给出的行为指导，在应用于移民人群时不太可能转化出很好的效果——人群之间的社会文化差异可能会使干预的效果大相径庭（Bhopal，2014:218）。事实上，现状是如此之严峻，以至于建立一个循证医学式基于证据的数据库的愿望在目前看来就像一个白日梦。我们首先需要解决严重的不公平问题，因为一些看似温和的政策，如要求研究参与者讲英语，移民往往被系统性地排除在研究之外（Bhopal，2014:218）。也许循证医学首肯的数据会越来越多地指导移民的健康促进；与此同时，在什么是充分的证据这一问题上，人口健康科学家明智的做法是继续务实，而不是教条主义。

第七章

人口健康公平讨论中的伦理与证据

一、人口健康科学与健康公平

哲学正在逐步从生物医学伦理与（以认识论和证据为中心的）生命科学哲学之间根深蒂固的学科分裂中恢复生机（Ankeny,2003）。本书隶属生物学历史和哲学主题系列丛书，而非生命伦理学或公共卫生伦理学主题，因此也无意提出一套理论，与鲍尔斯和法登（2006）、丹尼尔斯（2008）、鲁格（2010）、努斯鲍姆（2011）和文卡塔普拉姆（2011）等学者竞相争鸣。我期望自己的工作和他们是相互联系、又截然不同的。就本人学术背景而言，我是一名科学哲学家，同时从事生命伦理学和公共卫生伦理学研究，希望能够阐明人口健康科学的理论和实践与健康公平这一伦理目标之间的关系。本章将暂时跳出关于健康公平理论争议不断的讨论，而针对左右这场讨论的各种隐性和显性的假设进行考察。

首先，我将论证人口健康科学的伦理价值与科学的证据性完全交织在一起。其次，我将论证关于健康公平的确切含义及其道德基础的争论，既不会也不应以一种伦理体系的“胜利”而告终。之后我将论证，道德多元主义并不意味着为实现现实世界健康公平而付出的努力注定失败。我认为，比起对健康公平涵义喋喋不休的争论，不如制定包容各方的参与过程来进行决策，这样才能更好地服务于公平的健康实践。这样的过程才是公平的健康促进和卫生治理合适的动力源，是自上而下地强加学者们预先约定的公平的定义所无法实现的。事实上，当代卫生治理实践与健康促进实践是相辅相成的。最后我指出，对健康公平实践的批评往往过于依赖假设性问题，使得对健康公平的讨论与来之不易的人口健康知识严重脱节。 161

二、健康公平植根于人口健康科学

健康公平的价值在人口健康科学中如何发挥适当的作用？这一问题的讨论离不开第四章所涉及的两场争论——“边界问题”以及宽泛或狭隘的公共卫生模式。狭隘的公共卫生模式设法限制公共卫生专家，避免他们超越其专业职权范围行事（例如，介入有关经济不平等或枪支管制这类社会争议）。部分原因是担心公共卫生专家越权后的实际影响，毕竟他们的传统职责只是管理疫苗接种计划、作为国家的代理实施地方卫生监测等。狭隘的公共卫生模式阻碍公共卫生专家去挑战那些造成健康不良状况的社会不公正现象。也就是说，狭窄模式欢迎公共卫生专家参与解决儿童营养不良问题，但拒绝公共卫生专家在引起儿童饥饿的经济不平等这一社会讨论中发挥重要作用，因为有关经济政策改革的问题“带有评判的意味，而这并不是流行病学家的专长”（Broadbent，2013:148）。尽管布罗德本特在这一问题上持如此严格的立场，但同时他也承认流行病学确实存在着规范性目标，毕竟这是一门旨在“改善人口健康”的学科（Broadbent，2013:17）。史蒂芬·霍兰（Stephen Holland）同意这种观点，他认为流行病学具有“双重性”，既是一门科学，又是一种在伦理上很重要的公共卫生实践，（Holland，2015）。因此，他允许在某些情况下由流行病学家充当倡导者，例如当公众没有充分了解他们的研究结果有益于健康的时候（Holland，2015:104）。但他坚持认为，流行病学家并没有承担倡导者角色的“一般性义务”，因为“首要的是，他们的工作是获取科学数据”（Holland，2015:105）。

尽管布罗德本特和霍兰在容忍公共卫生专家参与各种伦理争议上的程度有所不同，他们都认为实际上我们可以将该这一行业收集事实的工作与其道德考量区分开来。显然，没有人提倡流行病学家能够单方面提出卫生政策改革的道德最优解。相反，长期以来的传统是，科学家被束缚于描述性或评价性工作之中，一旦他们承担起倡导性工作，就会被责罚（Pielke，2007）。

更根本的问题是，伦理与公平问题是否可以在一开始就从人口健康的科学和实践中剥离出来。如果我们能够以这种方式拆分科学和价值，它所造成的影响在关于“人口健康是否具有内在的分配维度”这一争论中更清晰地体现出来（Reid，2016:27）。正如奈特·里德（Lynette Reid）（Reid，2016）所示，约翰·科根（John Coggon）担心马塞尔·韦尔维（Marcel Verweij）和安格斯·道森（Angus Dawson）在不平等本身是否可以被称为公共健康危害这一问题上存在误解（Verweij and Dawson，2009）。科根否定了韦尔维和道森的论点，即两个假设的人群可能具有相同的平均健康状况（例如，相同的平均预期寿命），但是认为 162
其中一个人群的整体健康状况更差，仅仅因为它的变异范围更广——也就是说，广泛的健康不平等本身就是一种对公众健康的损害（Coggon，2012）。这种不平等的观点使科根忧心忡忡。

> 似乎很难不从这种论点引申出更广义的、对社会公平这一规范性价值的要求，然后陷入一种境地，即对社会好坏的诉求伪装成了在道德上更为中立的、对社会健康或不健康的诉求。
>
> （Coggon，2012:42）

我理解科根对这些影响人口健康评估的隐性价值观的担忧，这也是皮尔克（Pielke）所说的“隐蔽的倡议”（Pielke，2007）。尽管科根承认，“公共卫生的目的是保护和增进人口健康”（Coggon，2012:121），他仍希望将分布、差异和不平等的考虑排除在这样的健康评估之外。①

① 这个目标与他的立场有关，即认为人口健康只是其中个体健康的总和。如第三章所述，引用昂布奇·亚拉（Onyebuchi Arah）的著作，我对健康的定义解决了科根的担忧，个体健康和人口健康可能是不可通约的两类事物。第三章认为，这两个层次的健康是通过福祉的社会性和时间性动态地联系在一起的——个体健康和人口健康共同发展。 177

至少针对人口健康科学的情况，科根的批评是错误的，他错误地断言分布和公平的考虑不应结合到健康评估的过程中。人口健康科学与生俱来就与健康的分布情况有关；人口健康和人口健康科学的定义，明确地表示了对健康结局分布情况的关注(Kindig，2007；Keyes and Galea，2016；Nash et al. 2016；Diez Roux，2016)。人均健康结局（如加纳的人均预期寿命）是一个被高度压缩的数据点。人口健康科学很明智地选择将健康分布作为主要关注点来降低人均健康这一指标的影响力："人口健康被定义为健康结局及其在人群中的分布"(Kindig，2007:141)。从明确地将分布情况作为首要出发点的科学角度来看，即便两个社会的平均健康水平在某种度量指标上相当，但围绕这个平均值的分布截然不同的话，那么这两个社会其实是有着天壤之别的。我们可以争论分布模式 A 到底比分布模式 B 糟糕多少。但是，如果在大量客观数据前不做公平性和分布情况的价值判断，就基于均值相同而假设两个社会在科学上客观等同，这种假设是不符合人口健康科学的。正如我和卡蒂基雷迪在 2015 年的一篇文章中指出的那样："一个普遍的共识是，公共卫生的根本目的是改善令人无法接受的健康不平等或健康差异"(Katikireddi and Valles，2015:e36)。健康公平交织在人口健康科学的方方面面，以及当代大多数公共卫生科学的概念之中——很难将二者区分开来(DeSalvo et al. 2016；Diez Roux，2016)。

第二章调查了经验证据如何影响了人口健康科学的伦理规范，并且这种影响关系也可以反向作用。从哲学上说，一旦人口健康科学领域，或任何科学领域，确立了一种伦理价值，这种价值就会用于指导和强化未来的证据收集和评估——这并不是一件坏事（Reiss，2015）。在他自称采取实用主义方法对一般性科学证据本质的分析中，赖斯（Reiss）巧合地使用了一个人口健 163
康的例证——吸烟—肺癌研究（Reiss，2015）。20 世纪 50 年代吸烟—癌症研究者组成的公共卫生学界“达成了一个广泛认同的规范，即公共卫生旨在解决疾病的根本原因，并预防不良健康结局”（Reiss，2015:357）。这一共识性规范协助了学者们解决了认知和证据方面的挑战，来决定何时有足够的证据可以明确宣布吸烟引起肺癌。健康危害的严重性显然超过了可能出现判断错误并损害烟草行业的风险（Reiss，2015）。证据可以合情合理地指导科学界的伦理价值，反之伦理价值也能合情合理地指导证据。

关于科学的证据和伦理方面的紧密联系已经存在多种描述方式。例如，我和卡蒂基雷迪主张，至少在公共卫生实践中存在着一些复杂的研究设计问题，需要明确关注伦理与认知和证据方面问题之间动态的相互作用，需要“伦理与认识论的耦合分析”（Katikireddi and Valles，2015）。例如，如果将社会经济条件不尽相同的社区认定为“贫困”（这是一种具有伦理影响的认知层面的判定），这种社会经济匮乏程度的评价体系有可能带来污名化的风险。污名化带来的伦理问题反过来可能导致社区成员不信任研究人员或政策制定者，因为他们使其社区蒙羞，这有可能阻碍后续研究期间该人群的配合（Katikireddi and Valles，2015）。

科学哲学家莎琳·克拉夫（Sharyn Clough）所持的关于科学本质的总体性立场是这样的：她认为证据与价值之间的界线并不像我们通常想象的那样明显。她批评那些以保护科学客观性为名、希望严格限制伦理价值判断在科学实践中所发挥的作用的人：

> 这种建构预设了表象主义（representationalist）的观点，即经验数据和我们的女权政治价值观来自两种在形而上学上独立的领域，第一种来自客观的、外部的世界；第二种来自主观的、内在的思想。
>
> （Clough，2003: 115）

> 与之相对的，克拉夫指出，证据判断和价值判断在每个人的"信仰之网"中是完全联系在一起的（Clough，2003:117）。正如她所言，"我们的科学理论以及我们对压迫和正义的信念不仅仅是相对于我们头脑中的概念体系而言的；它们有证据支持，也是真实存在的"。
>
> （Clough，2003:127）

本章这一节之所以放在首位，是因为在人口健康科学中，人口健康证据和人口健康伦理息息相关、紧密交织，以至于我们无法将两者区分开；带着这个认识进入健康公平的讨论是非常重要的。人口健康科学坚守的公平正义的伦理立场及其中的种种细微之处，都是建立在一系列长期的健康实践经验之上的。这正如第二章的人口健康科学的发展历史所显示的，大量经验数据的积累发挥了重要作用，揭示了厚颜无耻的社会不平等（贫困等）是强大的健康（社会）决定因素。沃德（Ward）等人——像赖斯和克拉夫一样——尝试借鉴实用主义哲学来解决实际问题。他们坚持认为，我们需要认识到规范性和描述性两方面的健康不平等，而针对这些问题展开富有成效的社会对话，需要明确规范性和描述性判断背后的理由（Ward et al. 2013）。不管在哪种情况下采用哪种决策过程，透明度和问责制都是必需的。同样，我同意谢尔松（Kjellsson）等人的观点。问题并不在于价值是否影响了公共卫生实践，而在于这种影响既微妙又极具操控性。他们阐释了通过选择计算死亡率时使用哪些特定的相对指标，就可以造成使给定的人群看起来更健康或更不健康的假象（Kjellsson et al. 2015）。至关重要的是，在他们对这个问题的叙述中，谢尔松等人综合了理论分析、假设的数字案例以及最重要的例证来说明如果这一切发生在现实世界中会出现什么情况（通过分析欧洲国家之间的健康差异），这些清晰地阐明了他们的观点。关于健康平等的哲学争论很容易让我们与实际经验知识脱节，无益于健康公平的讨论。同样，我们不能简单地将人口健康的科学和伦理割裂开来，更不应该忽视我们眼前的经验数据。

三、对“健康公平”的模棱两可的理解所带来的（真实的和想象的）后果

关于什么是健康公平及其道德根源，存在着各种各样的理论立场。在本章中，我的兴趣并不在于尝试提出另一种可以与这些现有理论相抗衡的新观点。相反，我的志趣在于挑战这些哲学争论中的一些关键假设：(1) 健康公平讨论中的理论必须取得定论，否则不好的实际后果将接踵而至（本节质疑了这一假设）；(2) 这些讨论只有取得了共识才能平息（下一节质疑了这一假设）。人口健康公平的意义及其道德基础上存在挥之不去的模棱两可，这究竟是一个什么样的问题？这一问题有多大？我在学

术生涯中投入了大量精力来分析人口健康中模棱两可的概念（“特征”“种族”“正常”等）所带来的危害（Valles，2012a，2012b，2013，2016a）。即使是从这一立场出发，我仍然告诫大家，不要认为概念上的模糊性或争议会自动使这一概念丧失使用上的合法性。

我一直对一个元哲学假设感到困惑，如果某些政策的道德基础是模棱两可或充满争议的，那么在此基础上所作的一切工作
165 都失去了合法性。例如，普蕾达（Preda）和沃伊特（Voigt）对马尔莫所著的世界卫生组织《弥合差距》（Closing the Gap）报告提出了哲学上的批判（Commission on Social Determinants of Health，2008），因为这份报告并没有为健康公平实践提供充分的理论基础，但他们也没有具体指出该报告中哪些建议应该不予采纳（Preda and Voigt，2015）。戈德堡对普蕾达和沃伊特这一批评意见进行了评论，站在了更倾向于人口健康从业人员的立场上，但仍然批评他们的疏忽：“公共卫生从业者因其能量和团队精神而声望显著，必须运用这一优势来维护健康公平的理念”（Goldberg，2015:S12）。这两篇文章似乎都没有质疑这一不言而喻的假设，即理论上存在弱点注定了实际应用会失败。

普蕾达和沃伊特并没有批评世界卫生组织的社会决定因素报告中的实际建议，而是指出降低吸烟的社会决定因素水平可能不足以消除烟草使用上存在的差异（Preda and Voigt，2015）。这种观点并不鲜见，因为尼古丁有成瘾性。在类似的理论批评中，戈德堡指出，人口健康文献倡导采取干预措施以减少可避免的人群差异，但在前列腺癌发病率存在性别差距的例子里，这种想法在直觉上就行不通（Goldberg，2015）。在现实中，谁会倡导我们应该解决前列腺癌发病率中的性别差异呢？

我不怀疑存在模棱两可的概念和富有挑战性的案例，但关键的哲学问题是，哲学家、人口健康专业人员和政策制定者应如何以此为出发点继续他们的工作。戈德堡是宽泛的人口健康模型最名副其实的哲学家倡导者（第四章），并以坚持不懈的事业心捍卫健康公平的学术研究。即便是他，也曾声称，“健康的社会决定因素（SDOH）的政策讨论中，那些看似是规范性建议的言论注定失败”，因为它简单地从“社会流行病学证据跃升至规范性结论，丝毫没有考虑论证中的任何中间步骤”(Goldberg，2015:58–59)。他后来（Goldberg，2016）引用了文卡塔普拉姆对这些模糊用法的尖锐批评。但是，文卡塔普拉姆提出了在争议中更有成效地推进健康公平的方案。事实上，马尔莫为文卡塔普拉姆的书撰写了引言，认为它“更好地表述了《弥合差距》(Closing the Gap）报告中所未能言明的哲学基础”(Venkatapuram，2011)。马尔莫领衔的委员会曾提出：

> [世界卫生组织的］宪章和许多国际条约都规定了获得可实现的最高健康标准的权利。但是，在世界各地实现这一权利的程度显然是不平等的。社会不公正在大规模戕害人类。
>
> (Commission on Social Determinants of Health，2008: 26)

在听取了随之而来各种批评后，马尔莫反驳道，文卡塔普拉姆的观点足以为从事健康平等实际工作的人员提供“理论上的证明”： 166

> 每个人都有道德上的权利，来获得一种享有健康的能力……并达到与现代世界中平等的人类尊严相称的水平。
>
> （Venkatapuram，2011）

健康公平还有其他的可用于指导实践的定义。普蕾达和沃伊特宣称，他们不满意玛格丽特·怀特黑德（Margaret Whitehead）提出的指导实践、影响深广的健康公平定义（Preda and Voigt，2015）：

> 健康公平意味着理想状态下，每个人都应享有公平的机会来充分实现自己的健康潜能，而且更实际的是，如果可以避免的话，任何人都不应在实现这一潜能上处于不利地位。
>
> （Whitehead，1990）

应当指出的是，这一定义是怀特黑德诠释了世界卫生组织以往的工作，并写入世界卫生组织的一份报告，以指导其今后的工作；因此，这一定义既是世界卫生组织当下所坚信、也是其应该相信的规范性意见（Whitehead，1990:7）。

毫无疑问，关于健康公平及其道德基础的讨论有必要继续下去——实际上，怀特黑德本人曾明确表示了这一观点（Whitehead，1990:3）。我在这里的担忧是，健康公平哲学领域的批评者们尚未建立起足够严谨的、可以指导实践的操作性定义以及健康公平实际应用的哲学基础。

我认为，在一项具体的健康公平原则（如怀特黑德或文卡塔普拉姆的观点）上得出定论，并提出相应的伦理依据，对于我们厘清哪些应该是健康公平的重点，既不构成充分条件也不构成必要条件。尽管这让哲学家觉得难以接受，但大多数人终其一生都没有充分了解自己道德观念的哲学基础是什么，包括社会正义的本质（在健康或生活的其他领域）。但是，道德行为似乎并不主要取决于人们审视和调整基本哲学原则的程度。事实上，（非常有限的）实验证据表明，在取得生活和道德立场相一致这方面，伦理学家没有表现出任何特殊之处，尽管他们的道德立场是经过精雕细琢的（Schwitzgebel and Rust，2014）。本书所秉承的信念是，尽管哲学有很多无能为力之处，它仍可以为人口健康科学的理论和实践的改善做出巨大贡献。我只是缺乏信心，并不认为在关键的伦理概念上达成公众共识就能在当今世界实现健康正义。

在一个日益被移民和多元文化共存所定义的世界里，如果前提是公众（或可能只是卫生专业人员）应该遵循一个特定的健康公平原则及围绕这些原则的一套道德基础，这似乎会导致可以预见的失败。即使在专业的公共卫生哲学家群体内部，知情对话也完全不能产生共识。所以，我对要求人口健康从业人员或政策 167
制定者应该达成这样的共识的假设感到困惑。为什么期望非伦理学家比职业伦理学家在道德上更加一致？也许我多元化的哲学理念使我无法理解在道德话语中达成共识所具有的吸引力。

“健康公平”的概念有实际的局限性，类似于森认为“正义”这一与之相关的概念有其局限性。森告诫我们，追求以理想化的方式理解正义的本质——回答宏大的问题，“什么样的社会是正义的？”——对帮助我们使世界变得更加公正而言，“既不必要，也不充分”。另外，我们可以了解如何使世界更公平，而无须回答一个理想中公平的社会应该是怎样的（Sen，2006:236–237）。我们不需要对正义有一个完美无瑕的定义，就可以使世界更加公正，而且我们可以制定一个“完全可用”的行动计划来促进正义，而无须沉迷寻找一个完美的定义（Sen，2006:236）。在表达类似的观点时，施瓦茨认为，定义健康的问题不在于对健康内涵的概念分析，而在于“阐释”概念本身。根据卡尔纳普和蒯因的传统：我们最应当关心的是如何调整对健康和疾病概念的理解，使之更具启发性或更有效用（Schwartz，2014）。勒莫因（2013）及格里菲思和马修森（2016）对医学哲学过度关注健康和疾病概念的边界提出了相似的观点。所以，最终目的是为了健康公平。当前世界存在着令人震惊的健康不平等，我们可以对此做出改善，而无须首先（或者也许从未需要）决定“一个健康公平的社会是什么样的?”关于健康公平本质的讨论是有益的，但我们迫切需要的是决策过程，以确定解决健康公平问题在地方层面和全球层面的最佳方案。

四、公平的健康促进和卫生治理

正如凯斯和加利亚在其对人口健康科学的观点所述，问题不在于公平的健康分布模式是不是人口健康科学的内在组成部分(对公平的关注植根于这门学科的基础)，而在于由谁有权设定并评估人口健康中公平的目标和各种利益权衡。我深表同意。

人口健康科学家肩负着解决因资源分配不公引起的不

> 平等现象的道德义务……了解谁来设定目标，以及这些目标是否适宜最大程度地实现人口健康，也许仍然是人口健康科学家最重要的工作任务。
>
> （Keyes and Galea，2016:139）

我并不自诩拥有构成良好卫生治理的公式化配方。这一目
标远比一个小小章节所能完成的工作宏大得多，而且善治本身的 168
许多细节很大程度上取决于当地情况，甚至其总体轮廓都是模糊不清且容易引起争议的（Levi- Faur，2012）。麦克休（McHugh）在她的书中详细介绍了一些卫生治理和健康公平的案例研究（McHugh，2015），清晰地描绘了健康知识和务实行动该如何因地制宜。

在卫生治理方面，如第二章所重点介绍的，伊洛娜·基克布施（Ilona Kickbusch）是《渥太华宪章》（Ottawa Charter）颁布的主要推动力（World Health Organization，1986），她认为卫生治理正在、也应当与我们对健康的理论和经验理解共同发展（Kickbusch，2007）。她描述了影响当前卫生治理意识形态中关键性的历史发展，这和我在第二章重点介绍的一些事件不谋而合，包括人群卫生科学的起源以及人们逐渐意识到健康是一种多维社会现象，即拉隆德报告（Lalonde，1974）和《渥太华宪章》（World Health Organization，1986）的颁布。

基克布施汲取的教训是，最好将当代的卫生治理实践理解成是与健康促进共存共通的，即便这种理解使得卫生治理和一般意义上的健康促进一样令人困惑，而且知之甚少（Kickbusch，2007）。但是她的观点很明显地表示：卫生治理必须与星罗密

布的影响健康的主体以及受影响的利益相关者保持一致。事实证明，健康的因果完全交织于社会生活的结构中（Kickbusch，2007）。她列举了治理吸烟的例子，这不仅是制定哪些法律进行规范的问题(或者这些法律是否解决了经典的公共卫生伦理问题，即平衡公共利益和个人自由)，也同样关乎相关行动者是如何采纳和接受这些法律规范和文化规范；比如餐饮店员工（实际执行法规的人)，以及文化上接受或拒绝吸烟的公民，既有可能会推进、也有可能会拖后这一治理进程（Kickbusch，2007)。

我赞同基克布施呼吁卫生治理要转向关注“日常生活的环境”(Kickbusch，2007:157)。希望这一点在本书中已经很清楚了。第二章将《渥太华宪章》定位为理解健康的社会性方面的里程碑；第三章主张将健康定义为在社会环境下实现全生命历程中的完整福祉；第四章阐述了这些分散于各处的日常环境因素需要广泛的健康促进模式（延伸到社会生活的各个角落)；第五章认为，这与需要解决健康差异的社会决定因素这一需求是一致的。当健康与社会生活如此息息相关时，解决健康问题也需要相关知识能考虑到这一情况。基克布施和格雷琴（Gleicher）在2012年世界卫生组织报告《21世纪的卫生治理》中对此进行了详细阐述（Kickbusch and Gleicher，2012)。

> 成功的卫生治理需要公民、消费者和患者来参与、合作以及共同实现。随着治理在整个社会中变得越来越广泛，直接与公众合作可以增强透明度和问责制。
>
> 169 （Kickbusch and Gleicher，2012:x）

第八章将对此进行详细介绍，并引入这两位学者在健康认识论方面的主张——我们对健康知识和专业技能的理解是："共同创造健康意味着共同生产知识。如果要有效地实施卫生治理，它必须具有参与性，应该包括但又不止于专家意见"（Kickbusch and Gleicher，2012:14）。

总而言之，健康通过日常生活中的社会活动产生的，因此必须以与此相符的方式促进改善（World Health Organization，1986）。卫生治理就是健康促进，即便开展健康促进的正确方法仍然模糊不清，散布在社会日常生活的各个领域，并且由当时当地的背景决定（Kickbusch，2007；McHugh，2015）。最后需要提醒的是，我们从事健康促进工作所需要的知识必须由不同资质的专家与非专业人员共同创造（Kickbusch and Gleicher，2012）。

就卫生治理作为健康促进而言，人们对健康促进本来就不算了解，相比之下对卫生治理所知更少。健康促进虽然并不算完全神秘，但是关于它的很多方面仍然不为人知，连人口健康科学也还是很新生的领域。但是，基于前几章所总结的经验教训，我提供了以下的建议，来指导如何使卫生治理的过程，包括健康公平的决策过程，取得进步性发展：

1. 卫生治理需要把工作目标定位到社会生活的每一个角落，因为健康已完全融入社会生活中（参阅第二章）。健康是一种社会福祉（参阅第三章），如果把某些问题或领域封锁起来，认为这不是健康相关事务，那么卫生治理将受到不必要的阻碍（请参阅第四章）。

2. 卫生治理应特别关注"根本性"和"上游性"的社会和环境因素，这些因素推动了健康或疾病的诸多直接原因（参阅

第五章）。

3. 卫生治理领域的决策者应该认真关注人群总体和其中的亚群的健康收益和损害是如何累积起来的。在第六章中，我对如何做到这一点提供了具体建议。

4. 接下来第八章将进一步讨论为什么健康促进——因此也包括健康治理——的特征应该在于不同学科和社会部门之间建立谦和、平等的合作关系，没有哪一方可以宣称其拥有促进健康所需的全面专业知识。不同资质的专家和无资质的外行对社会生活的不同部分和其中蕴含的健康和福祉有不同的了解。

如第 4 项所述，谦和将成为下一章的主题，但就本章的目的而言，通过解释自己的职业需要表现出谦和来开始这一讨论也是
170 合适的。

五、假设性问题对人口健康公平讨论的过度影响

我完全赞同那些呼吁人口健康科学专业人员在做出健康公平的判断时要谨慎，并意识到自己的局限性。话虽如此，我同样要求（广义上的）人口健康的哲学家在对人口健康科学家的行动做出判断时要谨慎，并意识到自己的局限性。第八章将进一步阐述这一点，这里只想提出，谦和的必要性适用于所有参与改善人口健康这一大规模合作性事业的各方。哲学在人口健康中的作用不是作为判定好坏的守门人或仲裁员。这也是为什么这本关于人口健康哲学的书倾向于从人口健康专家当前的实践入手，据此开始提供人口健康专家应该做什么的建议。人口健康科学家总体上

胜任其技术能力要求，具有公平意识，并且兼备我所钦佩的卫生专业人员身上那种非教条主义和务实的开放思想的特点。在这种情况下，我敦促人口健康公平的哲学家在有关健康公平的讨论中，要立足于人口健康科学的现有经验知识。健康公平的讨论经常过多地将对推测性的假设问题的关注置于对具体问题的关注之上。

例如“向下拉平”（leveling down）这一假设问题，它担心采用错误的公平定义可能通过损害那些境况更好的人来实现更大的公平，而事实是我们肯定更希望提高那些目前处于最不利地位的人来实现公平的目的（Parfit，1997；Broome，2002；Eyal，2013）。健康公平概念可能看起来很有希望，但是它可以通过向下拉平问题的考验吗？能有效地阻止假想中可怕的决策者通过损害境况最好的人来实现健康公平吗？向下拉平问题已经引起了一定程度的关注，这一关注程度更符合其智识上的吸引力，而非其在现实中的影响力。它可能是一个重要的哲学问题——许多哲学家都这样认为，如此重视这一问题也是他们学科特权。但是，对这类假设性问题的讨论只能提供很薄弱的理由，去担忧现实世界的向下拉平现象。

向下拉平问题在 Phil-Papers 网站的文献库中有单独的栏目和栏目编辑，甚至出现在 100 个最重要的西方哲学问题这类编著中（Saunders，2011）。它的确是一个引人入胜的想法。库尔特·冯内古特（Kurt Vonnegut）想象了一个世界，在那里解决健康不平等问题的方法是：在健康人身上绑上真实的砝码来增加他们的负担，引起了科幻小说读者的兴趣。已故保守派人物，美国最高法院大法官斯卡利亚（Scalia）曾在他的异议中使用了冯内古特这一短篇小说，以反对一项确认了残疾人的合法权利的具有里程碑意义的裁决（Scalia，2001）。因为想在现实中找到向下拉平问题切实损害了谁的具体实例是难上加难，即使在人口健康层
171 面的文献中也是如此（Brock，2012）。

向下拉平也并不是一个伪问题，尼尔·埃亚勒（Nir Eyal）已证明它会出现的情况。曾有一项政策拒绝种族主义者的器官捐赠，因为他们坚持要求将器官仅捐赠给白人患者（Eyal，2013）。出现了这样一个激进的种族主义器官捐献者的奇怪案例，无疑是比德里克·帕菲特（Derek Parfit）对这个问题精彩的原创表述在实际意义上更进一步，因为帕菲特只列举了假设的例子，包括对使视力正常的人失明或通过手术偷取他们的眼睛送给盲人这类假设性政策的讨论（Parfit，1997）。同样，特姆金（Temkin）在这一问题上发表过一篇著名的文章，开始是打磨关于他是否应该把钱给一个女儿而不是另一个女儿的具体例子，但很快演化成了一个奇妙的情况——其中一个女儿每周都会在街上发现了一张别人丢弃的 20 美元钞票，因此生活的每一方面都比其兄弟姐妹的生活稍好一点（Temkin，2003）。这一切都为哲学家和科幻小说作家（显然也为像斯卡利亚这样的法律裁决者寻找无视残疾人的理由时）提供了完美的素材。

与我们的经验知识关联甚微的假设性讨论可能会造成有害的干扰，必须谨慎使用。探讨假设问题很有价值，但如果学术界对假设性问题的讨论缺乏相应证据，表明这些问题在现实世界中已经发生、确实发生或有严重风险会发生，这就该引起警觉。一个特别能说明问题的例子源于马尔莫的一桩轶事。诺贝尔奖获得者卫生经济学家安格斯·迪顿（Angus Deaton）曾问马尔莫更倾向于下面哪个社会：一个是社会各阶层之间不平等程度较低但

所有人的健康状况普遍较差，另一个是社会不平等状况更为严重但每个社会阶层的健康状况也都比前者更好。马尔莫“同时拒绝了这两种选择”，而是认为并没有任何基于实际经验的理由支持为什么必须在这两个选项之间做出选择（Marmot，2004:245–246）。我们可以展开假设性的健康公平讨论，探讨如果必须选择的话，到底该选每个人的健康状况同样糟糕，还是存在严重的健康梯度，其中部分人非常健康，而部分人状况非常糟糕。但无论如何，并没有令人信服的理由认为这是唯此不可的两个选项。我们面临着如此之多的关于健康公平的选择，更应该谨慎而不去自寻烦恼地发明新的问题。

六、结论

人口健康科学发展出的具体化的公平承诺和侧重点，在很大程度上是基于新的经验数据的结果。人口健康体系并不仅仅是为了配合其从业人员的价值观——恰好是将社会改革放在首位——而发展其研究方法。相反，第二章所记录的历史显示了这一过程似乎更像是朝着相反的因果方向发展；不过，既然现在已经确立了这样的价值观（尤其是对健康公平的向往），就可以，并且也应该，据此指导未来数据的收集和评估（Reiss，2015）。

公共卫生 / 人口健康的哲学家同从业人员之间似乎达成了普遍共识，即健康公平的讨论必须包括对如何确定优先级的持续关注。我和我的许多哲学家同事有所分歧的地方是，如何最好地实 172
现一系列关于公正的当务之急。我认为，假设性问题（而不是具体的问题）以及过度关注健康公平的性质和道德基础的讨论已经使进程偏离了方向。相反，我主张健康促进和卫生治理（这两者现在或多或少地相辅相成）以及设定健康公平的侧重点，都可以通过促进参与式的、因地制宜顺势利导的过程来更好地推进。这些进程不应该由学术界对唯一正确的道德理论或公平概念的讨论来推动，而应该通过精心构建的参与性过程来驱动，使那些受到影响的人群能够在掌控自己的健康方面发挥主导作用。

第八章将继续说明，在设计干预措施时，需要让社区参与其中，这就要求重新认识多学科领域的人口健康专家与作为服务对象的非专业个人和群体之间的关系。我们既不能从满载外国援助的货运飞机上空投健康促进措施，也不能任凭遥远陌生的专家设计本地公平的健康干预方案。这对人口健康科学的未来影响深远。不过现在，本章将以一个案例研究——调查种族主义和种族健康差异的全球性研究工作——作为结尾，以说明其要点。

案例研究：对种族主义和种族健康差异的调查研究

由种族和民族健康差异领域学者组成的国际跨学科研究团体是健康公平实践的典范，他们在严谨的理论和方法的探讨与卓有成效的合作往绩之间取得了平衡。本案例研究说明了改善种族主义的共同伦理目标是如何将这一研究群体凝聚到一起的，尽管他们对公平的本质和其他核心概念（如种族的本质）持有不同的看法。

对公平的关注深深植根于研究种族健康差异的人口健康科

学。可能最为生动地说明了这一点的例子是，米尔（Mir）等人与一群种族或民族和健康方面的国际专家开展了程序性活动以建立共识。由此产生的共识性声明仅包含十条，其中第一条如下：

> 种族与健康研究的目的应该是为了和改善被研究的人群福祉，并且指导性的伦理原则应该是公平正义。
>
> （Mir et al. 2013:508）

这一声明大胆宣布了什么才是关于种族和族裔少数群体健康研究的正确目标，而不仅仅是“负责任的研究行为”准则所提供的典型的宽松要求（Tuana，2010）。共识声明甚至没有为以真理和知识为最终目的而开展的研究预留什么空间。相反，正如 173
我在之前的工作中所解释的那样，该声明要求种族研究的目标必须指向种族主义的改善，这也确实是能否以及如何在健康研究中使用种族概念这一问题的合适的伦理解决方案（Valles，2016b）。该声明甚至（正确地）排除了那些旨在利用一组人的见解来实现另一组人受益作为唯一目的的研究（Valles，2016a）。对边缘化种族群体开展研究不可避免地会给这些群体带来风险，任何健康状况良好的证据都可作为借口进一步剥夺他们的社会资源，而健康状况不佳的证据则进一步确认了污名化和劣等种族的偏见（Valles，2016a:143）。在这种存在对被研究人群不断造成伤害风险的背景下，研究必须忠实地致力于产出值得这些风险的收益（Valles，2016a）。基于上述对少数族裔健康研究目的的承诺，还有其他七项原则针对公平性总体轮廓提出建议：解决种族健康差异的伦理要务，对各种差异之间交互影响的密切关注，对参与性研究方法的推广，以及分析“不平等”和“不利”的社会和环境决定因素的劝告（Mir et al. 2013:508；参见表 7.1）。

缺少完整的健康公平的定义并没有阻止种族健康差异学者们做好工作。如上所述，学界对种族和民族的涵义莫衷一是（Modood et al. 2002；Smith 2002；Cohn，2006；Cho，2006；Valles，2016b），但这并不妨碍他们在应用性研究中有效地使用这些术语。《利兹共识》(Leeds Consensus）本身宣称追求“公平”的目标，但拒绝对其进行详细定义（Mir et al. 2013:508）。与此类似的是，新成立的杂志《健康公平》（*Health Equity*）致力于研究种族和族裔健康差异及其它相关问题，宣称它的成立是为了“提供权威的、经过同行评议的信息，并助力于社区赋权，以识别和解决与身心健康有关的普遍性问题（Núñez and Schilling，2017:1）。这里列出的具体目标中没有哪个是需要达成共识，来理解到底什么构成了不同种族群体之间的健康公平。

卫生治理和健康促进在应用性人口健康科学中密不可分。出于上述原因，健康必须在健康因果的自然栖息地——“日常生活环境”——得到促进（Kickbusch，2007:157）。来自爱丁堡大学人口健康科学中心的爱丁堡种族、移民和健康研究小组就是一个很好的例子，我曾以访问学者的身份短期加入过这个小组，其中包括拉吉·博帕尔（Raj Bhopal）（曾与我合作发表文章）和参与利兹共识计划的阿齐兹·谢赫（Aziz Sheikh）。博帕尔和谢赫担任着一个被称为“预防南亚糖尿病”（Prevention of Diabetes of South Asians，PODOSA）的健康平等项目的负责人（Bhopal et al. 2014；Morrison et al. 2014）。该项目旨在更好地理解和制定

干预措施，以解决居住在英国的（多样化的）南亚裔族群中异常
高的糖尿病患病率。要想了解为什么这类人群会遭受高患病率所 174
带来的负担，该项目必须仔细研究他们的社会生活。例如，研究人员需要了解谁实际去商店购买食物和为全家做饭，并听取研究对象讲述哪些社会压力使他们更容易坚持或放弃改善后的饮食计划（Morrison et al. 2014）。事实证明，其中复杂的社会因素发挥了作用。例如，一个家庭在选择和制作传统印度—巴基斯坦风格菜肴时，会考虑到儿童的口味和文化认同感，因为这种食物（在英国）始终与“类似来自麦当劳的食物”相竞争（Morrison et al. 2014）。

如 PODOSA 的例子所示，种族和族裔健康差异研究人员面
临的最大挑战之一，是制定行之有效的方法来研究他们感兴趣的
问题，即从日常生活中识别和干预由社会和环境决定因素引起的 175
健康不平等现象。十条利兹共识原则中有两条强调了参与性研究过程的重要性。其中一项原则明确指出，少数群体必须全程参与研究的所有阶段。即使是判断多大程度的社区参与才算充分，也应该留给社区去决定；根据《原则》，研究人员必须支持该决定。还有一条原则要求应进一步完善：

> 应该开展更多的研究，以找出适合促进少数族裔社群全程参与研究过程的模式。例如，能促进社区能力建设的模式、赋权模式、具有代表性和持续参与性的模式。
>
> （Mir et al. 2013:508）

这也是对健康社会决定因素委员会（Commission on Social

Determinants of Health，2008）、兰科（Ranco）等人（引用于立岩苏族健康的第二章案例研究）（Ranco et al. 2011）以及澳大利亚政府（引用于澳大利亚原住民健康的第三章案例研究）（Government of Western Australia Department of Health，2015）所持有的类似观点的重述。PODOSA 项目受到这样一个雄心勃勃的参与性理想的指引，从一开始就将包容性和建立信任关系作为项目战略的一部分（Douglas et al. 2011）。很能说明问题的是，通过与医疗服务提供方合作来招募研究对象的努力基本上没有成功，但是通过“面向社区的、个人招募策略”，例如与社区领导者联系以及拜访清真寺，却获得了成功。

种族健康差异研究界显示出了令人钦佩的决心，即经验数据指向哪儿，就让研究追随到哪儿，并据此调整公平的侧重点。种族主义的概念和测量方法也随之发生了变化。除其他变化外，结构性种族主义（广义上内嵌入社会结构中的种族主义）正在得到更广泛的应用（Rudolph et al. 2013）。直到最近，人们才开始关注种族主义自身作为一个直接原因（Krieger，2003）。然而，事实证明，在种族主义多样化的作用途径方面（从微歧视带来的压力到获得社会服务的机会不足）收集、汇总和综合有关健康效果的数据非常困难（Paradies et al. 2015）。专门研究种族健康差异的学界曾经、正在并将继续努力实现健康公平，没有因公平的确切涵义上存在模糊而受到阻碍，小心严谨地考虑应用性健康促进和卫生治理的各种细节。他们没有在所有事务上达成共识，但他们达成了足够的共识，足以让他们在未来的几十年
176 里忙得不可开交。

表 7.1　利兹共识——种族与健康研究原则

重要性和目的
1. 种族通常与不利条件和不良健康相关联。因此，研究人员既有职业责任，也有道德责任，将有关种族的证据纳入其工作和建议中。
2. 种族与健康研究的目的应该围绕着被研究的人群福祉和改善，并且指导性的伦理原则应该是公平正义。研究人员必须对歧视性思维和行为的危险保持警惕，并采取防范措施应对其研究产生的实际和潜在危害。
框架和重点
3. 明确种族和健康研究背后的假设和理论很重要。
4. 研究需要酌情考察种族群体内部的多样性，避免同质化。例如，年龄、性别、宗教、教育、社会经济地位、地理位置或移民时间都可能影响种族健康不平等的产生。对种族健康不平等的调查应适当考虑种族与其他形式的差异相互关联的方式，以了解它们之间如何以及为什么有可能相关。
5. 有必要在研究过程的所有阶段中提高少数族裔社区的参与度。应该由这些社区去定义什么是适当的参与，然后由研究人员和法定机构负责推动，并由资助机构提供资源。
数据收集与分析
6. 使用种族类别和标签对于所研究的特定经验和结果应该是有意义的。
7. 人群普查的类别通常有利于暴露不利条件，但是可能需要采取其他措施来研究不利条件的形成过程。
8. 对健康不平等的分析应注意社会环境，对健康结局方面种族差异的衡量和健康行为的发生都以该社会环境为背景。
未来的重点
9. 有必要将重点放在干预性研究，以助于找到减少不平等的有效方法。
10. 应该开展更多的研究，以找出适合促进少数族裔社群全程参与研究过程的模式。例如，能促进社区能力建设的模式、赋权模式、具有代表性和持续参与性的模式。

资料来源：Mir et al.2013:508。

第八章

谦和是人口健康及其哲学的前进方向

一、谦和协作的精神

人口健康科学早就意识到，有必要重新分配集中在医疗部门的权力和权威——“与其他部门、其他学科、最重要的是与民众分享权力”（World Health Organization，1986），这一理念很大程度上要归功于《渥太华宪章》。在阐述传统科学美德的女权主义替代方案时，隆吉诺（Longino）有力地证明了将“权力下放或权力分散”作为一种科学美德自有其价值，甚至不亚于“准确性”或“新颖性”（Longino，1995:392）。弗罗伊登贝（Freudenberg）和崔（Tsui）支持基于社区的参与式研究，并恳求健康促进领域的学者和政策倡导者就像精通“证据的世界”一样精通“权力的世界”（Freudenberg and Tsui，2014:13–14 ）。健康是社会性的，而社会又由其权力关系的结构动态所决定。

还有两个原因使得权力关系对人口健康科学有特别重要的意义。首先，该领域仍处于起步阶段（Keyes and Galea，2016a），这意味着它需要确定许多问题的答案，包括在人口健康科学的跨部门合作中医疗保健的作用是什么（请参阅第六章的讨论），以及流行病学在这一跨学科领域中的作用是什么(Labonté，1995；Evans and Stoddart，1990)。其次，人口健康科学是围绕着这样一个概念建立起来的：促进人口健康重新规划需要在哪些方面努力，以及如何努力（Nash et al. 2016:xviii)。不管读者是否同意隆吉诺的观点，权力分散是适用于所有科学研究的原则；我想强调的是，权力的重新分配是人口健康科学的一个核心问题。

在最后一章中，我将论证谦和是人口健康科学成功与否的关键。我们需要实现三个方面的谦和：总体认知谦和——意识到没有哪个人或哪种观点可以完全理解或概括人口健康；部门间的谦和——意识到没有哪个社会部门（包括政府、医疗等）可以凌驾于其他部门之上；以及学科间的谦和——意识到跨学科的人口健康科学中没有哪一门有贡献的学科可以凌驾于其他学科之上。
在论证了这些观点之后，我借鉴前几章的论点，继续用一小节的 181
篇幅讨论前几节内容与人口健康科学教育之间的关系，并在本书的最后对人口健康哲学的未来工作提出一些建议。

二、拥抱认知谦和

本书第一部分所带来的一个重要经验教训是，每个参与人口健康科学的行动方都需要谦虚地接受，人口健康的知识和专长是零散地分布在许多不同知情者身上的。据此，安妮塔·何（Anita Ho）将“认知谦和”（epistemic humility）定义为植根于：

> 专业人员承认其擅长的领域是有边界的，并且他们也会犯错。这意味着一种承诺，即现实地评估自己所知和未知的事物，并将自信程度和对知识的主张限制在自己对专业领域实际了解的范围内。
>
> （Ho，2011: 117）

> 卫生专业人员的认知谦和，是以致力于与他们所服务的对象相互“合作与信任”为特征的。
>
> （Ho，2011: 115）

与认知谦和的理想相反，以医疗为中心的、强大的生物医学健康模式不可避免地是一种按健康知识和专长论资排辈的等级模式。这种模式的倡导者在与各种健康专家的互动中当然也会尊重他们。但是归根结底，该模式只效忠于特定的健康观念（有关人类身体的生物、化学和物理成分的客观事实），以及应当如何对其进行研究和干预的信念（通过实验方法，最好是运用先进的技术和实验室技术，力求将复杂的整体还原为各部分的总和）(Krieger，2011:130)。在这种模式中，患者充其量只是一个传声筒，向外界传递那些关于自己身体的、难以检测的信息（比如他们的疼痛程度），而不是拥有不可替代的知识和判断力的主体(比如他们精神健康的致病因素和现状)[1]。这些在很大程度上取决于对他者知识的信任问题，包括信任谁、何地、何时、为什么以及如何信任。这一问题在哲学文献中首当其冲的体现是关于人们对健康的自我评判有多大可信度的争论。

认知谦和与认识论怀疑主义不是一回事，它并不是简单地
断言我们都是有限的知情者。认知谦和在于遏制狂妄自大，我们
过分推崇一些个人和群体所主张的知识，造成了自负和傲慢，应
该用“现实地”、不遗余力地批判他们与知识相关的弱点来取而
代之（Ho，2011:117)。认知谦和很重要的另一半是，对那些所
主张的知识被低估的个人和群体加以同样不卑不亢的考察。目前 182
一个关键的矛盾在于平衡健康知识的权威性，即平衡个人对自身
福祉的评判以及外部医学权威的评判。

森描述了平衡内部和外部健康观感之间的矛盾——权衡健康的评价究竟应该通过人们自省式感知自我健康状况（例如调查所显示的自评幸福感)，抑或通过外部健康统计数据（例如婴儿死亡率）(Sen，2004)。他坚持认为，这两者都是全面理解健康的重要组成部分。相比之下，豪斯曼认为，必须同时限制什么可以被称为人类繁盛（human flourishing)，以及个体有资格评估自己在哪些方面取得了繁盛的发展。

“繁盛”包括将客观资源动态地、连贯地整合为一种身

[1] 支持生物医学模型的论点的部分缺陷是该模式自身所附带的。例如，所罗
门批评将叙事医学对立二分的尝试，即分为关怀的、个人的和人文主义的
模式和去人性化的生物医学模式，去人性化的临床互动很大程度上既取决
于医生的情绪，也取决于他们的哲学立场（Solomon，2015)。 197

> 份。福祉就是繁盛。主观体验是衡量个体是否繁盛发展的指标之一。
>
> （Hausman，2015: 141）

豪斯曼对繁盛和福祉的表述赋予了个人身份十分重要的地位，但同时质疑了人们是否能感知或理解他们自身的福祉。

> 在人们具有评价能力的程度上——也就是说，在他们的偏好体现出一种有连续性的身份认同以及对客观资源的渴求——（同时也是理性的、自利的、充分知情的），他们的偏好就是彰显其福祉的可靠证据。
>
> （Hausman，2015: 141）

换言之，豪斯曼只承认那些毋庸置疑地表现出非人类的、理想化的个体（完美的理性、坚定不移地维护自我利益，以及完全了解事实真相），才能被视为是有能力评判自身健康状况的。

豪斯曼的主张值得进一步分析，他认为是否了解自身健康取决于能否“理性、自利和充分知情”（Hausman，2015:141），这一观点简明扼要地概括了一种常见的，但有缺陷的立场——过分重视冰冷无情的理性。最终它将导致出现一种关于自我认知的认识论标准，即只有神话一般的种族——理性经济人（*Homo economicus*），它是智人（现代人类［*Homo sapiens*］）超级理性的近亲——的成员才可能实现，而这一种族唯一已知的栖息地只有入门级经济学教科书。具有讽刺意味的是，西科诺尔菲（Siconolfi）等人收集并分析了对年轻男同性恋和双性恋者的访谈，尖锐地指出“理性经济人的原型，即那种纯粹以理性、自利的方式行事的独立创业者”无法很好地代表他们样本中男性的实际行为；而且哪怕这些男性最终认同了这样的理想，其实际效果也会损害人口健康——它导致男性接受并延续了对性少数同胞的社会污名化和边缘化（Siconolfi et al. 2015:564）。性交期间是否佩戴 183
安全套取决于诸多相互影响的因素，不仅包括成本效益分析，还包括个人的资源状况（尤其是金钱），以及在全生命历程中积累的社会生活经历所建立起来的主体性。换句话说，智人的性习惯与理性经济人并不相似，但是一些智人仍然坚持要按照理想化的理性经济人模式行事。最终造成了一种人为的社会盲目性，视而不见那些看似是自主的、有利的的选择其实取决于多变的、不平等的社会条件，以及在这些多变的条件下人们的主观立场。

豪斯曼关于什么是具有理想的“评价能力”的个人的观念，甚至不配被视为是理想。那些只关注自己利益和只支持理性思考的人，不具备评判健康和健康知识在认识论方面至关重要的主观性和社会偶然性。相比之下，人口健康科学及其参与性研究方法是以建立在经验基础上的信任为前提的，即相信现实中的人们能够认知自我，他们自我认识的正是源于（而不是尽管）他们千丝万缕地嵌入了动态的社会生活。我对自己的社会福祉有深入的了解，远比其他人更了解，因为这是我日常生活的结果。这个问题与“关怀伦理”（Ethics of Care）体系下数十年的工作相吻合，后者拒绝“将个体视为理性、独立自主的主体、或自私自利的个人”，而是呼吁关注经验事实，关注人与人之间关系的伦理必要性——“这些关系经常充满情感而且不由自主”（Held，2006:13）。

我花时间讨论豪斯曼的观点，因为这种高度不信任人们对健康具有自我认知能力的观点，与人口健康所秉承的哲学立场截然不同。他提出的观点支持怀疑主义认识论（有理由怀疑人们是否有认知能力理解自身健康状况），而我认为人口健康科学将更受益于谦和的理念，意识到即使其他人拥有截然不同的经历和知识资源，他们同样也可以了解自己的领域。

> 共同创造健康意味着共同生产知识。如果要有效地实施卫生治理，它必须具有参与性，应该包括但又不止于专家意见。人们的经验和看法开始以各种新的方式发挥作用。
>
> （Kickbusch and Gleicher，2012:14）

人口健康思想是上述对健康的社会性和整体性理解的产物。如拉邦特等人所言，恰如其分的“人口健康研究的认识论基础”是一种世界观，它拒斥了以下的假设：即人口健康研究人员可以作为明智、客观的局外人，接触受疾病困扰的人群，使用一些普
184 适的科学工具解决这一人群的问题。他们提供了另一种观点：

> 这种参与式的认识论认为，只有通过深思熟虑的对话和反思才能实现理解，并且承认体验性知识的正当性，以及预设了人们有能力去了解并理解他们周遭的世界。
>
> （Labonté et al. 2005: 10–11）

人群中的非专业成员同样具有人口健康的专业知识。争论

到此为止。

爱德华兹（Edwards）和阿蒙森（Amundson）等残障研究学者也提出过类似的观点，他们认为，关于残障人士认为自己具有高水平福祉的自述的争论，充满了伦理上的无知和认识论上的狂妄（Edwards,2013；Amundson,2005）。例如，布赫曼（Buchman）等人解释说，我们在考虑患者自述其慢性疼痛的性质和严重程度时，认知谦和是正确的初始立场（Buchman et al. 2017）。当然，经历并提供自述经验的个人并不是与该经历方面的唯一专家。医生也具有相关的知识，例如疼痛模式可能会如何随时间而变化的预后。这里的重点是，如果健康是通过个体与社会结构之间细微的相互作用而产生的，那么无视那些用生命在这些社会结构中摸索度日的人们所积累的专业知识是愚蠢的。类似地，加拉诺（Galarneau）直言不讳地批评了包括（Powers and Faden，2006；Daniels，2008；Ruger，2010）在内的主流健康公平的文献，因为它们强化了某些社区成员的边缘化程度；部分原因是他们建立的哲学理论“没能将社区塑造成多元化且动态变化的实体，并由具有道德权威的成员参与到公平的医疗决策过程中”（Galarneau，2016:37）。

认知谦和的人口健康科学方法应当与对社会偶然性的尊重并驾齐驱。当人们认为，只要“确保资源充沛、方法严谨，对同一问题进行任何调查研究”都会得出相同的结论；一旦出现这种意义上必然的、正确的科学主张，就意味着科学推理中出现了认知的自负（Kidd，2016:13）。相信人口健康科学是对客观普遍真理不懈的收集和汇总是一种自负；另外一种选择是，具有适度的认知谦和的人口健康科学意识到，任何理解和促进健康的尝试必须做好充分准备去接受，世界上存在着千差万别的人群，因此最佳的人口健康科学实践（例如，基于社区的参与性研究）在不同的地区可能最终看起来完全不同。再者，我们也不应该试图强迫各种方法趋同于一套普遍的最佳方案。

关于人口健康的许多内容都无法实现普遍性。人口健康科学的知识在很大程度上是地方性的。

> 根据定义，我们关注的是人口健康的决定因素——这
> 185 些决定因素不可避免地与环境背景产生联系。如果我们要理解什么是最重要的，我们必须去理解这一特定因素在其运作的更广泛背景下是如何发挥作用的。
>
> （Galea，2018: 171）

南希·麦克休（Nancy McHugh）在《知识的局限》（*The Limits of Knowledge*）一书中对此进行了说明。该书囊括了一系列不适用于整齐划一的归纳概括的案例研究，但麦克休总结出了一个普遍经验，即克里格的生态社会健康模式最有希望以严谨和负责的方式处理公共卫生知识（McHugh，2015）。如前几章反复论述的那样，克里格关于生态社会健康模式的工作，是一套特别严谨且完整的人口健康科学理论（Krieger，2011）。这种理论概括之所以有效，是因为它尊重了当地可能出现的各种情况（地方偶然性［local contingency］）。

知识的概括泛化问题涉及了人口健康科学的许多领域。麦克休（McHugh）从哲学角度论述地方性知识之间存在矛盾时，批评了循证医学的僵化。正如我在第六章所说，迄今为止，循证

医学对人口健康助益甚微，但我比麦克休更看好循证医学与公平的健康促进携手并进的前景，包括为边缘化的少数群体提供服务，这正是麦克休合情合理地担忧这一群体可能不会获得充足的服务（McHugh，2015:66–71）。如第六章有关移民健康的案例研究所述，博帕尔（Bhopal）明确指出：如果我们在循证医学上投入更多资源来研究公平性，是可以纠正某些问题的（Bhopal，2014:217）。古波津（Kohatsu）等人在十几年前就曾提出，要想开展更公平的、基于证据的公共卫生研究，最有前途的方法是重塑研究过程，使之更明确地适应当地的偏好，而大有希望实现这一做法的一个例子就是基于社区的参与式研究（Kohatsu et al. 2004）。最近，用于评估循证医学证据质量的 GRADE 指南已更新，更明确地纳入了对健康公平性的评估，因为一项衡量特定目标的证据，其整体质量应取决于数据的相关性，是否体现了当下接受服务不足的人群的经验和需求（Welch et al. 2017）。循证医学能够有所改观，对人群内部和人群之间多样化的经验和需求更加敏感。在进行一般性推断时，能虑及当地各种偶发事件（地方偶然性）的影响是一个持久的挑战，但这不是让我们绝望放弃的理由。简而言之，人口健康科学知识具有很大的偶然性、地方性、社会性和多面性。没有哪个人能完全了解一个特定人口健康案例的全部知识。例如，在第七章重点介绍的英国预防南亚糖尿病（PODOSA）项目的案例研究中，研究人员本着认知谦和的精神与他们致力于提供服务的人群精诚合作是至关重要的，他们建立起了何（Ho）所倡导的“相互合作与信任”关系（Ho，2011:115 ；Bhopal et al. 2014 ；Morrison et al. 2014）。 186

对于那些希望有效地利用人口健康科学的有限资源去催生

适用于任何特定病例的普遍原则的人来说，认知谦和于情于理都可能激发一定的恐惧感。如第二章所述，制定有效的基于社区的参与式研究方法仍然是一项充满活力的事业，也充满了不可避免的挫败感（Freudenberg and Tsui，2014）。如果复杂的社会动态能在很大程度上影响健康结局，并且这一人群的成员是充分了解其所在人群社会动态的专家，那么这些成员就具有关于该人口健康因果的重要专业知识。拥抱认知谦和也有助于推进人口健康科学的目标，即解决健康的上游社会原因。第三章说明了为什么将健康和疾病充分概念化和付诸实践需要与社区进行真诚而谦逊的互动，正如澳大利亚土著人健康的案例所示，这些概念最终是要应用于这一社区的。第四章和第五章认为有必要解决社会动态中所蕴含的强大、深层的疾病根源，例如种族主义和其他健康的"根本原因"（Phelan and Link，2015）。人口健康科学从业者必须在认知自负和认知谦和之间选择自己的立场；我敦促他们优先考虑站在认知谦和这边。

三、部门间谦和：非等级性的跨部门关系

"人口健康和公平取决于合作性的跨部门行动"（Rudolph et al. 2013: 17）。健康是社会环境中全生命历程的完整福祉（如第三章所定义），它贯穿于社会生活的每个角落。健康福祉的因果无处不在。因此，没有任何一个社会部门可以声称拥有对健康事务的最终所有权。以膳食为例，它是整体健康的重要一环。无论如何划分各个社会职能部门，几乎每个社会部门——农业、交通

运输、食品服务业、宗教、医疗保健、地方社区组织、政府等等——都可以主张膳食属于自己的管辖领域。考虑到健康作为干预的实体和对象具有分散性及社会嵌入性（第三章和第四章）、上游的健康社会决定因素及数不胜数的种种影响（第五章）以及健康公平和治理与所有研究和干预健康的工作紧密相连（第七章），我提出以下建议：如果我们想要实现健康促进的有效合作，全社会所有部门都必须拥抱谦和。

没有哪个社会部门位于人口健康合作各方的顶层。医生、神职人员和政客可能是近代史上最常见的在健康方面患有自大症的肇事者，但对于社区活动家领袖、制药业首席执行官或社会某个部门的任何其他代表而言，如果试图将自己的部门抬高至其他所有部门之上，同样面临着类似指控。面对浩瀚惊人的健康现象，以实现健康促进为目标，每个部门的正确应对就是接受谦和。187
良好的人口健康不仅需要社会各部门通力合作，而且在人口健康跨部门关系中，没有理所应当的“同侪中的首席”。

第六章讨论了两类人口健康工作之间的矛盾：一类是从医疗部门出发，向外构建跨部门合作，一类是试图完全脱离以医疗部门为核心的模式去建立跨部门关系。深层次的挑战是如何从一个由医疗主导的健康促进模式（它与私营部门的结合程度因地而宜——美国就是一个极端的、由营利性医疗卫生部门占主导地位的例子）转变为跨部门合作模式。这种主导地位的后果令人沮丧，这在《健康服务管理前沿》（*Frontiers of Health Services Management*）杂志的一期特刊所刊发的金迪格和艾沙姆与其他评议者之间的对话有所体现。金迪格（本书经常提到的人口健康学科的领袖）和艾沙姆撰写了一篇主旨文章，描述了医疗行业的领导者应该如何扩展其公司的使命，使之成为以促进人口健康为目的、更广阔的部门合作中重要的一环（Kindig and Isham，2014a）。可随之而来的一系列评论都是在探讨如何改善医疗服务，两位作者看上去有些恼火，回应道："我们简洁概括的回答是'……尽管如此，重心并不是医疗保健'"（Kindig and Isham，2014:56）。这就是挑战所在之处，即如何说服各个社会部门在同一个跨部门合作模式下共同发挥作用，而没有哪一方能统御其他各方。金迪格和艾沙姆将这一信念传达给医疗部门的努力，很大程度上类似于戈德堡努力说服罗思坦接受，公共卫生或人口健康工作的驱动力并不一定需要源自政府的强制力（Goldberg，2009；Rothstein，2009）。

即使在最好的情况下，我们也要面对管理跨部门间政治纠葛的难题。第六章关于人口健康方法论上的权衡取舍的讨论表明，过于偏重意识形态的纯洁性（以牺牲与部分志同道合的伙伴一起取得人口健康进展为代价）或偏重短期实用主义（通过与部分志同道合的伙伴合作实现一些具体目标，但付出的代价是长期目标受阻，例如，牺牲了从医疗部门主导的模式转向跨部门的健康促进模式的长远目标）都各自有其风险。看起来，社会医学学科和人民健康运动发起的值得称誉（且相互关联）的项目，都因为在战略上过于偏重限制意识形态而牺牲良多。在其他努力被证明由于自我限制而功败垂成的地方，人口健康将站到最后，取得胜利。纳什（Nash）等人所撰写的人口健康的教科书可能是最中肯和最自信地表述了坚守人口健康的社会正义承诺究竟意味着什么（包容性，对经济弱势群体的关心，对经济不平等带来的社会影响的关注等），同时仍不妨碍其介绍"支持人口健康管理的理由：健康劳动力的商业价值”等章节（Nash et al. 2016）。

从较为陈旧的公共卫生模式过渡到谦和的跨部门人口健康科学，需要就跨部门性作为一种政治改革进行公开和透明的对话。罗斯很有先见之明，也很有胆识，他告诉公共卫生学界，面 188
对“激进的”、变革性的科学规划与零碎的、狭隘的科学规划，必须二者择一（Rose,1985,1992）。在勾勒出这一幅蓝图后不久，罗斯就去世了，所以他从来没有亲见到这个激进的规划——调查人群层面健康差异的根源并试图据此来重塑社会——最终融入了人口健康科学领域（Keyes and Galea，2016a；Nash et al. 2016）。与罗斯提倡的人口健康事业相比，另一种选择是事实上的保守主义，即必须将公共卫生限制在政府和医疗部门所采取的一系列狭隘行动上（Epstein，2003；Rothstein，2009）。如果支持“旧公共卫生”模式的部门保守主义的倡导者，不承认他们在政治上的保守主义，即捍卫自由放任的资本主义和个人主义，并反对集体性的社会和经济改革，那么这一保守主义就愈加危险（Gostin and Bloche，2003）。然而，具有讽刺意味的是，如果我们以批判性的、去浪漫化的视角审视历史，（时常被浪漫化的）20 世纪推行的“旧公共卫生”的狭窄模式从未由始至终地贯彻那些伦理和政治原则（Novak，2003）。狭隘的公共卫生模式局限于行使政府权威，肆意公然地滥用权力，开展强制性优生绝育，推行种族主义运动破坏被污名化的移民的住房，或者使用政府授权的权力来恐吓和攻击社会边缘化的人群（Novak，2003）。正如罗斯所推测的那样（Rose，1985，1992），现在看来，激进的政治改革是有效促进人口健康唯一可行的手段。

19 世纪公共卫生的奠基者似乎比追随他们的大多数 20 世纪学者更加敏锐地意识到，有必要在社会各方面开展积极的行动（Freudenberg and Tsui，2014；Krieger and Birn，1998；Krieger，2011；Ståhl et al. 2006）。21 世纪人口健康科学的影响力已经改变了主流意识形态。第四章显示，宽泛的公共卫生和人口健康模式现今已完全成为主流。随着健康的社会因果关系证据的积累，诸如“健康融入所有政策”之类的模式变得越来越具有吸引力（World Health Organization，2015）。

鉴于需要完成不可避免的政治工作，跨部门的谦和协作精神看起来像是正确的前进方向。辛格（Singh）的著作《邻里的死与生》（*Dying and Living in the Neighborhood*）在为部门间协作提供依据时，将关注转向了社区；自上而下的健康政策失败时，社区层次自下而上组织的项目可以成为替代方案（Singh，2016）。波普科（Popko）（一名天主教修女）使用人口健康科学理论，详细说明了跨部门协作应对健康不平等的必要性，阐明宗教部门和医疗部门的天主教徒可以如何发挥各自的作用（Popko，2015）。还有很多可作为例证的案例。许多政治改革工作有待完
189 成，而这一切必须秉承谦和协作的精神。

四、学科谦和：非等级性的跨学科关系

人口健康科学是思考健康问题的、跨学科的研究领域和框架体系。一个悬而未决的问题是，人口健康科学是否即将成为，或者应该成为一个完全独立的融合性交叉学科；就像生物化学一

样，成为独立的（交叉）学科，而不仅仅是生物学和化学领域之间重叠的科学（Klein，1990:43）。这并不是说形成交叉学科本身就是一种进步。克莱因（Klein）提出了一个很好的例子来说明，相对于其他的跨学科形式，建立一个交叉学科并不具有天然的优势（Klein,1990:43）。人口健康科学当然可以成为一门交叉学科。它有教科书（例如，Nash et al. 2016）和期刊（例如，《人口健康管理》（*Population Health Management*）和《社会科学和医药——人口健康》（*Social Science & Medicine——Population Health*））；在机构层面设有学术单位，例如杰斐逊大学设有人口健康学院和渥太华大学开设的人口健康博士学位教育。同时，新的人口健康科学学术中心正在源源不断地开设（Lee，2016；Scheibal，2015），这种现象似乎很自然而然，因为学术中心通常具有跨部门和跨学科的性质。但是，由于资金限制、招聘能力和其他行政障碍，这些中心面临着一系列独特的风险（Glied et al. 2007）。显然，没有哪一种人口健康科学跨学科的模式是完全正确无误的。人口健康科学历来是跨学科的，到底人口健康科学应成为一门交叉学科（设立在学院或学系中），还是形成在其他学科之间的阈限间自成一派的研究领域，在这一问题上我遵从多元主义的精神；眼下就让两者并存吧！我认为这一想法符合迪兹·鲁克斯（Diez Roux）面对提问时务实的推辞，当被询问人口健康科学与适当改革后的公共卫生科学是否是一回事时——他的回答是“我们拥有的同义词越多越好”（Diez Roux，2016:620）。

自成立以来，人口健康科学一直在努力搭建一个研究领域，使之恰如其分地包容众多可能对其有贡献的学科。在该领域发展的早期，拉邦特曾批评埃文斯和斯托达特认为流行病学具有优先学科地位的立场（Labonté，1995；Evans and Stoddart，1990）。流行病学一直在公共卫生科学的跨学科领域中享有骄人一等的地位；它“通常被称为公共卫生的基础”（Merrill，2017:2）。这种高高在上的地位在人口健康科学中是不合适的。利兹宣言（Leeds Declaration）作为人口健康科学的里程碑，共有10条宣言，其中4条呼吁多元化的交叉学科。该宣言倡导“采取多元化的方法”，对“各种学科的贡献持开放的态度”，拒绝贬低“定性数据”，并谴责那些声称定性方法是“软科学”，而“定量研究”是“硬科学”的断言（The Lancet Editors，1994）。更令人不安的是，流行病学在公共卫生科学领域中具有较高的学科地位似乎是该领域挥之不去的象牙塔习惯的延续。道迪（Dowdy）和派（Pai）
190 推测，流行病学家变得越来越关注因果推断的客观性和方法，实际上忽略了临床转化、社区参与、政策制定支持和教育等关键问题（Dowdy and Pai，2012）。我支持他们呼吁流行病学家应该转而承担起“负责任的健康倡导者”这一专业角色，因为这意味着他们必须称为致力于实现改善人口健康这一共同目标的几类倡导者之一。

整合不同学科各类贡献的跨学科工作面临着根深蒂固的哲学障碍，不过我们有充分的理由对克服这些障碍保持乐观。布里斯特（Brister）区分了几类阻碍跨学科合作的认识论分歧，有助于更好地理解这一问题：“（1）事实；（2）证据标准或‘严谨性’；（3）原因；和（4）研究目标”（Brister，2016:84）。可以说，由于跨学科挑战是如此深入骨髓，想解决这一问题将需要各方之间持续的参与性对话。解决方案将需要考虑以下问题：比如我们是否有充足的数据来支持人口健康所建议的强制规定每单位酒精的最低价格；如果没有，那么什么样的证据能被认为是充足的？在此类问题上，马尔莫领衔的联合国委员会指明了前进的方向——对人口健康证据采取务实的多元化态度。

> 本委员会在什么构成证据这一问题上保持宽泛包容的观点……在本报告中，读者将发现五花八门的证据，来自观察研究（包括自然实验和跨国研究）、案例研究、实地考察、专家意见和非专家意见，以及社区干预试验（如果存在的话）。
>
> （Commission on Social Determinants of Health，2008: 42）

任何一门学科或方法都无法声称其在人口健康的跨学科研究中占有首要地位；事实上，各种实践上的局限性使得研究人员在收集相关证据时必须冒险离开自己的舒适区，而这也加强了多元化的必要性。

隆吉诺认为分散权力是一种女权主义目标，这其中既有认识论的原因，也有伦理上的原因（Longino，1995）。她支持这几类科学界分散权力的工作，包括将助产学视为应用科学的建议，以及其他使妇女有能力控制自己的身体的医学实践的建议，这些努力取得了相当可观的进展（McClimans，2015；Every Woman Every Child，2015）。谦和的跨学科式人口健康科学，通过重新分配各学科及其相关专业内在的权力分布动态，有助于从根本上推进类似的分散权力的目标。

下放人口健康科学的学科权力，将使许多领域的健康科学专家受益，只有医生相应地失去了他们在个体层面健康科学

的地位，以及流行病学家失去了他们在人群层面健康科学的地
191 位。护士将在健康促进方面发挥更大的作用，部分原因是在传统的生物医学机构（尤其是医院）和所服务的人群之间，护士能发挥作用的专业空间十分有限（MacDonald et al. 2013；Bekemeier，2008）。而且，值得注意的是，护理是传统意义上的女性职业——进一步证明了隆吉诺正确地将权力分散视为女权主义“理论意义上的美德”，也是赋予妇女权力的一种手段（Longino，1995）。但是与此同时，其他边缘化的健康专业也会受益。一旦我们认识到“全生命历程视角的重要性以及……更广泛的健康决定因素”，各类牙科专业人员便有了新的工作要做；这促使我们重新分析和重新设置干预措施，来解决人群成员在生命历程中所经历的对口腔有害的暴露因素而导致的口腔健康不平等现象（Batchelor，2012:12）。托里斯（Torres）等人的研究表明，令人遗憾的是，许多拥有完善的集中式医疗系统的富裕国家，都未能充分认识到各类一线“社区卫生工作者”所发挥的诸多重要作用（Torres et al. 2014）。这些社区卫生工作者构成了许多人口健康职能的第一线，因为他们（根据定义）就是相关（例如移民）社区的成员，他们从事着有偿或无偿的人口健康促进工作，帮助社区其他伙伴成员获得健康资源，或充当“多元文化的健康经纪人”（例如，在少数族裔移民社区与政策制定者之间发挥实质性的信息交流媒介作用）（Torres et al. 2014）。这种权力的分散与第二章所讨论的健康有其社会性的概念相吻合。正如《渥太华宪章》所说，“健康是人们在日常生活中创造并经历的；他们在那里学习、工作、娱乐并相亲相爱”（World Health Organization，1986）。因此，人口健康科学应该继续重新分配权力，使之脱离少数高资历

的健康专家（相对较小的流行病学家和医生队伍），并将其重新分配给那些具有多种形式的知识和专长的人，因为这些知识和专长对理解和干预那些影响健康的、杂乱无章的社会现实至关重要。这样一个重新分配学科权威的工程很快就引起一个问题——这种权力再分配的变化对健康专家的教育方式意味着什么？

五、卫生专业人员的人口健康科学教育

罗思坦提出，公共卫生专家缺乏解决导致人口健康问题的根本性社会原因的训练（Rothstein，2002），解决这一反对意见的最佳方案要依赖跨学科和跨部门的合作。个体公共卫生从业人员通常可能缺乏高阶的培训，以指导他们在政策问题上独立或协同工作，但这正是一开始创建人口健康科学的动力。解决教育不足的方法不是放弃教育，而是更好的教育！在现有的诸多尝试中，杰斐逊大学人口健康科学学院的教职员工在填补这一教育空白上取得了长足的进步，他们创立了一个学院并编撰了相应的教科书（Nash et al. 2011，2016）。同样，杜克大学规划了人口健康学习目标的路线图，以培养卫生专业人员能够胜任人口健康原则的要求（Kaprielian et al. 2013）。许多公共卫生专业人员没有为 192
参与政策制定做好充分准备，或者没有充分融入其中。人口健康科学提供了艰巨但可行的解决方案——改变我们健康科学培训的方式。如第一章所述，美国公共卫生高等教育项目 2016 年提出的认证标准频繁提及“人口健康”（这是与 2011 年标准的一个不同之处，后者并没有出现该词）；其中要求硕士和博士水平的

教育必须，“在人口健康体系背景下，对发现和转化公共卫生知识的科学和分析方法进行根本性探讨”（Council on Education for Public Health，2016:29）（公共卫生教育委员会，2016:29）。未来的挑战在很多方面都是复杂的，包括在哲学层面上。

要实现人口健康科学在理论和学科上的转变，必须对健康教育做出根本性的改变。梅（May）是临床医学伦理领域的著名学者，与另外两名人口健康领域同事在《人口健康管理》（*Population Health Management*）杂志上宣布：

> 《人口健康管理》消除了临床医学和公共卫生的传统区别……《人口健康管理》（*PHM*）代表了一种理解医生与患者关系中的信任托付责任的全新范式。
>
> （May et al. 2017: 168–169）

他们认为，这一“范式”最大的一个优点就是成功地将个体健康和人口健康联系到了一起，从而使之“融合了传统上被认为是相互竞争或需要平衡的个体和人群领域，而形成了一种共生关系”（May et al. 2017:169）。人口健康已经成功地将公共卫生思想的触角向下延伸，进入了个体临床实践领域。幸运的是，针对从事个体临床医疗的医生和其他卫生从业人员，已经出现了一种谦和的跨部门跨学科的解决方案，即进行“结构化因素认知能力”教育（Reich et al. 2016）。

赖希、汉森（Hansen）和林克（其中林克是根本原因理论的创始人之一，在第五章有相关重点介绍）在2016年《生命伦理问题》（*Bioethical Inquiry*）杂志发表文章认为，根本原因理论不仅应该重塑人群层面的政策，也应指导个体临床医疗和医生的教育培训（Reich et al. 2016）。健康领域的个体主义思维可能会使单个患者受益，或改善健康结局的中位数，但最终可能加剧了现实中健康负担的不平等分配（Reich et al. 2016）。

> 从根本原因的角度来看，临床医生对个体层面干预的关注可能加剧健康不平等，即便它可能改善了总体健康状况。因此，结构化因素的认知能力（structural competency）不仅是临床医生妥善解决患者需求的必要条件，而且在伦理上也具有重要意义，因为它可能会带来更大的健康公平。
>
> （Reich et al. 2016: 191） 193

除非医生具备这种结构化因素的认知能力，否则在护理患者的业务方面，他们就没有得到足够的训练。毕竟，如果医生不知道健康的原因始于临床的上游，远远超出了传统认知的范围，又怎么能指望他们做好本职工作呢？

将结构化因素认知能力和对结构性干预的兴趣整合在一起，可以扩大临床医生的认识范围，即使这样会暴露医生自身能力有限的实情。医生要理解和要做的事情比通常公认的要多，因为他们通常的活动根本不够有效。临床医生不能停留于只从患者的身体和行为上寻找疾病的原因，还要挖掘更广泛的社会背景，包括最低工资法、公共交通的使用、社会福利的使用限制等方面。赖希等人认为除了要求医生将这一能力添加到他们已经长得惊人的基本能力列表之外，我们别无选择，我同意这一点（Reich et al.2016）。医生个体可能无力改变城市公共交通的不足，但赖希等人的论述有助于表明他们为什么有专业上的责任去尝试改变。

与其将结构化因素认知能力视为一种孤立的追求，不如将其作为多管齐下策略中的重要一环。学校和公共卫生项目协会（Association of Schools and Programs of Public Health）发布的《各行各业的人口健康》（*Population Health Across All Professions*）报告中强调，人口健康教育必须同时针对所有学科的课程，无论这些学科的专业人员在人口健康因果关系中有意还是无意地发挥重要作用，“例如法律、商业、建筑、城市规划、教育和工程”（Association of Schools and Programs of Public Health，2015: 3）。我再重复一遍，谦和的跨部门和跨学科合作至关重要。这样的努力必须包括所有卫生专业人员，并且也不限于这一范围。非专业人员的教育也需要改革。

六、全民人口健康科学教育

卫生专业领域以外，很少有人理解“人口健康”和“人口健康科学”这样的术语；即便在卫生专业内部，对这类概念的定义和传播过程也一直十分缓慢（MHA @ GW Staff，2015 ；Keyes and Galea，2016b）。人口健康专家与普通民众的交流一直不是很成功，这也是人口健康科学最大的失败。迄今已经有不少试图解决这个问题的尝试值得关注，例如，加里亚积极努力地通过他自己撰写的受众很广的公共博客，来分享人口健康科学思想，并基于该博客发表了一部编著（Galea，2018）。这些努力事实上承认了人口健康体系像是一个公开的秘密，只在健康专家为彼此而写的文章中得到讨论，几乎没有做过任何面向公众的宣传来传播该体系的思想。

这样做并不容易，也未必稳妥。尝试进行公众健康教育很容易走上歪路。布里格斯（Briggs）和哈林（Hallin）展示了当代媒体报道是如何催生新的理解健康的方式，绝不止于过滤和传播生物医学专家提出的观点（Briggs and Hallin，2016）。这些方式实际上助长了生物医学与大众媒体之间重叠的模糊区域的扩张，反映 194
了媒体对健康故事的兴趣，也反映了生物医学机构对媒体协助公众沟通的兴趣（Briggs and Hallin，2016）。我以此认为有理由接受现实，并邀请媒体成为参与讨论人口健康的圆桌会议的部门之一。这只是万里长征的第一步，人口健康从业人员向公众传达其总体目标和方法还有很多工作要完成。

我怀疑人口健康科学未能获得广泛的了解和认可的部分原因，是由于该学科固有的地方偶然性，这一点在本章上半部分已经有所讨论。如果当地的人口健康工作以适当的参与性方式开展，则需要花费大量的精力来宣传什么是人口健康干预、它的动机是什么以及它如何实现人口健康的目标。在个别案例中，如第三章案例研究中阐述的西澳大利亚为其原住民制定人口健康促进模式，必然有大量的利益相关者教育内容（Government of Western Australia Department of Health，2015）。并不存在相应的例行程序或责任团体肩负起向全体公众宣传作为一个整体的人口健康科学的责任。

三重目标体系针对以医疗为中心的人口健康提出了一个解决方案，通过指定某一机构作为“整合者”，由其负责统揽全局，努力克服学科和机构间差距，承担起促进教育和沟通的主要责任（Berwick et al. 2008）。我对这一教育机制深表怀疑。除了我在第六章中表述的担忧——三重目标体系内，医疗部门可能拥有不成比例的权力——之外，我还担心这一整合者的角色将沟通和教育任务与资源分配和其他管理角色的责任结合起来的方式，将治理权力集中到单一机构上，哪怕在最好的情况下，这也是一个冒险的举动。将治理权力集中到一个实体这与在没有等级高下的情况下开展部门间合作的建议相抵触。几个现有的、实际意义上的整合者都被援引表示支持三重目标的倡议，并提名了更多的整合者。在所引的例子中，有些机构的民主治理合法性（英国国家医疗服务体系［NHS］）要优于其他机构（美国的健康维护组织［HMO］，健康保险供方）(Berwick et al. 2008)。

即使这样一个整合者可以成功地融会贯通众多部门和学科的洞见，还有一个至关重要的问题是，任何总体意义上的治理实体都必须拥有治理的合法权力和能力，能够恰当地体现完善的人口健康科学在哲学上所需要的谦和协作精神。美国医学研究所（IOM）在 2016 年发布报告，主题是教育卫生专业人员了解健康的社会决定因素，其中呼吁“让社区主导行动，评估和改善人口健康及社区福祉”(Committee on Educating Health Professionals to Address the Social Determinants of Health，2016: 53)。可以通过社区
195 集体表决，将管理职能移交给特定机构，以这种方式实现社区“主导”，但是在人口健康科学体系中，社区将通过赋权活动受益。即使是政府工作也必须（谦和地）考虑到，政府政策也最好通过部门间合作来制定（Potvin and Jones，2011 ；World Health Organization，1986)。在此我再次提倡非等级性的部门间合作。

与此同时，对于大多数人来说，人口健康科学仍然是一个

模糊或未知的存在。这种沟通失败令人无法接受，因为它违背了人口健康科学的理论。在人口健康问题中各方之间建立透明、开放的沟通是该学科重要的组成部分。人口健康的哲学基础是坚守参与性和协作性的承诺，如果在追求实现这些承诺的同时，他们所服务的绝大多数人却不知道这些承诺是什么、为什么要接受这些承诺，以及为什么这些承诺很重要，这无疑构成了一个辛辣的道德讽刺。这种现状是不可接受的。

为了避免这听起来像是另一个傲慢而空洞的呼吁，即通过已被证实收效甚微的科学教育“缺失模型”来解决复杂的问题（“公众缺乏相关知识，只要为他们提供知识，那么所有问题都迎刃而解了”），我强调，共享人口健康科学的愿景必须有助于发起持续的对话，而不是一系列居高临下的单向独白。多方面的信息共享兼具伦理必要性及认识论必要性（Soranno et al. 2015）。更广义地说，公众教育不是万能药。正如第六章所简要介绍的那样，教育干预可能是最成问题的措施之一，因为教育对那些已经受益于完善教育的人群才是最有效的，这意味着教育措施易于加剧那些最需要被接纳的人群的边缘化和被排斥（Phelan et al. 2010；Frohlich and Potvin，2008）。使人口健康科学摆脱学术圈的阴影只是一个起点，而不是终点。

七、站在服务立场上的人口健康哲学

人口健康未来面临着许多已知和未知的挑战；本书的最后一章提出，人口健康在面对这些挑战时应该敞开胸怀，拥抱谦和协作的精神。作为求知者个体，所有对人口健康感兴趣的人都应该明智地拥抱认知谦和——意识到在理解复杂得令人头晕目眩的人口健康时，自己能力有限。我们的跨部门合作需要一种完全不分等级高下、谦和的伦理规范，以避免狭隘的、孱弱的生物医药主导的健康模式造成政府和医疗部门主管健康的情况。同样，人口健康科学的内部学科结构，也将最大程度地受益于跨学科合作上完全不分等级高下、谦和的伦理规范。任何学科都不能主导人口健康科学，无论是否有人将人口健康科学视为独立的（交叉）学
196 科。同样，对于卫生专业人员和普通大众迟来已久的教育措施也必须同样谨慎地体现谦和协作的精神。

我希望本书作为一个整体已经展示了我在本章中所支持的协作谦和。第一章指出，这本书是关于人口健康的哲学，也是关于为人口健康服务的哲学——“站在服务立场上的哲学”(Dotson, 2015)。这是一项必须协同完成的服务。人口健康的哲学必须是“广泛而包容的”，其原因就像凯斯和加利亚所说的人口健康科学应该如此：

> 首先，来自不同学科的学者聚集在一起，成为人口健康科学家，他们各自带来了不同的观点和研究方法。其次，人口健康科学所必须应对的挑战需要涉及广泛的概念和方法，以解决这些复杂难解的问题。
>
> （Keyes and Galea，2016b:633）

必须通过“广泛的概念和方法”来解决本身由“广泛的概念和方法”组成的领域的哲学问题。

我希望本书的哲学分析抛砖引玉，激发其他聚焦于人口健康哲学的工作。无论我的同行们如何理解人口健康是什么、可以是什么或应该是什么，至少我希望本书提供了充足的理由，去更多地聚焦关注人口健康和人口健康科学。假使本书确实吸引了更多的注意力关注人口健康的哲学问题，我敦促对这些问题感兴趣的哲学家和非哲学家不要忽视非哲学家的哲学见解。人口健康科学的哲学内涵有非同寻常的公开性，我希望本书已经传达了这一主题。人口健康科学一直在重新评估，并从重要的哲学立场上考虑这些问题：什么是人口健康？哪些因素影响人口健康？应该由谁来研究并干预人口健康？以符合伦理的方式促进人口健康面临哪些障碍？以及摆在首位的问题——什么才是符合伦理的人口健康？我看到无数理由敦促人口健康科学沿着当前方向继续发展下去。自 20 世纪 90 年代以来，在应对各种各样的哲学问题方面，人口健康学者做出了令人钦佩的工作；我希望这本书有助于理解和应对当下及未来许多尚未解决的挑战。

参考文献

1. Anderson, G.M., Bronskill, S.E., Mustard, C.A., et al.（2005）Both clinical epidemiology and population health perspectives can define the role of health care in reducing health disparities.*Journal of Clinical Epidemiology* 58, 757-762.

2. Ankeny, R.A.and Leonelli, S.（2016）Repertoires: A post-Kuhnian perspective on scientific change and collaborative research. *Studies in History and Philosophy of Science Part A* 60, 18-28.

3. Arah, O.A.（2009）On the relationship between individual and population health. *Medicine, Health Care and Philosophy* 12, 235-244.

4. Bachrach, C., Robert, S. and Thomas, Y.（2015）*Training in Interdisciplinary Health Science: Current Successes and Future Needs*. Bethesda, MD: National Institutes of Health.

5. Bell, K.（2017）*Health and Other Unassailable Values: Re-*

configurations of Health, Evidence and Ethics. London: Routledge.

6. Black, D., Morris, J., Smith. C. and Townsend, P. (1990) Inequalities in Health: Report of a Research Working Group on Inequalities in Health. London: Department of Health and Social Security.

7. Broadbent, A. (2013) *Philosophy of Epidemiology*. New York: Palgrave Macmillan.

8. Carel, H. and Cooper, R. (2014) *Health, Illness and Disease: Philosophical Essays*.New York: Routledge.

9. Carpiano, R. M. and Daley, D. M. (2006) A guide and glossary on postpositivist theory building for population health. *Journal of Epidemiology and Community Health* 60, 564-570.

10. Commission on Social Determinants of Health. (2008) *Closing the Gap in a Generation: Health Equity Through Action on the Social Determinants of Health*. Geneva: World Health Organization.

11. Council on Education for Public Health. (2016) Accreditation Criteria: Schools of Public Health & Public Health Programs. Silver Spring, MD: Council on Education for Public Health.

12. Daniels, N. (2008) *Just Health: Meeting Health Needs Fairly*. New York: Cambridge University Press.

13. DeSalvo, K.B., O' Carroll, P.W., Koo. D. et al. (2016) Public Health 3.0: Time for an upgrade. *American Journal of Public Health* 106, 619-620.

14. Diez Roux, A.V. (2016) On the distinction-or lack of distinction-between population health and public health. *American Journal of Public Health* 106, 619-620.

15. Dotson, K. (2015) Philosophy from the Position of Service. In: Krishnamurthy, M. (ed) *Philosopher*, [blog] edited by Krishnamurthy. https: //politicalphilosopher.net/2015/01/09/featured-philosopher-kristie-dotson/.

16. Dwyer, J. (2009) How to connect bioethics and environmental ethics: Health, sustainability, and justice. *Bioethics* 23, 497-502.

17. Elliott, K. (2011) *Is a Little Pollution Good for You? Incorporating Societal Values in* (24) *Environmental Research*. New York: Oxford University Press.

18. Elliott, K. C. and Steel, D. (2017) *Current Controversies in Values and Science*. London: Routledge.

19. Evans, R. G., Barer, M. L. and Marmor, T. R. (1994) *Why Are Some People Healthy and Others Not? The Determinants of Health of Populations*. New York: Aldine De Gruyter.

20. Evidence-Based Medicine Working Group. (1992) Evidence-based medicine: A new approach to teaching the practice of medicine. *Journal of the American Medical Association* 268, 2420-2425.

21. Fielding, J. E., Kumanyika, S. and Manderscheid, R. W. (2013) A perspective on the development of the Healthy People 2020 framework for improving US population health. *Public Health Reviews* 35, 1-24.

22. Frank, J. W. (1995) Why "Population Health" ? *Canadian Journal of Public Health* 86, 162-164.

23. Galarneau, C. (2016) *Communities of Health Care Justice*. New Brunswick, NJ: Rutgers University Press.

24. Galea, S. (2017) Invited commentary: Continuing to loosen the constraints on epidemiology in an age of change—a comment on McMichael' s"prisoners of the proximate." *American Journal of Epidemiology* 185, 1217-1219.

25. Galea, S. (2018) *Healthier: Fifty Thoughts on the Foundations of Population Health.* New York: Oxford University Press.

26. Goldacre, B. (2012) *Bad Pharma: How Medicine is Broken, and How We Can Fix It*. New York: Faber and Faber, Inc.

27. Goldberg, D. S. (2009) In support of a broad model of public health: Disparities, social epidemiology and public health causation. *Public Health Ethics* 2, 70-83.

28. Goldberg, D. S. (2012) Against the very idea of the politicization of public health policy. *American Journal of Public Health* 102, 44-49.

29. González-Moreno, M., Saborido, C. and Teira, D. (2015) Disease-mongering through clinical trials. *Studies in History and Philosophy of Biological and Biomedical Sciences*51, 11-18.

30. Government of Western Australia Department of Health. (2015) WA Aboriginal Health and Wellbeing Framework 2015-2030. http: //ww2.health.wa.gov.au/Improving-WA-Health/About-Aboriginal-Health/WA-Aboriginal-Health-and-WellbeingFramework-2015-2030: Department of Health.

31. Hanson, N. R. (1962) The irrelevance of history of science

to philosophy of science. *Journal of Philosophy* 59, 574-586.

32. Health Research & Educational Trust. (2015) Approaches to Population Health in 2015: A National Survey of Hospitals. Chicago: Health Research & Educational Trust.

33. Hennessy, D. A., Flanagan, W. M., Tanuseputro, P., et al. (2015) The Population Health Model (POHEM) : An overview of rationale, methods and applications. *Population Health Metrics* 13, 24.

34. Hertzman, C., Frank, J. and Evans, R. G. (1994) Heterogeneities in Health Status and the Determinants of Population Health. In: Evans, R. G., Barer, M. L. and Marmor, T. R. (eds) *Why Are Some People Healthy and Others Not?* New York: Aldine De Gruyter.

35. Howick, J. H. (2011) *The Philosophy of Evidence-Based Medicine*. Oxford: John Wiley & Sons.

36. Isaac, F. and Gorhan, D. (2016) Making the Case for Population Health Management: The Business Value of a Healthy Workforce. In: Nash, D. B., Fabius, R. J., Skoufalos, A. et al. (eds) *Popu-*
25 *lation Health: Creating a Culture of Wellness*. Second ed. Burlington, MA: Jones & Bartlett Learning.

37. Jacobson, D. M. and Teutsch, S. (2012) An environmental scan of integrated approaches for defining and measuring total population health by the clinical care system, the government public health system and stakeholder organizations. Washington, DC: National Quality Forum.

38. Katikireddi, S. V. and Valles, S. A. (2015) Coupled ethical-

epistemic analysis of public health research and practice: Categorizing variables to improve population health and equity. *American Journal of Public Health* 105, e36-e42.

39. Keyes, K. M. and Galea, S. (2016a) *Population Health Science*. New York: Oxford University Press.

40. Keyes, K. M. and Galea, S. (2016b) Setting the agenda for a new discipline: Population health science. *American Journal of Public Health* 106, 633-634.

41. Kickbusch, I. (2003) The contribution of the World Health Organization to a new public health and health promotion. *American Journal of Public Health* 93, 383-388.

42. Kickbusch, I. (2007) Health governance: The health society. In McQueen, D. V. and Kickbusch, I. (eds) *Health and Modernity*. New York: Springer, 144-161.

43. Kickbusch, I. and Gleicher, D. (2012) *Governance for Health in the 21st Century*. Copenhagen: World Health Organization Regional Office for Europe.

44. Kidd, I. J., Medina, J. and Pohlhaus, G. J. (2017) *The Routledge Handbook of Epistemic Injustice*. New York: Routledge.

45. Kindig, D. (2017) Population health equity: Rate and burden, race and class. *Journal of the American Medical Association* 317, 467-468.

46. Kindig, D. and Stoddart, G. (2003) What is population health? *American Journal of Public Health* 93, 380-383.

47. Kindig, D. A. (2007) Understanding population health ter-

minology. *Milbank Quarterly*85, 139-161.

48. Krieger, N.（2011）*Epidemiology and the People's Health: Theory and Context.* New York: Oxford University Press.

49. Krieger, N.（2012）Who and what is a "population"? Historical debates, current controversies, and implications for understanding "population health" and rectifying health inequities. *Milbank Quarterly* 90, 634-681.

50. Krogsbøll, L. T., Jørgensen, K. J., Grønhøj Larsen, C. and Gøtzsche, P. C.（2012）General health checks in adults for reducing morbidity and mortality from disease. *British Medical Journal* 345, e7191.

51. Kuhn, T. S.（1962）*The Structure of Scientific Revolutions*. Chicago, IL: University of Chicago Press.

52. Lakatos, I.（1968）Criticism and the methodology of scientific research programmes. *Proceedings of the Aristotelian society* 69, 149-186.

53. Lalonde, M.（1974）*A New Perspective on the Health of Canadians*. Ottawa, Canada: Health and Welfare Canada.

54. Largent, M. A.（2012）*Vaccine: The Debate in Modern America. Baltimore*, MD: Johns Hopkins University Press.

55. Link, B. G. and Phelan, J.（1995）Social conditions as fundamental causes of disease. *Journal of health and social behavior* 35, 80-94.

56. MacPherson, C. C.（2013）Climate change is a bioethics problem. *Bioethics* 27, 305-308.

57. Marmot, M. (2004) *The Status Syndrome: How Social Standing Affects Our Health and Longevity.* New York: Henry Holt and Company.

58. Marmot, M. G., Shipley, M. J. and Rose, G. (1984) Inequalities in death-specific explanations of a general pattern? *The Lancet* 323, 1003-1006.

59. McDowell, I., Spasoff, R. A. and Kristjansson, B. (2004) On the classification of population health measurements. *American Journal of Public Health* 94, 388-393.

60. McQueen, D. V., Wismar, M., Lin, V., et al. (2012) Intersectoral Governance for Health in *All Policies: Structures, Actions and Experiences*. Copenhagen: WHO Regional Office for Europe.

61. Medina, J. (2013) *The Epistemology of Resistance: Gender and Racial oppression, Epistemic Injustice, and the Social Imagination*. New York: Oxford University Press.

62. Metzl, J. and Kirkland, A. (2010) *Against Health: How Health Became the New Morality*. New York: New York University Press.

63. Millstein, R. L. (2014) How the concept of population resolves concepts of environment. *Philosophy of Science* 81, 741-755.

64. Mir, G., Salway, S., Kai, J., et al. (2013) Principles for research on ethnicity and health: The Leeds Consensus Statement. *The European Journal of Public Health* 23, 504-510.

65. Murray, C. J. L., Salomon, J. A., Mathers, C. D. and Lopez, A. D. (2002) *Summary Measures of Population Health: Concepts, Eth-*

ics, Measurement and Applications. Geneva: World Health Organization.

66. Nash, D. B., Fabius, R. J., Skoufalos, A., et al. (2016) *Population Health: Creating a Culture of Wellness*. Second ed. Burlington, MA: Jones & Bartlett Learning.

67. Nussbaum, M. C. (2011) *Creating Capabilities: The Human Development Approach.* Cambridge: Belknap Press.

68. Petersen, A. and Lupton, D. (1996) *The New Public Health: Discourses, Knowledges, Strategies.* London: Sage Publications.

69. Peterson, T. A., Bernstein, S. J. and Spahlinger, D. A. (2016) Population health: A new paradigm for medicine. *The American Journal of the Medical Sciences* 351, 26-32.

70. Poland, B., Coburn, D., Robertson, A. and Eakin, J. (1998) Wealth, equity and health care: A critique of a "population health" perspective on the determinants of health. *Social Science & Medicine* 46, 785-798.

71. Powers, M. and Faden, R. R. (2006) *Social Justice: The Moral Foundations of Public Health and Health Policy*. New York: Oxford University Press.

72. Reid, L. (2016) Does population health have an intrinsically distributional dimension? *Public Health Ethics* 9, 24-36.

73. Renaud, M. (1994) The Future: Hygeia vs. Panakeia. In: Evans, R. G., Barer, M. L. and Marmor, T. R. (eds) *Why Are Some People Healthy and Others Not?* New York: Aldine De Gruyter.

74. Resnik, D. B. (2012) *Environmental Health Ethics*. Cam-

bridge: Cambridge University Press.

75. Rose, G. (1992) *The Strategy of Preventive Medicine*. New York: Oxford University Press.

76. Rothstein, M. A. (2002) Rethinking the meaning of public health. *The Journal of Law, Medicine & Ethics* 30, 144-149.

77. Rothstein, M. A. (2009) The limits of public health: A response. *Public Health Ethics* 2, 84-88.

78. Rudolph, L., Caplan, J., Ben-Moshe, K. and Dillon, L. (2013) *Health in All Policies: A Guide for State and Local Governments*. Washington, DC: American Public Health Association and Public Health Institute.

79. Ruger, J. P. (2010) *Health and Social Justice*. Oxford: Oxford University Press.

80. Ruse, M. (2008) Handmaiden to science? *American Scientist* 96, 340-342.

81. Solomon, M. (2015) *Making Medical Knowledge*. New York: Oxford University Press.

82. Stoto, M. A. (2013) *Population Health in the Affordable Care Act Era*. Washington, DC: Academy Health.

83. Thompson, P. B. (2015) From synthetic bioethics to One Bioethics: A reply to critics. *Ethics, Policy & Environment* 18, 215-224.

84. Tricco, A. C., Runnels, V., Sampson, M. and Bouchard, L. (2008) Shifts in the use of population health, health promotion, and public health: A bibliometric analysis. *Canadian Journal of Public*

Health 99, 466-471.

85. Tuana, N. (2013) Embedding philosophers in the practices of science: Bringing humanities to the sciences. *Synthese* 190, 1955-1973.

86. Valles, S. A. (2012a) Evolutionary medicine at twenty: Rethinking adaptationism and disease. *Biology and Philosophy* 27, 241-261.

87. Valles, S. A. (2012b) Should direct to consumer personalized genomic medicine remain unregulated? A rebuttal of the defenses. *Perspectives in Biology and Medicine* 55, 250-265.

88. Valles, S. A. (2015) Bioethics and the framing of climate change' s health risks. *Bioethics* 29, 334-341.

89. Venkatapuram, S. (2011) *Health Justice: An Argument from the Capabilities Approach*. Malden, MA: Polity Press.

90. Welch, H. G., Schwartz, L. and Woloshin, S. (2011) *Overdiagnosed: Making People Sick in the Pursuit of Health*. Boston, MA: Beacon Press.

91. Woolf, S. H. and Aron, L. (2013) *US Health in International Perspective: Shorter Lives, Poorer Health*. Washington, DC: National Academies Press.

92. World Health Organization. (1946) Official Records of the World Health Organization. *International Health Conference*. New York: United Nations.

93. World Health Organization. (1986) *Ottawa Charter for Health Promotion*. Ottawa, ON: World Health Organization.

94. World Health Organization. (2011) *Rio Political Declaration on Social Determinants of Health*. Rio de Janeiro: World Health Organization.

95. World Health Organization. (2014) *Twelfth General Programme of Work 2014-2019: Not Merely the Absence of Disease*. Geneva: World Health Organization.

96. Xu, J., Murphy, S. L., Kochanek, K. D. and Arias, E. (2016) Mortality in the United States, 2015. *NCHS data brief*, 1-8.

97. Young, T. K. (1998) *Population Health: Concepts and Methods*. Oxford: Oxford University Press.

98. Young, T. K. (2005) *Population Health: Concepts and Methods*. New York: Oxford University Press.

99. Young, T. K. (2013) North-North and North-South Health Disparities. In: Carlson, N., Steinhauer, K. and Goyette, L. (eds) *Disinherited Generations: Our Struggle to Reclaim Treaty Rights for First Nations Women and their Descendants*. Edmonton, Alberta: University of Alberta Press, 211-227.

100. (1904) Treaty of Fort Laramie with the Sioux, etc. In: Kappler, C. J. (ed.) *Indian Affairs: Laws and Treaties*. Washington, DC: Government Printing Office, 594-596.

101. Aguilera, F., Méndez, J., Pásaro, E. and Laffon, B. (2010) Review on the effects of expo-sure to spilled oils on human health. *Journal of Applied Toxicology* 30, 291-301.

102. Allard, L. B. (2017) To save the water, we must break the cycle of colonial trauma. Avail-able at: http: //sacredstonecamp.org/

blog/2017/2/4/to-save-the-water-we-must-breakthe-cycle-of-colonial-trauma.

103. Amundson, R.（2005）Disability, Ideology, and Quality of Life. In: Wasserman, D., Bickenbach, J. and Wachbroit, R.（eds）*Quality of Life and Human Difference. Genetic Testing, Health Care and Disability*. Cambridge: Cambridge University Press, 101-120.

104. Bachman, R., Zaykowski, H., Kallmyer, R., et al.（2008）*Violence against American Indian and Alaska Native Women and the Criminal Justice Response: What is Known.* Washington, DC: National Institute of Justice.

105. Bell, K.（2017）*Health and Other Unassailable Values: Reconfigurations of Health, Evid-ence and Ethics*. London: Routledge.

106. Berridge, V.（2002）The Black Report and the health divide. *Contemporary British History* 16, 131-172.

107. Black, D., Morris, J., Smith, C. and Townsend, P.（1980）*Inequalities in Health: Report of a Research Working Group on Inequalities in Health*. London: Department of Health and Social Security.

108. Boorse, C.（1975）On the distinction between disease and illness. *Philosophy and Public Affairs* 5, 49-68.

109. Boorse, C.（1977）Health as a theoretical concept. *Philosophy of Science* 44, 542-573.

110. Boorse, C.（2014）A second rebuttal on health. *Journal of Medicine and Philosophy* 39, 683-724.

111. Burke, T. B.（2017）Choosing accommodations: Signed

language interpreting and the absence of choice. *Kennedy Institute of Ethics Journal* 27, 267-299.

112. Campbell, S. M. and Stramondo, J. A. (2017) The complicated relationship of disability and well-being. *Kennedy Institute of Ethics Journal* 27, 151-184.

113. Carel, H. and Kidd, I. J. (2014) Epistemic injustice in healthcare: A philosophical analysis. *Medicine, Health Care and Philosophy* 17, 529-540.

114. Catford, J. (2011) Ottawa 1986: Back to the future. *Health Promotion International* 26, ii163-ii167.

115. Centers for Disease Control and Prevention. (2015) *Health in All Policies*. Available at: www.cdc.gov/policy/hiap/resources/.

116. Chetty, R., Stepner, M., Abraham, S., et al. (2016) The association between income and life expectancy in the United States, 2001-2014. *Journal of the American Medical Association* 315, 1750-1766.

117. Committee on Educating Health Professionals to Address the Social Determinants of Health. (2016) *A Framework for Educating Health Professionals to Address the Social Determinants of Health*. Washington, DC: National Academies Press.

118. Commission on Social Determinants of Health. (2008) *Closing the Gap in a Generation: Health Equity Through Action on the Social Determinants of Health*. Geneva: World Health Organization.

119. Daniels, N. (2006) Equity and population health: Toward a

broader bioethics agenda. *Hastings Center Report* 36, 22-35.

120. Diez Roux, A. V. (2016) On the distinction—or lack of distinction—between population health and public health. *American Journal of Public Health* 106, 619-620.

121. Dunn, J. R. and Hayes, M. V. (1999) Toward a lexicon of population health. *Canadian Journal of Public Health* 90, S7-S10.

122. Elder, G. H., Kirkpatrick Johnson, M. and Crosnoe, R. (2003) The Emergence and Development of Life Course Theory. In: Mortimer, J. T. and Shanahan, M. J. (eds) *Handbook of the Life Course*. New York: Kluwer Academic, 3-19.

123. Evans, R. G. and Stoddart, G. L. (1990) Producing health, consuming health care. *Social Science and Medicine* 31, 1347-1363.

124. Evans, R. G., Barer, M. L., Hertzman, C., et al. (2010) Why are some books important (and others not) ? *Canadian Journal of Public Health* 101, 433-435.

125. Evans, R. G., Barer, M. L. and Marmor, T. R. (1994) *Why Are Some People Healthy and Others Not? The Determinants of Health of Populations*. New York: Aldine De Gruyter.

126. Farmer, P. (2003) *Pathologies of Power: Health, Human Rights, and the New War on the Poor*. Berkeley, CA: University of California Press.

127. Freudenberg, N. and Tsui, E. (2014) Evidence, power, and policy change in communitybased participatory research. *American Journal of Public Health* 104, 11-14.

128. Fricker, M. (2007) *Epistemic Injustice: Power and the Eth-*

ics of Knowing. New York: Oxford University Press.

129. Frohlich, T. C. (2016) *37 Counties Where People Die Young*. Online news site, July 19, 2016: http: //247wallst.com/special-report/2016/07/19/37-counties-where-peopledie-young/9/.

130. Galea, S. (2018) *Healthier: Fifty Thoughts on the Foundations of Population Health*. New York: Oxford University Presss.

131. Granda, E. (2004) A qué llamamos salud colectiva, hoy? *Revista Cubana de Salud Pública* 30.

132. Granda, E. (2008) Algunas reflexiones a los veinticuatro años de la ALAMES. *Medicina Social* 3, 217-225.

133. House, J. S. (2015) *Beyond Obamacare: Life, Death, and Social Policy.* New York: Russell Sage Foundation.

134. International Conference on Primary Health Care. (1978) Declaration of Alma-Ata. Alma-Ata, Kazakhstan.

135. Irwin, A. and Scali, E. (2007) Action on the social determinants of health: A historical perspective. *Global Public Health* 2, 235-256.

136. Irwin, A. and Scali, E. (2010) Action on the Social Determinants of Health: Learning from Previous Experiences. *Social Determinants of Health Discussion Paper 1* (*Debates*) .Geneva: World Health Organization.

137. James, J. E. (2015) *The Health of Populations: Beyond Medicine*. New York: Academic Press.

138. Keyes, K. M. and Galea, S. (2016) *Population Health Science*. New York: Oxford University Press.

139. Kickbusch, I. (2003) The contribution of the World Health Organization to a new public health and health promotion. *American Journal of Public Health* 93, 383-388.

140. Kickbusch, I. (2007) Health governance: The health society. In McQueen, D. V. and Kickbusch, I. (eds) *Health and Modernity*. New York: Springer, 144-161.

141. Krieger, N. (2011) *Epidemiology and the People's Health: Theory and Context*. New York: Oxford University Press.

142. Krieger, N. and Birn, A.-E. (1998) A vision of social justice as the foundation of public health: Commemorating 150 years of the spirit of 1848. *American Journal of Public Health* 88, 1603-1606.

143. Krueger, J. (2015) Theoretical health and medical practice. *Philosophy of Science* 82, 491-508.

144. Labonté, R., Polanyi, M., Muhajarine, N., et al. (2005) Beyond the divides: Towards crit-ical population health research. *Critical Public Health* 15, 5-17.

145. Lalonde, M. (1974) *A New Perspective on the Health of Canadians*. Ottawa, Canada: Health and Welfare Canada.

146. Link, B. G. and Phelan, J. (1995) Social conditions as fundamental causes of disease. *Journal of Health and Social Behavior* 35, 80-94.

147. Link, B. G. and Phelan, J. C. (2002) McKeown and the idea that social conditions are fundamental causes of disease. *American Journal of Public Health* 92, 730-732.

148. Long, A. F. (1997) The Leeds Declaration: Three years

on—a symbol or a catalyst for change? *Critical Public Health* 7, 73-81.

149. MacDonald, S. E., Newburn-Cook, C. V., Allen, M. and Reutter, L. (2013) Embracing the population health framework in nursing research. *Nursing Inquiry* 20, 30-41.

150. Marmot, M. (2004) *The Status Syndrome: How Social Standing Affects Our Health and Longevity*. New York: Henry Holt and Company.

151. Marmot, M. and Brunner, E. (2005) Cohort profile: The Whitehall II study. *International Journal of Epidemiology* 34, 251-256.

152. Marmot, M. G., Shipley, M. J. and Rose, G. (1984) Inequalities in death—specific explanations of a general pattern? *The Lancet* 323, 1003-1006.

153. McGovern, L., Miller, G. and Hughes-Cromwick, P. (2014) Health policy brief: The relative contribution of multiple determinants to health outcomes. *Health Affairs* 123, 1-8.

154. McHugh, N. A. (2015) *The Limits of Knowledge: Generating Pragmatist Feminist Cases for Situated Knowing*. Albany, NY: SUNY Press.

155. McKee, M., Stuckler, D., Dorner, T. and Paget, D. Z. (2016) *The Vienna Declaration*. Utrecht: European Public Health Association.

156. McKeown, T. (1976) *The Role of Medicine: Dream, Mirage, or Nemesis*. London: Nuffield Provincial Hospitals Trust.

157. Mittelmark, M. B., Sagy, S., Eriksson, M., et al. (2017) *The Handbook of Salutogenesis*. Cham, Switzerland: Springer.

158. Pember, M. A. (2016) *Intergenerational Trauma: Understanding Natives' Inherited Pain*. Indian Country Today Media Network.

159. Potvin, L. (2007) Managing Uncertainty Through Participation. In: McQueen, D. V. and Kickbusch, I. (eds) *Health and Modernity: The Role of Theory in Health Promotion*. New York: Springer.

160. Potvin, L. and Jones, C. M. (2011) Twenty-five years after the Ottawa Charter: The critical role of health promotion for public health. *Canadian Journal of Public Health* 102, 244-248.

161. Ranco, D. J., O' Neill, C. A., Donatuto, J. and Harper, B. L. (2011) Environmental justice, American Indians and the cultural dilemma: Developing environmental management for tribal health and well-being. *Environmental Justice* 4, 221-230.

162. Reid, L. (2015) Answering the empirical challenge to arguments for universal health coverage based in health equity. *Public Health Ethics* 9, 231-243.

163. Rose, G. (1992) *The Strategy of Preventive Medicine*. New York: Oxford University Press.

164. Saini, V., Garcia-Armesto, S., Klemperer, D., et al. (2017) Drivers of poor medical care. *The Lancet* 390, 178-190.

165. Salomon, J. A. and Murray, C. J. (2002) A Conceptual Framework for Understanding Adaptation, Coping and Adjustment in

Health State Evaluations. *Summary Measures of Population Health: Concepts, Ethics, Measurement and Applications*. Geneva: World Health Organization, 619-626.

166. Samuelsson, L. and Rist, L. (2016) Stakeholder participation as a means to produce morally justified environmental decisions. *Ethics, Policy & Environment* 19, 76-90.

167. Satterfield, D. W., Shield, J. E., Buckley, J. and Alive, S. T. (2007) So that the people may live (Hecel Lena Oyate Ki Nipi Kte) : Lakota and Dakota elder women as reservoirs of life and keepers of knowledge about health protection and diabetes prevention. *Journal of Health Disparities Research and Practice* 1, 1-28.

168. Secretary's Task Force on Black and Minority Health. (1985) Report of the Secretary's Task Force on Black and Minority Health. Washington, DC: US Department of Health and Human Services.

169. Shanahan, M. J., Mortimer, J. T. and Johnson, M. K. (2016) Introduction: Life Course Studies—Trends, Challenges, and Future Directions. In: Shanahan, M. J., Mortimer, J. T. and Johnson, M. K. (eds) *Handbook of the Life Course*. New York: Springer, 1-23.

170. Smocovitis, V. B. (1996) *Unifying Biology: The Evolutionary Synthesis and Evolutionary Biology*. Princeton, NJ: Princeton University Press.

171. Spice, A. (2016) Interrupting industrial and academic extraction on native land. *Hot Spots, Cultural Anthropology website*. Available at: https: //culanth.org/fieldsights/1021- interrupting-

industrial-and-academic-extraction-on-native-land.

172. Standing Rock Sioux Tribe. (2016) *Complaint for Declaratory and Injunctive Relief: Case 1: 16-cv-01534*. Available at: http://earthjustice.org/sites/default/files/files/3154% 201%Complaint.pdf.

173. Szreter, S. (2003) The population health approach in historical perspective. *American Journal of Public Health* 93, 421-431.

174. Szreter, S. (2005) Health and Wealth. Rochester, NY: University of Rochester Press. The Lancet Editors. (1994) Population health looking upstream. *The Lancet* 343, 429-432.

175. Waitzkin, H. (2007) Political Economic Systems and the Health of Populations: Historical Thought and Current Directions. In: Galea, S. (ed.) *Macrosocial Determinants of Population Health*. New York: Springer Science Business Media, 105-138.

176. Wallerstein, N. and Duran, B. (2010) Community-based participatory research contributions to intervention research: The intersection of science and practice to improve health equity. *American Journal of Public Health* 100, S40-S46.

177. Whitehead, M. (1987) *The Health Divide: Inequalities in Health in the 1980s*. London: Health Education Council.

178. WHO Regional Office for Europe. (1988) Priority Research for Health for All. *European Health for All Series*. Copenhagen: World Health Organization.

179. Whyte, K. and Meissner, S. N. (2018) Theorizing Indigeneity, Gender, and Settler Colonialism. In: Taylor, P., Alcoff, L. M. and Anderson, L. (eds) *Routledge Companion to the Philosophy of*

Race. New York: Routledge.

180. Whyte, K. P. (2017) The Dakota Access Pipeline, environmental injustice, and US colonialism. *Red Ink* 19, 154-169.

181. Working Group on Healthy Municipalities and Communities. (2005) *Healthy Municipalities, Cities and Communities: Evaluation Recommendations for Policymakers in the Americas*. Washington, DC: Pan American Health Organization.

182. World Health Organization. (1946) Official Records of the World Health Organization. *International Health Conference*. New York: United Nations.

183. World Health Organization. (1981) Global Strategy for Health for All by the Year 2000. Geneva: World Health Organization.

184. World Health Organization. (1986) Ottawa Charter for Health Promotion. Ottawa, ON: World Health Organization.

185. Yadavendu, V. K. (2014) *Shifting Paradigms in Public Health*. New Delhi: Springer India.

186. Arah, O. A. (2009) On the relationship between individual and population health. *Medicine, Health Care and Philosophy* 12, 235-244.

187. Australian Government. (2013) National Aboriginal and Torres Strait Islander Health Plan. Canberra: Commonwealth of Australia.

188. Australian Institute of Health and Welfare. (2014) Australia's health 2014. www.aihw.gov.au/publication-detail/?id=60129547205: Australian Institute of Health and Welfare.

189. Australian Institute of Health and Welfare. (2015) The health and welfare of Australia' s Aboriginal and Torres Strait Islander peoples 2015. www.aihw.gov.au/WorkArea/DownloadAsset.aspx?id=60129551281: Australian Institute of Health and Welfare.

190. Backholer, K., Beauchamp, A., Ball, K., et al. (2014) A framework for evaluating the impact of obesity prevention strategies on socioeconomic inequalities in weight. *American Journal of Public Health* 104, e43-e50.

191. Bell, K. (2017) *Health and Other Unassailable Values: Reconfigurations of Health, Evidence and Ethics*. London: Routledge.

192. Bickenbach, J. (2015) WHO's Definition of Health: Philosophical Analysis. In: Schramme, T. and Edwards, S. (eds) *Handbook of the Philosophy of Medicine.* Dordrecht: Springer Netherlands, 1-14.

193. Boddington, P. and Räisänen, U. (2009) Theoretical and practical issues in the definition of health: Insights from Aboriginal Australia. *Journal of Medicine and Philosophy* 34, 49-67.

194. Boorse, C. (1977) Health as a theoretical concept. *Philosophy of Science* 44, 542-573.

195. Boorse, C. (2014) A second rebuttal on health. *Journal of Medicine and Philosophy* 39, 683-724.

196. Callahan, D. (1973) The WHO definition of "health." *The Hastings Center Report* 1, 77-87.

197. Carel, H. and Cooper, R. (2014) *Health, Illness and Disease: Philosophical Essays*. New York: Routledge.

198. Coggon, J. (2012) *What Makes Health Public? A Critical Evaluation of Moral, Legal, and Political Claims in Public Health*. New York: Cambridge University Press.

199. Commission on Social Determinants of Health. (2008) Closing the Gap in a Generation: Health Equity Through Action on the Social Determinants of Health. Geneva: World Health Organization.

200. Corbin, J. and Strauss, A. (1988) *Unending Work and Care: Managing Chronic Illness at Home*. San Francisco, CA: Jossey-Bass.

201. Daniels, N. (2006) Equity and population health: Toward a broader bioethics agenda.*Hastings Center Report* 36, 22-35.

202. Edington, D. W., Schultz, A. B. and Pitts, J. S. (2016) The Future of Population Health at the Workplace: Trends, Technology, and the Role of Mind-Body and Behavioral Sciences In: Nash, D. B., Fabius, R. J., Skoufalos, A., et al. (eds) *Population Health: Creating a Culture of Wellness.* Burlington, MA: Jones & Bartlett Learning.

203. Elder, G. H., Kirkpatrick Johnson, M. and Crosnoe, R. (2003) The Emergence and Development of Life Course Theory. In: Mortimer, J. T. and Shanahan, M. J. (eds) *Handbook of the Life Course.* New York: Kluwer Academic, 3-19.

204. Evans, R. G. and Stoddart, G. L. (1990) Producing health, consuming health care. *Social Science and Medicine* 31, 1347-1363.

205. Every Woman Every Child. (2015) The global strategy for women's, children' s and adolescents' health. United Nations.

206. Finkel, J. B. and Duffy, D. (2015) 2013 ACC/AHA cholesterol treatment guideline: Paradigm shifts in managing atherosclerotic cardiovascular disease risk. *Trends in Cardiovascular Medicine* 25, 340-347.

207. Fuller, J. (2017) What are chronic diseases? *Synthese*, 1-24.

208. GBD 2015 Mortality and Causes of Death Collaborators. (2016) Global, regional, and national life expectancy, all-cause mortality, and cause-specific mortality for 249 causes of death, 1980-2015: A systematic analysis for the Global Burden of Disease Study 2015. *The Lancet* 388, 1459-1544.

209. Giroux, É. (2015) Epidemiology and the bio-statistical theory of disease: A challenging perspective. *Theoretical Medicine and Bioethics* 36, 175-195.

210. Goff, D. C., Lloyd-Jones, D. M., Bennett, G., et al. (2013) 2013 ACC/AHA guideline on the assessment of cardiovascular risk. *Circulation* 63, 2935-2959.

211. Government of Western Australia Department of Health. (2015) WA Aboriginal Healthand Wellbeing Framework 2015-2030. http: //ww2.health.wa.gov.au/Improving-WA-Health/About-Aboriginal-Health/WA-Aboriginal-Health-and-Wellbeing-Framework-2015-2030: Department of Health.

212. Griffiths, P. E. and Matthewson, J. (2016) Evolution, dysfunction, and disease: A reappraisal.*The British Journal for the Philosophy of Science*. Available at: https: //doi.org/10.1093/bjps/axw021.

213. Harder, T., Rodekamp, E., Schellong, K., et al. (2007) Birth weight and subsequent risk of type 2 diabetes: A meta-analysis. *American Journal of Epidemiology* 165, 849-857.

214. Hausman, D. M. (2015) *Valuing Health: Well-Being, Freedom and Suffering*. New York: Oxford University Press.

215. Humber, J. M. and Almeder, R. F. (2010) *What Is Disease?* Totowa, NJ: Humana Press.

216. International Conference on Population and Development. (1994) Report of the International Conference on Population and Development. New York: United Nations.

217. Irwin, A. and Scali, E. (2007) Action on the social determinants of health: A historical perspective. *Global Public Health* 2, 235-256.

218. Jayasinghe, S. (2011) Conceptualising population health: From mechanistic thinking to complexity science. *Emerging Themes in Epidemiology* 8, 2.

219. Keyes, K. M. and Galea, S. (2016) *Population Health Science*. New York: Oxford University Press.

220. Kindig, D. and Stoddart, G. (2003) What is population health? *American Journal of Public Health* 93, 380-383.

221. Kindig, D. A. (2007) Understanding population health terminology. *Milbank Quarterly* 85, 139-161.

222. Krueger, J. (2015) Theoretical health and medical practice. *Philosophy of Science* 82, 491-508.

223. Kukla, R. (2010) The ethics and cultural politics of repro-

ductive risk warnings: A case study of California's Proposition 65. *Health, Risk & Society* 12, 323-334.

224. Labonté, R. (1995) Population health and health promotion: What do they have to say to each other? *Canadian Journal of Public Health* 86, 165-168.

225. Lemoine, M. (2013) Defining disease beyond conceptual analysis: An analysis of conceptual analysis in philosophy of medicine. *Theoretical Medicine and Bioethics* 34, 309-325.

226. Marmot, M. G., Shipley, M. J. and Rose, G. (1984) Inequalities in death-specific explanations of a general pattern? *The Lancet* 323, 1003-1006.

227. May, T., Byonanebye, J. and Meurer, J. (2017) The ethics of population health management: Collapsing the traditional boundary between patient care and public health.*Population Health Management* 20, 167-169.

228. Metzl, J. and Kirkland, A. (2010) *Against Health: How Health Became the New Morality*. New York: New York University Press.

229. Morales-Asencio, J. M., Martin-Santos, F. J., Kaknani, S., et al. (2016) Living with chronicity and complexity: Lessons for redesigning case management from patients' life stories: A qualitative study. *Journal of Evaluation in Clinical Practice* 22, 122-132.

230. Nordenfelt, L. (2016) A Defence of a Holistic Concept of Health. In: Giroux, É. (ed.) *Naturalism in the Philosophy of Health: Issues and Implications.* Cham: Springer International Publishing,

209-225.

231. Nussbaum, M. C. (2011) *Creating Capabilities: The Human Development Approach*.Cambridge: Belknap Press.

232. Ohri-Vachaspati, P., Isgor, Z., Rimkus, L., et al. (2015) Child-directed marketing inside and on the exterior of fast-food restaurants. *American Journal of Preventive Medicine* 48, 22-30.

233. Powers, M. and Faden, R. R. (2006) *Social Justice: The Moral Foundations of Public Health and Health Policy*. New York: Oxford University Press.

234. Ruger, J. P. (2010) *Health and Social Justice*. Oxford: Oxford University Press.

235. Schwartz, P. H. (2014) Reframing the disease debate and defending the biostatistical theory. *Journal of Medicine and Philosophy* 39, 572-589.

236. Sen, A. (2004) Health Achievement and Equity: External and Internal Perspectives. In: Anand, S., Peter, F. and Sen, A. (eds) *Public Health, Ethics, and Equity*. Oxford: Oxford University Press, 263-268.

237. Sen, A. (2005) Human rights and capabilities. *Journal of Human Development* 6, 151-166.

238. Shanahan, M. J., Mortimer, J. T. and Johnson, M. K. (2016) Introduction: Life Course Studies-Trends, Challenges, and Future Directions. In: Shanahan, M. J., Mortimer, J.T. and Johnson, M. K. (eds) *Handbook of the Life Course*. New York: Springer, 1-23.

239. Smart, B. (2014) On the classification of diseases. *Theo-*

retical Medicine and Bioethics 35, 251-269.

240. Stone, N. J., Robinson, J. G., Lichtenstein, A. H., et al. (2014) 2013 ACC/AHA guideline on the treatment of blood cholesterol to reduce atherosclerotic cardiovascular risk in adults. *Journal of the American College of Cardiology* 63, 2889-2934.

241. Taket, A. (2012) *Health Equity, Social Justice and Human Rights*. Abingdon: Routledge.

242. Venkatapuram, S. (2011) *Health Justice: An Argument from the Capabilities Approach*.Malden, MA: Polity Press.

243. Williams, N. E. (2007) The factory model of disease. *The Monist* 90, 555-584.

244. World Health Organization. (1946) Official Records of the World Health Organization.*International Health Conference.* New York: United Nations.

245. World Health Organization. (2014) Twelfth General Programme of Work 2014-2019: Not merely the absence of disease. Geneva: World Health Organization.

246. World Health Organization Regional Committee for Europe. (2016) Action plan for sexual and reproductive health: Towards achieving the 2030 Agenda for Sustainable Development in Europe-leaving no one behind. Copenhagen: World Health Organization.

247. Young, T. K. (2005) *Population Health: Concepts and Methods*. New York: Oxford University Press.

248. Zubrick, S. R., Shepherd, C. C. J., Dudgeon, P., et al. (2014) Social Determinants of Social and Emotional Wellbeing. In:

Dudgeon, P., Milroy, H. and Walker, R. (eds) *Working Together: Aboriginal and Torres Strait Islander Mental Health and Wellbeing Principles and Practice.* www.mhcc.org.au/media/80434/working-together-aboriginal-and-wellbeing-2014.pdf, 93-112.

249. Adler, N. E. and Stewart, J. (2009) Reducing obesity: Motivating action while not blaming the victim. *Milbank Quarterly* 87, 49-70.

250. American Pediatric Association, American Academy of Pediatrics, American Academy of Pediatrics, et al. (2016) *Dear Senator*. Available at: www.apha.org/~/media/files/pdf/advocacy/letters/2016/160617_ph_senate_gvp_amdts.ashx.

251. Anderson, M. R., Smith, L. and Sidel, V. W. (2005) What is social medicine? *Monthly Review*, 56.

252. Arah, O. A. (2009) On the relationship between individual and population health. *Medicine, Health Care and Philosophy* 12, 235-244.

253. Balbus, J., Crimmins, A., Gamble, J. L., et al. (2016) Introduction: Climate Change and Human Health. In: U.S. Global Change Research Program (ed.) *The Impacts of Climate Change on Human Health in the United States: A Scientific Assessment.* Washington D. C.

254. Barkin, S. L., Finch, S. A., Ip, E. H., et al. (2008) Is office-based counseling about media use, timeouts, and firearm storage effective? Results from a cluster-randomized, controlled trial. *Pediatrics* 122, e15-e25.

255. Bell, K. (2017) *Health and Other Unassailable Values:*

Reconfigurations of Health, Evidence and Ethics. London: Routledge.

256. Biddle, J. B. (2016) Inductive risk, epistemic risk, and overdiagnosis of disease. *Perspectives on Science* 24, 192-205.

257. Biddle, J. B. and Kukla, R. (2017) The Geography of Epistemic Risk. In: Elliott, K. C. and Richards, T. (eds) *Exploring Inductive Risk: Case Studies of Values in Science.*New York: Oxford University Press, 215-238.

258. Black, D., Morris, J., Smith, C. and Townsend, P. (1980) Inequalities in Health: Report of a Research Working Group on Inequalities in Health. London: Department of Health and Social Security.

259. Broadbent, A. (2013) *Philosophy of Epidemiology*. New York: Palgrave Macmillan.

260. Buetow, S. and Docherty, B. (2005) The seduction of general practice and illegitimatebirth of an expanded role in population health care. *Journal of Evaluation in Clinical Practice* 11, 397-404.

261. Callahan, D. (1973) The WHO definition of "health." *The Hastings Center Report* 1, 77-87.

262. Cartwright, N. and Hardie, J. (2012) *Evidence-Based Policy: A Practical Guide to Doing It Better*. New York: Oxford University Press.

263. Centers for Disease Control and Prevention. (2015) *Health in All Policies*. Available at: www.cdc.gov/policy/hiap/resources/.

264. Childress, J. F. (1982) *Who Should Decide?: Paternalism in Health Care*. New York: Oxford University Press.

265. Coggon, J. (2012) *What Makes Health Public? A Critical Evaluation of Moral, Legal, and Political Claims in Public Health*. New York: Cambridge University Press.

266. Commission on Social Determinants of Health. (2008) Closing the Gap in a Generation: Health Equity Through Action on the Social Determinants of Health. Geneva: World Health Organization.

267. Costello, A., Abbas, M., Allen, A., et al. (2009) Managing the health effects of climate change. *Lancet* 373, 1693-1733.

268. Douglas, H. (2000) Inductive risk and values in science. *Philosophy of Science* 67, 559-579.

269. Dwyer, J. (2009) How to connect bioethics and environmental ethics: Health, sustainability, and justice. *Bioethics* 23, 497-502.

270. Epstein, R. A. (2003) Let the shoemaker stick to his last: A defense of the "old" public health. *Perspectives in Biology and Medicine* 46, S138-S159.

271. Evans, R. G., Barer, M. L. and Marmor, T. R. (1994) *Why Are Some People Healthy andOthers Not? The Determinants of Health of Populations*. New York: Aldine De Gruyter.

272. Gardiner, S. M. (2001) The real tragedy of the commons. *Philosophy & Public Affairs* 30, 387-416.

273. Goldberg, D. S. (2009) In support of a broad model of public health: Disparities, social epidemiology and public health causation. *Public Health Ethics* 2, 70-83.

274. Goldberg, D. S. (2014) The implications of fundamental cause theory for priority setting. *American Journal of Public Health* 104, 1839-1843.

275. González-Moreno, M., Saborido, C. and Teira, D. (2015) Disease-mongeringThrough clinical trials. *Studies in History and Philosophy of Biological and Biomedical Sciences* 51, 11-18.

276. Gottlieb, L., Glymour, M. M., Kersten, E., et al. (2016) Challenges to an integrated population health research agenda: Targets, scale, tradeoffs and timing. *Social Science & Medicine* 150, 279-285.

277. Hagedorn, J., Paras, C. A., Greenwich, H. and Hagopian, A. (2016) The role of laborunions in creating working conditions that promote public health. *American Journal of Public Health* 106, 989-995.

278. Harris, D., Puskarz, K. and Golab, C. (2016) Population health: Curriculum frameworkfor an emerging discipline. *Population health management* 19, 39-45.

279. Hausman, D. M. (2015) *Valuing Health: Well-Being, Freedom and Suffering*. New York: Oxford University Press.

280. Health Research & Educational Trust. (2015) Approaches to Population Health in 2015: A National Survey of Hospitals. Chicago: Health Research & Educational Trust.

281. Holland, S. (2015) *Public Health Ethics*. Malden, MA: Polity Press.

282. Intergovernmental Panel on Climate Change. (2016) *Orga-*

nization. Available at: www.ipcc.ch/organization/organization.shtml.

283. International Conference on Primary Health Care. (1978) Declaration of Alma-Ata.Alma-Ata, Kazakhstan.

284. Katikireddi, S. V. and Valles, S. A. (2015) Coupled ethical-epistemic analysis of public health research and practice: Categorizing variables to improve population health and equity. *American Journal of Public Health* 105, e36-e42.

285. Keyes, K. M. and Galea, S. (2016a) *Population Health Science*. New York: Oxford University Press.

286. Keyes, K. M. and Galea, S. (2016b) Setting the agenda for a new discipline: Population health science. *American Journal of Public Health* 106, 633-634.

287. Kindig, D. (2010) *What Is Population Health?* Available at: www.improving population health.org/blog/what-is-population-health.html.

288. King, M., Smith, A. and Gracey, M. (2009) Indigenous Health Part 2: The underlying causes of the health gap. *The Lancet* 374, 76-85.

289. Kirk, D. S. and Hardy, M. (2014) The acute and enduring consequences of exposure to violence on youth mental health and aggression. *Justice Quarterly* 31, 539-567.

290. Lalonde, M. (1974) *A New Perspective on the Health of Canadians*. Ottawa, Canada: Health and Welfare Canada.

291. Link, B. G. and Phelan, J. (1995) Social conditions as fundamental causes of disease*Journal of Health and Social Behavior* 35,

80-94.

292. MacPherson, C. C. (2013) Climate change is a bioethics problem. *Bioethics* 27, 305-308.

293. Maibach, E. W., Kreslake, J. M., Roser-Renouf, C., et al. (2015) Do Americans understand that global warming is harmful to human health? Evidence from a nationalsurvey. *Annals of Global Health* 81, 396-409.

294. Maibach, E. W., Nisbet, M., Baldwin, P., et al. (2010) Reframing climate change as a public health issue: An exploratory study of public reactions. *BMC Public Health*10, 299.

295. Marmot, M. (2006) Health in an unequal world: Social circumstances, biology anddisease. *Clinical Medicine* 6, 559-572.

296. McKeown, T. (1976) *The Role of Medicine: Dream, Mirage, or Nemesis*. London: NuffieldProvincial Hospitals Trust.

297. McQueen, D. V., Wismar, M., Lin, V. and Jones, C. M. (2012a) Introduction: Health in All Policies, the Social Determinants of Health and Governance. In: McQueen, D. V., Wismar, M., Lin, V., et al. (eds) *Intersectoral Governance for Health in All Policies: Structures, Actions and Experiences.* Copenhagen: WHO Regional Office for Europe.

298. McQueen, D. V., Wismar, M., Lin, V., et al. (2012b) *Intersectoral Governance for Health in All Policies: Structures, Actions and Experiences*. Copenhagen: WHO Regional Office for Europe.

299. Metzl, J. and Kirkland, A. (2010) *Against Health: How Health Became the New Morality*. New York: New York University

Press.

300. Meyer, I. H. and Schwartz, S. (2000) Social issues as public health: Promise and peril *American Journal of Public Health* 90, 1189-1191.

301. Ministry of Urban Housing and Poverty Alleviation. (2010) *Rajiv Awas Yojana: Guidelines for slum-free city planning*. New Delhi: Ministry of Urban Housing and Poverty Alleviation, .

302. Myers, T. A., Nisbet, M. C., Maibach, E. W. and Leiserowitz, A. A. (2012) A publichealth frame arouses hopeful emotions about climate change. *Climatic Change* 113, 1105-1112.

303. Nash, D. B., Fabius, R. J., Skoufalos, A., et al. (2016) *Population Health: Creating a Culture of Wellness*. Second ed. Burlington, MA: Jones & Bartlett Learning.

304. National Association of County & City Health Officials. (2014) Expanding the Boundaries: Health Equity and Public Health Practice. Washington, DC: National Association of County & City Health Officials.

305. Novak, W. J. (2003) Private wealth and public health: A critique of Richard Epstein' s defense of the "old" public health. *Perspectives in Biology and Medicine* 46, S176-S198.

306. Ohri-Vachaspati, P., Isgor, Z., Rimkus, L., et al. (2015) Child-directed marketing inside and on the exterior of fast-food restaurants. *American Journal of Preventive Medicine* 48, 22-30.

307. Powers, M. and Faden, R. R. (2006) *Social Justice: The Moral Foundations of PublicHealth and Health Policy*. New York:

Oxford University Press.

308. Reich, A. D., Hansen, H. B. and Link, B. G. (2016) Fundamental interventions: How clinicians can address the fundamental causes of disease. *Journal of Bioethical Inquiry* 13, 185-192.

309. Resnik, D. B. (2012) *Environmental Health Ethics*. Cambridge: Cambridge University Press.

310. Richardson, K. M. and Rothstein, H. R. (2008) Effects of occupational stress management intervention programs: A meta-analysis.*Journal of Occupational Health Psychology* 13, 69-93.

311. Rothstein, M. A. (2002) Rethinking the meaning of public health. *The Journal of Law, Medicine & Ethics* 30, 144-149.

312. Rothstein, M. A. (2009) The limits of public health: A response. *Public Health Ethics* 2, 84-88.

313. Rudolph, L., Caplan, J., Ben-Moshe, K. and Dillon, L. (2013) Health in All Policies: A Guide for State and Local Governments. Washington, DC: American Public Health Association and Public Health Institute.

314. Scheper-Hughes, N. (2014) The house gun: White writing, white fears and black justice. *Anthropology Today* 30, 8-12.

315. Schramme, T. (2016) The metric and the threshold problem for theories of health justice: A comment on Venkatapuram. *Bioethics* 30, 19-24.

316. Second International Conference on Health Promotion. (1988) Healthy Public Policy: Report on the Adelaide Conference. Adelaide, Australia: World Health Organization.

317. Sholl, J. (2017) The muddle of medicalization: Pathologizing or medicalizing? *Theoretical Medicine and Bioethics* 38, 265-278.

318. Sidorov, J. and Romney, M. (2016) The Spectrum of Care. In: Nash, D. B., Fabius, R. J., Skoufalos, A., et al. (eds) *Population Health: Creating a Culture of Wellness.* Second ed. Burlington, MA: Jones & Bartlett Learning, 19-41.

319. Smith, K. R., Woodward, A., Campbell-Lendrum, D., et al. (2014) Human Health: Impacts, Adaptation, and Co-benefits. In: Field, C. B., Barros, V. R., Dokken, D. J., et al. (eds) *Climate Change 2014: Impacts, Adaptation, and Vulnerability. Part A: Global and Sectoral Aspects. Contribution of Working Group II to the Fifth Assessment Report of the Intergovernmental Panel on Climate Change.* Cambridge: Cambridge University Press, 709-754.

320. Ståhl, T., Wismar, M., Ollila, E., et al. (2006) *Health in All Policies: Prospects and Potentials*. Finland: Finnish Ministry of Social Affairs and Health.

321. The Public Policy Advisory Network on Female Genital Surgeries in Africa. (2012) Seven things to know about female genital surgeries in Africa. *Hastings Center Report*42, 19-27.

322. Valles, S. A. (2012) Lionel Penrose and the concept of normal variation in human intelligence.*Studies in History and Philosophy of Biological and Biomedical Sciences* 43, 231-289.

323. Valles, S. A. (2015) Bioethics and the framing of climate change' s health risks. *Bioethics* 29, 334-341.

324. Valles, S. A. (2016) *Politics and the Other Lead Poison-*

ing: The Public Health Ethics of Gun Violence. Available at: https: // msubioethics.com/2016/11/17/public-health-ethics-of-gun-violence/.

325. Venkatapuram, S.（2011）*Health Justice: An Argument from the Capabilities Approach*.Malden, MA: Polity Press.

326. World Health Organization.（1986a）Intersectoral action for health: The role of intersectoral cooperation in national strategies for health for all. Geneva: World Health Organization.

327. World Health Organization.（1986b）Ottawa Charter for Health Promotion. Ottawa, ON: World Health Organization.

328. World Health Organization.（2015）Health in All Policies Training Manual. Geneva: World Health Organization.

329. Young, T. K.（2005）*Population Health: Concepts and Methods*. New York: Oxford University Press.

330. Belluck, P.（2016）WHO issues Zika warnings for Rio travel, but resists calls to delay games. New York Times. New York: New York Times Company, B8.

331. Berkman, A., Garcia, J., Muñoz-Laboy, M., et al.（2005）A critical analysis of the Brazilian response to HIV/AIDS: Lessons learned for controlling and mitigating the epidemic in developing countries. American Journal of Public Health 95, 1162-1172.

332. Birn, A.-E.（2009）Making it politic（al）: Closing the gap in a generation: Health equity through action on the social determinants of health. Social Medicine 4, 166-182.

333. Black, D., Morris, J., Smith, C. and Townsend, P.（1980）Inequalities in Health: Report of a Research Working Group on In-

equalities in Health. London: Department of Health and Social Security.

334. Broadbent, A. (2013) Philosophy of Epidemiology. New York: Palgrave Macmillan.

335. Broadbent, A. (2014) Disease as a theoretical concept: The case of "HPV-itis." Studies in History and Philosophy of Biological and Biomedical Sciences 48, 250-257.

326. Bromberger, S. (1966) Why-Questions. In: Colodny, R. G. (ed.) Mind and Cosmos: Essays in Contemporary Science and Philosophy. Pittsburgh: University of Pittsburgh Press, 86-111.

337. Carter, K. C. (2003) The Rise of Causal Concepts of Disease: Case Histories. Aldershot: Ashgate.

338. Chetty, R., Stepner, M., Abraham, S., et al. (2016) The association between income and life expectancy in the United States, 2001-2014. Journal of the American Medical Association 315, 1750-1766.

339. Coelho, N. (2016) Brazil breaks the record of people undergoing treatment against HIV and AIDS. STD, AIDS and Viral Hepatitis Department. Press release. Agência Saúde Press Service, Brasilia, Brazil.

340. Costa, A. B., Peroni, R. O., Bandeira, D. R. and Nardi, H. C. (2013) Homophobia or sexism? A systematic review of prejudice against nonheterosexual orientation in Brazil. International Journal of Psychology 48, 900-909.

341. Dammann, O. (2015) Epidemiological explanations. Phi-

losophy of Science 82, 509-519.

342. Diez Roux, A. V. (2016) On the distinction—or lack of distinction-between population health and public health. American Journal of Public Health 106, 619-620.

343. Doku, D. T. and Neupane, S. (2015) Double burden of malnutrition: Increasing overweight and obesity and stall underweight trends among Ghanaian women. BMC Public Health 15, 670.

344. Dowdy, D. W. and Pai, M. (2012) Bridging the gap between knowledge and health: The epidemiologist as accountable health advocate (“AHA!”) . Epidemiology 23, 914-918.

345. Ebrahim, S. and Lau, E. (2001) Commentary: Sick populations and sick individuals.International Journal of Epidemiology 30, 433-434.

346. Edington, D. W. and Schultz, A. B. (2011) The Future of Population Health: Moving Upstream. In: Nash, D. B., Reifsnyder, J., Fabius, R. J., et al. (eds) Population Health: Creating a Culture of Wellness. Sudbury, MA: Jones & Bartlett Publishers.

347. Eriksson, M. and Lindström, B. (2008) A salutogenic interpretation of the Ottawa Charter. Health Promotion International 23, 190-199.

348. Evans, R. G., Barer, M. L. and Marmor, T. R. (1994) Why Are Some People Healthy and Others Not? The Determinants of Health of Populations. New York: Aldine De Gruyter.

349. Freese, J. and Lutfey, K. (2011) Fundamental Causality: Challenges of an Animating Concept for Medical Sociology. In: Pes-

cosolido, B. A., Martin, J. K., McLeod, J. D., et al. (eds) Handbook of the Sociology of Health, Illness, and Healing. New York: Springer, 67-81.

350. Galea, S. (2018) Healthier: Fifty Thoughts on the Foundations of Population Health.New York: Oxford University Presss.

351. Gómez, E. J. (2010) What the United States can learn from Brazil in response to HIV/AIDS: International reputation and strategic centralization in a context of health policy devolution. Health Policy and Planning 25, 529-541.

352. Gómez, E. J. (2016) Crafting AIDS policy in Brazil and Russia: State-civil societal ties, institutionalised morals, and foreign policy aspiration. Global Public Health 11, 1148-1168.

353. Hamlin, C. (1998) Public Health and Social Justice in the Age of Chadwick: Britain, 1800-1854. Cambridga: Cambridge University Press.

354. Harden, V. A. (2012) AIDS at 30: A History. Washington, DC: Potomac Books, Inc.

355. Hatzenbuehler, M. L., Phelan, J. C. and Link, B. G. (2013) Stigma as a fundamental cause of population health inequalities. American Journal of Public Health 103, 813-821.

356. Hertzman, C., Frank, J. and Evans, R. G. (1994) Heterogeneities in Health Status and the Determinants of Population Health. In: Evans, R. G., Barer, M. L. and Marmor, T. R. (eds) Why Are Some People Healthy and Others Not? New York: Aldine De Gruyter.

357. Hill, A. B. (1965) The environment and disease: Associa-

tion or causation? Proceedings of the Royal Society of Medicine 58, 295-300.

358. Hoffmann, M., MacCarthy, S., Batson, A., et al. (2016) Barriers along the care cascade of HIV-infected men in a large urban center of Brazil. AIDS Care 28, 57-62.

359. Huan, T., Esko, T., Peters, M. J., et al. (2015) A meta-analysis of gene expression signatures of blood pressure and hypertension. PLOS Genetics 11, e1005035.

360. Jones, C. P., Jones, C. Y., Perry, G. S., et al. (2009) Addressing the social determinants of children' s health: A cliff analogy. Journal of Health Care for the Poor and Underserved 20, 1-12.

361. Katikireddi, S. V. and Valles, S. A. (2015) Coupled ethical-epistemic analysis of public health research and practice: Categorizing variables to improve population health and equity. American Journal of Public Health 105, e36-e42.

362. Kaufman, J. S., Dolman, L., Rushani, D. and Cooper, R. S. (2015) The contribution of genomic research to explaining racial disparities in cardiovascular disease: A systematic review. American Journal of Epidemiology 181, 464-472.

363. Kerrigan, D., Vazzano, A., Bertoni, N., et al. (2017) Stigma, discrimination and HIV outcomes among people living with HIV in Rio de Janeiro, Brazil: The intersection of multiple social inequalities. Global Public Health 12, 185-199.

364. Keyes, K. M. and Galea, S. (2016) Population Health Science. New York: Oxford University Press.

365. Krieger, N. (1994) Epidemiology and the web of causation: Has anyone seen the spider?Social Science & Medicine 39, 887-903.

366. Krieger, N. (2008) Proximal, distal, and the politics of causation: What' s level got to do with it? American Journal of Public Health 98, 221-230.

367. Krieger, N. (2011) Epidemiology and the People's Health: Theory and Context. NewYork: Oxford University Press.

368. Krieger, N. and Birn, A.-E. (1998) A vision of social justice as the foundation of public health: Commemorating 150 years of the spirit of 1848. American Journal of Public Health 88, 1603-1606.

369. Labonté, R., Polanyi, M., Muhajarine, N., et al. (2005) Beyond the divides: Towards critical population health research. Critical Public Health 15, 5-17.

370. Landrigan, P. J., Fuller, R., Acosta, N. J. R., et al. (2017) The Lancet Commission on pollution and health. The Lancet.

371. Link, B. G. and Phelan, J. (1995) Social conditions as fundamental causes of disease.Journal of Health and Social Behavior 35, 80-94.

372. Manyanga, T., El-Sayed, H., Doku, D. T. and Randall, J. R. (2014) The prevalence of underweight, overweight, obesity and associated risk factors among school-going adolescents in seven African countries. BMC Public Health 14, 1.

373. Marmot, M. (2004) The Status Syndrome: How Social Standing Affects Our Health and Longevity. New York: Henry Holt

and Company.

374. Marmot, M. G., Shipley, M. J. and Rose, G. (1984) Inequalities in death—specific explanations of a general pattern? The Lancet 323, 1003-1006.

375. McDowell, I., Spasoff, R. A. and Kristjansson, B. (2004) On the classification of population health measurements. American Journal of Public Health 94, 388-393.

376. McQueen, D. V. and De Salazar, L. (2011) Health promotion, the Ottawa Charter and"developing personal skills" : A compact history of 25 years. Health Promotion International 26, ii194-ii201.

377. Mittelmark, M. B., Sagy, S., Eriksson, M., et al. (2017) The Handbook of Salutogenesis. Cham, Switzerland: Springer.

378. Montez, J. K., Zajacova, A. and Hayward, M. D. (2017) Contextualizing the social determinants of health: Disparities in disability by educational attainment across US states. American Journal of Public Health 107, 1101-1108.

379. National Association of County & City Health Officials. (2014) Expanding the Boundaries: Health Equity and Public Health Practice. Washington, DC: National Association of County & City Health Officials.

380. Nguyen, B. T., Shuval, K., Bertmann, F. and Yaroch, A. L. (2015) The Supplemental Nutrition Assistance Program, food insecurity, dietary quality, and obesity among US adults. American Journal of Public Health 105, 1453-1459.

381. Nunn, A. (2009) The Politics and History of AIDS Treat-

ment in Brazil. New York: Springer Science+Business Media.

382. Padmanabhan, S., Caulfield, M. and Dominiczak, A. F. (2015) Genetic and molecular aspects of hypertension. Circulation Research 116, 937-959.

383. Paradies, Y., Ben, J., Denson, N., et al. (2015) Racism as a determinant of health: A systematic review and meta-analysis. PloS One 10, e0138511.

384. Patel, P., Borkowf, C. B., Brooks, J. T., et al. (2014) Estimating per-act HIV transmission risk: A systematic review. Aids 28, 1509-1519.

385. Phelan, J. C. and Link, B. G. (2005) Controlling disease and creating disparities: A fundamental cause perspective. The Journals of Gerontology Series B: Psychological Sciences and Social Sciences 60, S27-S33.

386. Phelan, J. C. and Link, B. G. (2015) Is racism a fundamental cause of inequalities in health? Annual Review of Sociology 41, 311-330.

387. Phelan, J. C., Link, B. G. and Tehranifar, P. (2010) Social conditions as fundamental causes of health inequalities: Theory, evidence, and policy implications. Journal of Health and Social Behavior 51, S28-S40.

388. Plutynski, A. (2014) Philosophy of epidemiology. Studies in History and Philosophy of Biological and Biomedical Sciences 46, 107-111.

389. Reich, A. D., Hansen, H. B. and Link, B. G. (2016) Fun-

damental interventions: How clinicians can address the fundamental causes of disease. Journal of Bioethical Inquiry 13, 185-192.

390. Rose, G. (1985) Sick individuals and sick populations. International Journal of Epidemiology 14, 32-38.

391. Rose, G. (1992) The Strategy of Preventive Medicine. New York: Oxford University Press.

392. Schuklenk, U. (2014) Bioethics and the Ebola outbreak in West Africa. Developing World Bioethics 14, ii-iii.

393. Shea, K. M., Kammerer, J. S., Winston, C. A., et al. (2014) Estimated rate of reactivation of latent tuberculosis infection in the United States, overall and by population subgroup. American Journal of Epidemiology 179, 216-225.

394. Ståhl, T., Wismar, M., Ollila, E., et al. (2006) Health in All Policies: Prospects and Potentials. Finland: Finnish Ministry of Social Affairs and Health.

395. Taket, A. (2012) Health Equity, Social Justice and Human Rights. Abingdon: Routledge.

396. The Lancet Editors. (1994) Population health looking upstream. The Lancet 343, 429-432.

397. Valles, S. A. (2010) The mystery of the mystery of common genetic diseases. Biology and Philosophy 25, 183-201.

398. Valles, S. A. (2016a) The challenges of choosing and explaining a phenomenon in epidemiological research on the "Hispanic Paradox." Theoretical Medicine and Bioethics 37, 129-148.

399. Valles, S. A. (2016b) Race in Medicine. In: Solomon, M.,

Simon, J. R. and Kincaid, H. (eds) The Routledge Companion to Philosophy of Medicine. New York: Routledge, 419-431.

400. van Anders, S. M. (2015) Beyond sexual orientation: Integrating gender/sex and diverse sexualities via sexual configurations theory. Archives of Sexual Behavior 44, 1177-1213.

401. van Fraassen, B. C. (1990) The Scientific Image. New York: Oxford University Press.

402. Vandenbroucke, J. P., Broadbent, A. and Pearce, N. (2016) Causality and causal inference in epidemiology: The need for a pluralistic approach. International Journal of Epidemiology 45, 1776-1786.

403. Vigo, D., Thornicroft, G. and Atun, R. (2016) Estimating the true global burden of mental illness. The Lancet Psychiatry 3, 171-178.

404. Waitzkin, H. (2007) Political Economic Systems and the Health of Populations: Historical Thought and Current Directions. In: Galea, S. (ed.) Macrosocial Determinants of Population Health. New York: Springer Science Business Media, 105-138.

405. Ward, A. (2007) The social epidemiologic concept of fundamental cause. Theoretical Medicine and Bioethics 28, 465-485.

406. Weed, D. L. (2001) Commentary: A radical future for public health. International Journal of Epidemiology 30, 440-441.

407. Weisberg, M. (2006) Robustness analysis. Philosophy of Science 73, 730-742.

408. Woodward, J. (2010) Causation in biology: Stability, spec-

ificity, and the choice of levels of explanation. Biology & Philosophy 25, 287-318.

409. World Health Organization. (2016a) Global Tuberculosis Report 2016. www.who.int/tb/publications/global_report/en/. Geneva: World Health Organization.

410. American College of Obstetricians and Gynecologists Committee on Genetics. (2011) Update on carrier screening for cystic fibrosis. *Obstetrics and Gynecology* 117, 1028-1031.

411. Anderson, M. R., Smith, L. and Sidel, V. W. (2005) What is social medicine? *Monthly Review*, 56. Available at: https: //monthlyreview.org/2005/01/01/what-is-social-medicine/.

412. Arah, O. A. (2009) On the relationship between individual and population health. *Medicine, Health Care and Philosophy* 12, 235-244.

413. Atta, C. A. M., Fiest, K. M., Frolkis, A. D., et al. (2016) Global birth prevalence of spina bifida by folic acid fortification status: A systematic review and meta-analysis. *American Journal of Public Health* 106, e24-e34.

414. Berwick, D. M. (2005) Broadening the view of evidence-based medicine. *BMJ Quality & Safety* 14, 315-316.

415. Berwick, D. M. (2016) Era 3 for medicine and health care. *Journal of the American Medical Association* 315, 1329-1330.

416. Berwick, D. M., Nolan, T. W. and Whittington, J. (2008) The Triple Aim: Care, health, and cost. *Health Affairs* 27, 759-769.

417. Bhopal, R. S. (2014) *Migration, Ethnicity, Race, and*

Health in Multicultural Societies. Oxford: Oxford University Press.

418. Black, D., Morris, J., Smith, C. and Townsend, P. (1980) Inequalities in Health: Report of a Research Working Group on Inequalities in Health. London: Department of Health and Social Security.

419. Borgerson, K. (2009) Why reading the title isn't good enough: An evaluation of the 4S approach to evidence-based medicine. *International Journal of Feminist Approaches to Bioethics* 2, 152-175.

420. Bright, L. K., Malinsky, D. and Thompson, M. (2016) Causally interpreting intersectionality theory. *Philosophy of Science* 83, 60-81.

421. Chapman, E. N., Kaatz, A. and Carnes, M. (2013) Physicians and implicit bias: How doctors may unwittingly perpetuate health care disparities. *Journal of General Internal Medicine* 28, 1504-1510.

422. Commission on Social Determinants of Health. (2008) Closing the Gap in a Generation: Health Equity Through Action on the Social Determinants of Health. Geneva: World Health Organization.

423. Cortes-Bergoderi, M., Goel, K., Murad, M. H., et al. (2013) Cardiovascular mortality in Hispanics compared to non-Hispanic whites: A systematic review and meta-analysis Of the Hispanic paradox. *European Journal of Internal Medicine* 24, 791-799.

424. Daniels, N. (2008) *Just Health: Meeting Health Needs*

Fairly. New York: Cambridge University Press.

425. Endersby, J. (2009) Lumpers and splitters: Darwin, Hooker, and the search for order.*Science* 326, 1496-1499.

426. Evans, R. G. and Stoddart, G. L. (1990) Producing health, consuming health care. *Social Science and Medicine* 31, 1347-1363.

427. Evans, R. G., Barer, M. L. and Marmor, T. R. (1994) *Why Are Some People Healthy and Others Not? The Determinants of Health of Populations*. New York: Aldine De Gruyter.

428. Evidence-Based Medicine Working Group. (1992) Evidence-based medicine: A new approach to teaching the practice of medicine. *Journal of the American Medical Association* 268, 2420-2425.

429. Florey, L. S., Galea, S. and Wilson, M. L. (2007) Macrosocial Determinants of Population Health in the Context of Globalization. In: Galea, S. (ed.) *Macrosocial Determinants of Population Health.* New York: Springer Science+Business Media, 15-52.

430. Frohlich, K. L. and Potvin, L. (2008) Transcending the known in public health practice—the inequality paradox: The population approach and vulnerable populations. *American Journal of Public Health* 98, 216-221.

431. Gottlieb, L., Glymour, M. M., Kersten, E., et al. (2016) Challenges to an integrated population health research agenda: Targets, scale, tradeoffs and timing. *Social Science & Medicine* 150, 279-285.

432. Hertzman, C., Frank, J. and Evans, R. G. (1994) Hetero-

geneities in Health Status and the Determinants of Population Health. In: Evans, R. G., Barer, M. L. and Marmor, T. R. (eds) *Why Are Some People Healthy and Others Not?* New York: Aldine De Gruyter.

433. Howick, J. H. (2011) *The Philosophy of Evidence-Based Medicine*. Oxford: John Wiley & Sons.

434. Jakab, Z. (2015) Population movement is a challenge for refugees and migrants as well as for the receiving population. Press release: Copenhagen: WHO Regional Office for Europe. www.euro.who.int/en/health-topics/health-determinants/migration-and-health/news/news/2015/09/population-movement-is-a-challenge-for-refugees-and-migrants-as-well-as-for-the-receiving-population.

435. Keyes, K. M. and Galea, S. (2016) *Population Health Science*. New York: Oxford University Press.

436. Kickbusch, I. (2003) The contribution of the World Health Organization to a new public health and health promotion. *American Journal of Public Health* 93, 383-388.

437. Kindig, D. (2008) Beyond the Triple Aim: Integrating the nonmedical sectors. *Health Affairs Blog.* http: //healthaffairs.org/blog/2008/05/19/beyond-the-triple-aim-integrating-the-nonmedical-sectors/.

438. Kindig, D. and Stoddart, G. (2003) What is population health? *American Journal of Public Health* 93, 380-383.

439. Kindig, D. A. and Isham, G. (2014) Response from feature authors. *Frontiers of Health Services Management* 30, 56-57.

440. Krieger, N. (2016) Living and dying at the crossroads:

Racism, embodiment, and why theory is essential for a public health of consequence. *American Journal of Public Health* 106, 832-833.

441. Lalonde, M. (1974) *A New Perspective on the Health of Canadians*. Ottawa, Canada: Health and Welfare Canada.

442. Lewis, N. (2014) *A Primer on Defining the Triple Aim*. Cambridge, MA: Institute for Healthcare Improvement.

443. Lie, R. K. and Miller, F. G. (2011) What counts as reliable evidence for public health policy: The case of circumcision for preventing HIV infection. *BMC Medical Research Methodology* 11, 34.

444. Link, B. G. and Phelan, J. (1995) Social conditions as fundamental causes of disease *Journal of Health and Social Behavior* 35, 80-94.

445. Loue, S. and Galea, S. (2007) Migration. In: Galea, S. (ed.) *Macrosocial Determinants of Population Health.* New York: Springer Science+Business Media.

446. Love, A. C. (2007) The hedgehog, the fox, and reductionism in biology. *Evolution* 61, 2736-2738.

447. Maglo, K. N. (2010) Genomics and the conundrum of race: Some epistemic and ethical considerations. *Perspectives in Biology and Medicine* 53, 357-372.

448. Marmot, M. (2004) *The Status Syndrome: How Social Standing Affects Our Health and Longevity*. New York: Henry Holt and Company.

449. Marmot, M. G., Shipley, M. J. and Rose, G. (1984) Inequalities in death—specific explanations of a general pattern? *The*

Lancet 323, 1003-1006.

450. McGoey, L. (2009) Sequestered evidence and the distortion of clinical practice guidelines. *Perspectives in Biology and Medicine* 52, 203-217.

451. McHugh, N. A. (2015) *The Limits of Knowledge: Generating Pragmatist Feminist Cases for Situated Knowing*. Albany, NY: SUNY Press.

452. McLaren, L., McIntyre, L. and Kirkpatrick, S. (2010) Rose’ s population strategy of prevention need not increase social inequalities in health. *International Journal of Epidemiology* 39, 372-377.

453. Michigan Civil Rights Commission. (2017) The Flint Water Crisis: Systemic Racism Through the Lens of Flint. Michigan Civil Rights Commission.

454. Paradies, Y., Ben, J., Denson, N., et al. (2015) Racism as a determinant of health: A systematic review and meta-analysis.*PloS One* 10, e0138511.

455. Phelan, J. C. and Link, B. G. (2005) Controlling disease and creating disparities: A fundamental cause perspective. *The Journals of Gerontology Series B: Psychological Sciences and Social Sciences* 60, S27-S33.

456. Phelan, J. C., Link, B. G. and Tehranifar, P. (2010) Social conditions as fundamental causes of health inequalities: Theory, evidence, and policy implications. *Journal of Health and Social Behavior* 51, S28-S40.

457. Poland, B., Coburn, D., Robertson, A. and Eakin, J. (1998) Wealth, equity and healthcare: A critique of a "population health" perspective on the determinants of health.*Social Science & Medicine* 46, 785-798.

458. Rawls, J. (1999) *A Theory of Justice*. Cambridge: Belknap Press.

459. Razum, O. and Twardella, D. (2002) Time travel with Oliver Twist: Towards an explanation for a paradoxically low mortality among recent immigrants. *Tropical Medicine & International Health* 7, 4-10.

460. Renaud, M. (1994) The Future: Hygeia vs. Panakeia. In: Evans, R. G., Barer, M. L. and Marmor, T. R. (eds) *Why Are Some People Healthy and Others Not?* New York: Aldine De Gruyter.

461. Reynolds, E. H. (2016) What is the safe upper intake level of folic acid for the nervous system? Implications for folic acid fortification policies. *European Journal of Clinical Nutrition* 70, 537-540.

462. Rose, G. (1985) Sick individuals and sick populations. *International Journal of Epidemiology* 14, 32-38.

463. Rose, G. (1992) *The Strategy of Preventive Medicine*. New York: Oxford University Press.

464. Rubalcava, L. N., Teruel, G. M., Thomas, D. and Goldman, N. (2008) The healthy migrant effect: New findings from the Mexican Family Life Survey. *American Journalof Public Health* 98, 78-84.

465. Ruiz, J. M., Steffen, P. and Smith, T. B. (2013) Hispanic

mortality paradox: A systematic review and meta-analysis of the longitudinal literature. *American Journal of Public Health* 103, e52-e60.

466. Saquib, N., Saquib, J. and Ioannidis, J. P. A. (2015) Does screening for disease save lives in asymptomatic adults? Systematic review of meta-analyses and randomized trials. *International Journal of Epidemiology* 44, 264-277.

467. Schramme, T. (2016) The metric and the threshold problem for theories of health justice: A comment on Venkatapuram. *Bioethics* 30, 19-24.

468. Schuftan, C. (2017) Peoples Health Movement. In: Quah, S. R. and Cockerham, W. C. (eds) *International Encyclopedia of Public Health.* Second ed. Oxford: Academic Press, 438-441.

469. Sharfstein, J. M. (2014) The strange journey of population health. *The Milbank Quarterly* 92, 640-643.

470. Sherwin, B. D. (2017) Pride and prejudice and administrative zombies: How economic woes, outdated environmental regulations, and state exceptionalism failed Flint, Michigan. *University of Colorado Law Review* 88, 653-720.

471. Simon, P. (2012) Collecting ethnic statistics in Europe: A review. *Ethnic and Racial Studies* 35, 1366-1391.

472. Solomon, M. (2015) *Making Medical Knowledge*. New York: Oxford University Press.

473. Steffen, P. R., Smith, T. B., Larson, M. and Butler, L. (2006) Acculturation to Western society as a risk factor for high blood pressure: A meta-analyticreview. *Psychosomatic Medicine* 68, 386-397.

474. Stegenga, J. (2011) Is meta-analysis the platinum standard of evidence? *Studies in History and Philosophy of Biological and Biomedical Sciences* 42, 497-507.

475. Stoto, M. A. (2013) *Population Health in the Affordable Care Act Era*. Washington, DC: Academy Health.

476. Szreter, S. (2003) The population health approach in historical perspective. *American Journal of Public Health* 93, 421-431.

477. Szreter, S. (2005) *Health and Wealth*. Rochester, NY: University of Rochester Press.

478. Temkin, L. S. (2003) Egalitarianism defended. *Ethics* 113, 764-782.

479. U.S. Department of Agriculture and U.S. Department of Health and Human Services.

480. (2010) Dietary Guidelines for Americans, 2010. In: U.S. Department of Agriculture and U.S. Department of Health and Human Services (eds) 7th Edition ed. Washington, DC: U.S. Government Printing Office.

481. United Nations. (2016) New York Declaration for Refugees and Migrants. Geneva: United Nations.

482. Valles, S. A. (2012) Heterogeneity of risk within racial groups, a challenge for public health programs. *Preventive Medicine* 55, 405-408.

483. Valles, S. A. (2016) The challenges of choosing and explaining a phenomenon in epidemiological research on the "Hispanic Paradox." *Theoretical Medicine and Bioethics* 37, 129-148.

484. Venkatapuram, S. (2011) *Health Justice: An Argument from the Capabilities Approach*.Malden, MA: Polity Press.

485. Weisz, G. and Olszynko-Gryn, J. (2010) The theory of epidemiologic transition: The origins of a citation classic. *Journal of the History of Medicine and Allied Sciences* 65, 287-326.

486. Whittington, J. W., Nolan, K., Lewis, N. and Torres, T. (2015) Pursuing the Triple Aim: The first 7 years. The Milbank Quarterly 93, 263-300.

487. Ankeny, R. A. (2003) How history and philosophy of science could save the life of bioethics. Journal of Medicine and Philosophy 28, 115-125.

488. Bhopal, R. S., Douglas, A., Wallia, S., et al. (2014) Effect of a lifestyle intervention on weight change in South Asian individuals in the UK at high risk of type 2 diabetes: A family-cluster randomised controlled trial. The Lancet Diabetes & Endocrinology 2, 218-227.

489. Broadbent, A. (2013) Philosophy of Epidemiology. New York: Palgrave Macmillan.

490. Brock, D. W. (2012) Priority to the Worse Off in Health Care Resource Prioritization. In: Rhodes, R., Battin, M. and Silvers, A. (eds) Medicine and Social Justice: Essays on the Distribution of Health Care. Oxford: Oxford University Press, 155-164.

491. Broome, J. (2002) Fairness, Goodness and Levelling Down. In: Murray, C. J. L., Salomon, J. A., Mathers, C. D., et al. (eds) Summary Measures of Population Health:

492. Concepts, Ethics, Measurement and Applications. Geneva: World Health Organization, 135-137.

493. Cho, M. K. (2006) Racial and ethnic categories in biomedical research: There is no baby in the bathwater. Journal of Law, Medicine and Ethics 34, 497-499.

494. Clough, S. (2003) Beyond Epistemology: A Pragmatist Approach to Feminist Science Studies. New York: Rowman and Littlefield, Inc.

495. Coggon, J. (2012) What Makes Health Public? A Critical Evaluation of Moral, Legal, and Political Claims in Public Health. New York: Cambridge University Press.

496. Cohn, J. N. (2006) The use of race and ethnicity in medicine: Lessons from the African-American Heart Failure Trial. Journal of Law, Medicine and Ethics 34, 552-554.

497. Commission on Social Determinants of Health. (2008) Closing the Gap in a Generation: Health Equity Through Action on the Social Determinants of Health. Geneva: World Health Organization.

498. Daniels, N. (2008) Just Health: Meeting Health Needs Fairly. New York: Cambridge University Press.

499. DeSalvo, K. B., O' Carroll, P. W., Koo, D., et al. (2016) Public health 3.0: Time for an upgrade. American Journal of Public Health 106, 621-622.

500. Diez Roux, A. V. (2016) On the distinction—or lack of distinction-between population health and public health. American

Journal of Public Health 106, 619-620.

501. Douglas, A., Bhopal, R. S., Bhopal, R., et al. (2011) Recruiting South Asians to a lifestyle intervention trial: Experiences and lessons from PODOSA (Prevention of Diabetes & Obesity in South Asians) . Trials 12, 220.

502. Eyal, N. (2013) Leveling Down Health. In: Eyal, N., Hurst, S. A., Norheim, O. F., et al. (eds) Inequalities in Health: Concepts, Measures, and Ethics. Oxford: Oxford University Press, 197-213.

503. Goldberg, D. (2015) The naturalistic fallacy in ethical discourse on the social determinants of health. The American Journal of Bioethics 15, 58-60.

504. Goldberg, D. (2016) On the very idea of health equity. Journal of Public Health Management and Practice 22, S11-S12.

505. Government of Western Australia Department of Health. (2015) WA Aboriginal Healthand Wellbeing Framework 2015-2030. http: //ww2.health.wa.gov.au/Improving-WA-Health/About-Aboriginal-Health/WA-Aboriginal-Health-and-Wellbeing-Framework-2015-2030: Department of Health.

506. Griffiths, P. E. and Matthewson, J. (2016) Evolution, dysfunction, and disease: A reappraisal. The British Journal for the Philosophy of Science. Available at: https: //doi.org/10.1093/bjps/axw021. Holland, S. (2015) Public Health Ethics. Malden, MA: Polity Press.

507. Katikireddi, S. V. and Valles, S. A. (2015) Coupled ethical-epistemic analysis of public health research and practice: Categoriz-

ing variables to improve population health and equity. American Journal of Public Health 105, e36-e42.

508. Keyes, K. M. and Galea, S. (2016) Population Health Science. New York: Oxford University Press.

509. Kickbusch, I. (2007) Health governance: The health society. In McQueen, D. V. and Kickbusch, I. (eds) Health and Modernity. New York: Springer, 144-161.

510. Kickbusch, I. and Gleicher, D. (2012) Governance for Health in the 21st Century. Copenhagen: World Health Organization Regional Office for Europe.

511. Kindig, D. A. (2007) Understanding population health terminology. Milbank Quarterly 85, 139-161.

512. Kjellsson, G., Gerdtham, U.-G. and Petrie, D. (2015) Lies, damned lies, and health inequality measurements: Understanding the value judgments. Epidemiology 26, 673-680.

513. Krieger, N. (2003) Does racism harm health? Did child abuse exist before 1962? On explicit questions, critical science, and current controversies: An ecosocial perspective. American Journal of Public Health 93, 194-199.

514. Lalonde, M. (1974) A New Perspective on the Health of Canadians. Ottawa, Canada: Health and Welfare Canada.

515. Lemoine, M. (2013) Defining disease beyond conceptual analysis: An analysis of conceptual analysis in philosophy of medicine. Theoretical Medicine and Bioethics 34, 309-325.

516. Levi-Faur, D. (2012) The Oxford Handbook of Gover-

nance. Oxford: Oxford University Press.

517. Marmot, M. (2004) The Status Syndrome: How Social Standing Affects Our Health and Longevity. New York: Henry Holt and Company.

518. McHugh, N. A. (2015) The Limits of Knowledge: Generating Pragmatist Feminist Cases for Situated Knowing. Albany, NY: SUNY Press.

519. Mir, G., Salway, S., Kai, J., et al. (2013) Principles for research on ethnicity and health: the Leeds Consensus Statement. The European Journal of Public Health 23, 504-510.

520. Modood, T., Berthoud, R. and Nazroo, J. (2002) "Race, " racism and ethnicity: A response to Ken Smith. Sociology 36, 419-427.

521. Morrison, Z., Douglas, A., Bhopal, R. and Sheikh, A. (2014) Understanding experiences of participating in a weight loss lifestyle intervention trial: A qualitative evaluation of South Asians at high risk of diabetes. BMJ Open 4, e004736.

522. Nash, D. B., Fabius, R. J., Skoufalos, A., et al. (2016) Population Health: Creating a Culture of Wellness. Second ed. Burlington, MA: Jones & Bartlett Learning.

523. Núñez, A. and Schilling, J. L. (2017) A space to promote intentional thoughtful action. Health Equity 1, 1.

524. Nussbaum, M. C. (2011) Creating Capabilities: The Human Development Approach. Cambridge: Belknap Press.

525. Paradies, Y., Ben, J., Denson, N., et al. (2015) Racism as

a determinant of health: A systematic review and meta-analysis. PloS One 10, e0138511.

526. Parfit, D. (1997) Equality and priority. Ratio 10, 202-221.

527. Pielke, R. A. (2007) The Honest Broker: Making Sense of Science in Policy and Politics. Cambridge: Cambridge University Press.

528. Powers, M. and Faden, R. R. (2006) Social Justice: The Moral Foundations of Public Health and Health Policy. New York: Oxford University Press.

529. Preda, A. and Voigt, K. (2015) The social determinants of health: Why should we care?The American Journal of Bioethics 15, 25-36.

530. Ranco, D. J., O' Neill, C. A., Donatuto, J. and Harper, B. L. (2011) Environmental justice, American Indians and the cultural dilemma: Developing environmental management for tribal health and well-being. Environmental Justice 4, 221-230.

531. Reid, L. (2016) Does population health have an intrinsically distributional dimension? Public Health Ethics 9, 24-36.

532. Reiss, J. (2015) A pragmatist theory of evidence. Philosophy of Science 82, 341-362.

533. Rudolph, L., Caplan, J., Ben-Moshe, K. and Dillon, L. (2013) Health in All Policies: A Guide for State and Local Governments. Washington, DC: American Public Health Association and Public Health Institute.

534. Ruger, J. P. (2010) Health and Social Justice. Oxford: Ox-

ford University Press.

535. Saunders, B. (2011) Parfit' s Leveling Down Argument against Egalitarianism. In: Bruce, M. and Barbone, S. (eds) Just the Arguments: 100 of the Most Important Arguments in Western Philosophy. Malden, MA: Blackwell Publishing, 251-253.

536. Scalia, A. (2001) PGA Tour, Inc. v. Martin. 532 US 661. United States Supreme Court.

537. Schwartz, P. H. (2014) Reframing the disease debate and defending the biostatistical theory. Journal of Medicine and Philosophy 39, 572-589.

538. Schwitzgebel, E. and Rust, J. (2014) The moral behavior of ethics professors: Relationships among self-reported behavior, expressed normative attitude, and directly observed behavior. Philosophical Psychology 27, 293-327.

539. Sen, A. (2006) What do we want from a theory of justice? Journal of Philosophy 103, 215-238.

540. Smith, K. (2002) Some Critical Observations on the Use of the Concept of "Ethnicity." In: Modood, T. et al., Ethnic Minorities in Britain. Sociology 36, 399-417.

541. Temkin, L. S. (2003) Egalitarianism defended. Ethics 113, 764-782.

542. Tuana, N. (2010) Leading with ethics, aiming for policy: New opportunities for philosophy of science. Synthese 177, 471-492.

543. Valles, S. A. (2012a) Heterogeneity of risk within racial groups: A challenge for public health programs. Preventive Medicine

55, 405-408.

544. Valles, S. A. (2012b) Lionel Penrose and the concept of normal variation in human intelligence.Studies in History and Philosophy of Biological and Biomedical Sciences 43, 231-289.

545. Valles, S. A. (2013) Validity and utility in biological traits. Biological Theory 8, 93-102.

546. Valles, S. A. (2016a) The challenges of choosing and explaining a phenomenon in epidemiological research on the "Hispanic Paradox." Theoretical Medicine and Bioethics 37, 129-148.

547. Valles, S. A. (2016b) Race in Medicine. In: Solomon, M., Simon, J. R. and Kincaid, H. (eds) The Routledge Companion to Philosophy of Medicine. New York: Routledge, 419-431.

548. Venkatapuram, S. (2011) Health Justice: An Argument from the Capabilities Approach. Malden, MA: Polity Press.

549. Verweij, M. and Dawson, A. (2009) The Meaning of "Public" in Public Health. In: Dawson, A. and Verweij, M. (eds) Ethics, Prevention, and Public Health. Oxford: Oxford University Press, 13-29.

550. Ward, A., Johnson, P. J. and O' Brien, M. (2013) The normative dimensions of health disparities.Journal of Health Disparities Research and Practice 6, 46-61.

551. Whitehead, M. (1990) The Concepts and Principles of Equity and Health. Copenhagen: World Health Organization Regional Office for Europe.

552. World Health Organization (1986) Ottawa Charter for

Health Promotion. Ottawa, ON: World Health Organization.

553. Amundson, R. (2005) Disability, Ideology, and Quality of Life. In: Wasserman, D., Bickenbach, J. and Wachbroit, R. (eds) Quality of Life and Human Difference. Genetic Testing, Health Care and Disability. Cambridge: Cambridge University Press, 101-120.

554. Association of Schools and Programs of Public Health. (2015) Population Health across All Professions: Expert Panel Report. Framing the Future. Association of Schools and Programs of Public Health.

555. Batchelor, P. (2012) What do we mean by population health? Community Dentistry and Oral Epidemiology 40, 12-15.

556. Bekemeier, B. (2008) "Upstream" nursing practice and research. Applied Nursing Research 21, 50-52.

557. Berwick, D. M., Nolan, T. W. and Whittington, J. (2008) The Triple Aim: Care, health, and cost. Health Affairs 27, 759-769.

558. Bhopal, R. S. (2014) Migration, Ethnicity, Race, and Health in Multicultural Societies.Oxford: Oxford University Press.

559. Bhopal, R. S., Douglas, A., Wallia, S., et al. (2014) Effect of a lifestyle intervention on weight change in South Asian individuals in the UK at high risk of type 2 diabetes: A family-cluster randomised controlled trial. The Lancet Diabetes & Endocrinology 2, 218-227.

560. Briggs, C. L. and Hallin, D. C. (2016) Making Health Public: How News Coverage Is Remaking Media, Medicine, and Contemporary Life. Oxon: Routledge.

561. Brister, E. (2016) Disciplinary capture and epistemological obstacles to interdisciplinary research: Lessons from central African conservation disputes. Studies in History and Philosophy of Biological and Biomedical Sciences 56, 82-91.

562. Buchman, D. Z., Ho, A. and Goldberg, D. S. (2017) Investigating trust, expertise, and epistemic injustice in chronic pain. Journal of Bioethical Inquiry 14, 31-42.

563. Commission on Social Determinants of Health. (2008) Closing the Gap in a Generation: Health Equity Through Action on the Social Determinants of Health. Geneva: World Health Organization.

564. Committee on Educating Health Professionals to Address the Social Determinants of Health. (2016) A Framework for Educating Health Professionals to Address the Social Determinants of Health. Washington, DC: National Academies Press.

565. Council on Education for Public Health. (2016) Accreditation Criteria: Schools of Public Health & Public Health Programs. Silver Spring, MD: Council on Education for Public Health.

566. Daniels, N. (2008) Just Health: Meeting Health Needs Fairly. New York: Cambridge University Press.

567. Diez Roux, A. V. (2016) On the distinction—or lack of distinction-between population health and public health. American Journal of Public Health 106, 619-620.

568. Dotson, K. (2015) Philosophy from the Position of Service. In: Krishnamurthy, M. (ed.) Philosopher.

569. Dowdy, D. W. and Pai, M. (2012) Bridging the gap be-

tween knowledge and health: The epidemiologist as accountable health advocate (“AHA!”) . Epidemiology 23, 914-918.

570. Edwards, C. (2013) The anomalous wellbeing of disabled people: A response. Topoi 32, 189-196.

571. Epstein, R. A. (2003) Let the shoemaker stick to his last: A defense of the “old” public health. Perspectives in Biology and Medicine 46, S138-S159.

572. Evans, R. G. and Stoddart, G. L. (1990) Producing health, consuming health care. Social Science and Medicine 31, 1347-1363.

573. Every Woman Every Child. (2015) The global strategy for women’ s, children’s and adolescents’ health. United Nations.

574. Freudenberg, N. and Tsui, E. (2014) Evidence, power, and policy change in community-based participatory research. American Journal of Public Health 104, 11-14.

575. Frohlich, K. L. and Potvin, L. (2008) Transcending the known in public health practice—the inequality paradox: The population approach and vulnerable populations. American Journal of Public Health 98, 216-221.

576. Galarneau, C. (2016) Communities of Health Care Justice. New Brunswick, NJ: RutgersUniversity Press.

577. Galea, S. (2018) Healthier: Fifty Thoughts on the Foundations of Population Health.New York: Oxford University Press.

578. Glied, S., Bakken, S., Formicola, A., et al. (2007) Institutional challenges of interdisciplinary research centers. Journal of Research Administration 38, 28-36.

579. Goldberg, D. S. (2009) In support of a broad model of public health: Disparities, social epidemiology and public health causation. Public Health Ethics 2, 70-83.

580. Gostin, L. O. and Bloche, M. G. (2003) The politics of public health: A response to Epstein. Perspectives in Biology and Medicine 46, S160-S175.

581. Government of Western Australia Department of Health. (2015) WA Aboriginal Health and Wellbeing Framework 2015-2030. http: //ww2.health.wa.gov.au/Improving-WA-Health/About-Aboriginal-Health/WA-Aboriginal-Health-and-Wellbeing-Framework-2015-2030: Department of Health.

582. Hausman, D. M. (2015) Valuing Health: Well-Being, Freedom and Suffering. New York: Oxford University Press.

583. Held, V. (2006) The Ethics of Care: Personal, Political, and Global. New York: Oxford University Press.

584. Ho, A. (2011) Trusting experts and epistemic humility in disability. International Journal of Feminist Approaches to Bioethics 4, 102-123.

585. Kaprielian, V. S., Silberberg, M., McDonald, M. A., et al. (2013) Teaching population health: A competency map approach to education. Academic Medicine 88, 626-637.

586. Keyes, K. M. and Galea, S. (2016a) Population Health Science. New York: Oxford University Press.

587. Keyes, K. M. and Galea, S. (2016b) Setting the agenda for a new discipline: Population health science. American Journal of

Public Health 106, 633-634.

588. Kickbusch, I. and Gleicher, D. (2012) Governance for Health in the 21st Century. Copenhagen: World Health Organization Regional Office for Europe.

589. Kidd, I. J. (2016) Inevitability, contingency, and epistemic humility. Studies in History and Philosophy of Science 55, 12-19.

590. Kindig, D. A. and Isham, G. (2014a) Population health improvement: A community health business model that engages partners in all sectors. Frontiers of Health Services Management 30, 3-20.

591. Kindig, D. A. and Isham, G. (2014b) Response from feature authors. Frontiers of Health Services Management 30, 56-57.

592. Klein, J. T. (1990) Interdisciplinarity: History, Theory, and Practice. Detroit, MI: Wayne State University Press.

593. Kohatsu, N. D., Robinson, J. G. and Torner, J. C. (2004) Evidence-based public health: An evolving concept. American Journal of Preventive Medicine 27, 417-421.

594. Krieger, N. (2011) Epidemiology and the People' s Health: Theory and Context. NewYork: Oxford University Press.

595. Krieger, N. and Birn, A.-E. (1998) A vision of social justice as the foundation of public health: Commemorating 150 years of the spirit of 1848. American Journal of Public Health 88, 1603-1606.

596. Labonté, R. (1995) Population health and health promotion: What do they have to say to each other? Canadian Journal of Public Health 86, 165-168.

597. Labonté, R., Polanyi, M., Muhajarine, N., et al. (2005) Be-

yond the divides: Towards critical population health research. Critical Public Health 15, 5-17.

598. Lee, V. (2016) Message from the Dean. Available at: http: //medicine.utah.edu/population-health-sciences/message-from-dean. php Longino, H. E. (1995) Gender, politics, and the theoretical virtues. Synthese 104, 383-397.MacDonald, S. E., Newburn-Cook, C. V., Allen, M. and Reutter, L. (2013) Embracing the population health framework in nursing research. Nursing Inquiry 20, 30-41.

599. May, T., Byonanebye, J. and Meurer, J. (2017) The ethics of population health management: Collapsing the traditional boundary between patient care and public health. Population Health Management 20, 167-169.

600. McClimans, L. (2015) Place of birth: Ethics and evidence. Topoi, 1-8.

601. McHugh, N. A. (2015) The Limits of Knowledge: Generating Pragmatist Feminist Cases for Situated Knowing. Albany, NY: SUNY Press.

602. Merrill, R. M. (2017) Introduction to Epidemiology. Burlington, MA: Jones and Bartlett Learning.

603. MHA@GW Staff. (2015) What Is Population Health? Available at: https: //mha.gwu.edu/what-is-population-health/.

604. Morrison, Z., Douglas, A., Bhopal, R. and Sheikh, A. (2014) Understanding experiences of participating in a weight loss lifestyle intervention trial: A qualitative evaluation of South Asians at high risk of diabetes. BMJ Open 4, e004736.

605. Nash, D. B., Fabius, R. J., Skoufalos, A., et al. (2016) Population Health: Creating a Culture of Wellness. Second ed. Burlington, MA: Jones & Bartlett Learning.

606. Nash, D. B., Reifsnyder, J., Fabius, R. J., et al. (2011) Population Health: Creating a Culture of Wellness. Sudbury, MA: Jones & Bartlett Publishers.

607. Novak, W. J. (2003) Private wealth and public health: A critique of Richard Epstein' s defense of the "old" public health. Perspectives in Biology and Medicine 46, S176-S198.

608. Phelan, J. C. and Link, B. G. (2015) Is racism a fundamental cause of inequalities in health? Annual Review of Sociology 41, 311-330.

609. Phelan, J. C., Link, B. G. and Tehranifar, P. (2010) Social conditions as fundamental causes of health inequalities: Theory, evidence, and policy implications. Journal of Health and Social Behavior 51, S28-S40.

610. Popko, K. (2015) The expanding advocacy agenda. Health Progress, 8-11.

611. Potvin, L. and Jones, C. M. (2011) Twenty-five years after the Ottawa Charter: The critical role of health promotion for public health. Canadian Journal of Public Health 102, 244-248.

612. Powers, M. and Faden, R. R. (2006) Social Justice: The Moral Foundations of Public Health and Health Policy. New York: Oxford University Press.

613. Reich, A. D., Hansen, H. B. and Link, B. G. (2016) Fun-

damental interventions: How clinicians can address the fundamental causes of disease. Journal of Bioethical Inquiry 13, 185-192.

614. Rose, G. (1985) Sick individuals and sick populations. International Journal of Epidemiology 14, 32-38.

615. Rose, G. (1992) The Strategy of Preventive Medicine. New York: Oxford University Press.

616. Rothstein, M. A. (2002) Rethinking the meaning of public health. The Journal of Law, Medicine & Ethics 30, 144-149.

617. Rothstein, M. A. (2009) The limits of public health: A response. Public Health Ethics 2, 84-88.

618. Rudolph, L., Caplan, J., Ben-Moshe, K. and Dillon, L. (2013) Health in All Policies: A Guide for State and Local Governments. Washington, DC: American Public Health Association and Public Health Institute.

619. Ruger, J. P. (2010) Health and Social Justice. Oxford: Oxford University Press.

620. Scheibal, S. (2015) Dell Medical School Taps Medical Informatics Expert to Lead Population Health Department. Available at: http: //dellmedschool.utexas.edu/news/dell-medical-school-taps-medical-informatics-expert-to-lead-population-health-department.

621. Sen, A. (2004) Health Achievement and Equity: External and Internal Perspectives. In: Anand, S., Peter, F. and Sen, A. (eds) Public Health, Ethics, and Equity. Oxford: Oxford University Press, 263-268.

622. Siconolfi, D. E., Halkitis, P. N. and Moeller, R. W. (2015)

Homo economicus: Young gay and bisexual men and the new public health. Critical Public Health 25, 554-568.

623. Singh, P. (2016) Dying and Living in the Neighborhood: A Street-Level View of America's Healthcare Promise. Baltimore, MD: Johns Hopkins University Press.

624. Solomon, M. (2015) Making Medical Knowledge. New York: Oxford University Press.

625. Soranno, P. A., Cheruvelil, K. S., Elliott, K. C. and Montgomery, G. M. (2015) It's good to share: Why environmental scientists' ethics are out of date. BioScience 65, 69-73.

626. Ståhl, T., Wismar, M., Ollila, E., et al. (2006) Health in All Policies: Prospects and Potentials. Finland: Finnish Ministry of Social Affairs and Health.

627. The Lancet Editors. (1994) Population health looking upstream. The Lancet 343, 429-432.

628. Torres, S., Labonté, R., Spitzer, D. L., et al. (2014) Improving health equity: The promising role of community health workers in Canada. Healthcare Policy 10, 73-85.

629. Welch, V. A., Akl, E. A., Guyatt, G., et al. (2017) GRADE Equity guidelines 1: Healthequity in guideline development-introduction and rationale. Journal of Clinical Epidemiology 90, 59-67.

630. World Health Organization. (1986) Ottawa Charter for Health Promotion. Ottawa, ON: World Health Organization.

631. World Health Organization. (2015) Health in All Policies Training Manual. Geneva: World Health Organization.

责任编辑：武丛伟　戚万迁
封面设计：王欢欢

图书在版编目（CIP）数据

人口健康哲学：面向新公共健康时代的哲学 /（美）肖恩 · A. 瓦里斯（Sean A. Valles）著；金平阅，潘兆云译 .— 北京：人民出版社，2022.5
书名原文：Philosophy of population health:philosophy for a new public health era
ISBN 978 – 7 – 01 – 024586 – 7

I. ①人…　II. ①肖…②金…③潘…　III. ①公共卫生 – 医学哲学　IV. ① R1-05

中国版本图书馆 CIP 数据核字（2022）第 033962 号

人口健康哲学

RENKOU JIANKANG ZHEXUE

——面向新公共健康时代的哲学

［美］肖恩 · A. 瓦里斯（Sean A. Valles）著　金平阅　潘兆云译

人民出版社 出版发行
（100706　北京市东城区隆福寺街 99 号）

北京汇林印务有限公司印刷　新华书店经销

2022 年 5 月第 1 版　2022 年 5 月北京第 1 次印刷
开本：880 毫米 ×1230 毫米 1/32　印张：11.125
字数：240 千字

ISBN 978 – 7 – 01 – 024586 – 7　定价：56.00 元

邮购地址 100706　北京市东城区隆福寺街 99 号
人民东方图书销售中心　电话（010）65250042　65289539